Philip Rebensburg | Mary Dannehl

# MICRODOSING
## mit Psilocybin

**Bibliografische Information der Deutschen Nationalbibliothek**
Die Deutsche Nationalbibliothek verzeichnet diese Publikation in der Deutschen Nationalbibliografie. Detaillierte bibliografische Daten sind im Internet über https://dnb.de abrufbar.

**Für Fragen und Anregungen**
info@m-vg.de

**Wichtige Hinweise**
Dieses Buch ist für Lernzwecke gedacht. Es stellt keinen Ersatz für eine individuelle medizinische Beratung dar und sollte auch nicht als solcher benutzt werden. Wenn Sie medizinischen Rat einholen wollen, konsultieren Sie bitte einen qualifizierten Arzt. Der Verlag und der Autor haften für keine nachteiligen Auswirkungen, die in einem direkten oder indirekten Zusammenhang mit den Informationen stehen, die in diesem Buch enthalten sind.
Ausschließlich zum Zweck der besseren Lesbarkeit wurde auf eine genderspezifische Schreibweise sowie eine Mehrfachbezeichnung verzichtet. Alle personenbezogenen Bezeichnungen sind somit geschlechtsneutral zu verstehen.

Originalausgabe
3. Auflage 2026

Türkenstraße 89, 80799 München
Tel.: 089 651285-0



Redaktion: Susanne Schneider
Umschlaggestaltung: Karina Braun
Umschlagabbildung: Shutterstock/ekosuwandono
Bildnachweis: Carl de Borhegyi aus *History of Toxicology and Environmental Health Toxicology in Antiquity II* 2015, S. 21-41 von László Makra: 20; chacruna.net/dr-valentina-wasson-and-getting-our-stories-right/: 22; Contre-Jour/Karlo Walz: 197 u.; Grit Siwonia: 197 o.; Public domain image, Wkimedia Commons, commons.wikimedia.org/, aus *New taxonomical and ethnomycological observations on Psilocybe s.s. (Fungi, Basidiomycota, Agaricomycetidae, Agaricales, Strophariaceae) from Mexico, Africa and Spain*: 19; Juan Carlos Rangel, Public domain image, Wikimedia Commons, commons.wikimedia.org: 24; Philip Rebensburg: 23; Shutterstock/Alexander_Volkov: 54; Shutterstock/AlexTanya: 130; Shutterstock/andy ballard: 10; Shutterstock/Artiste2d3d: 43; Shutterstock/Belight: 88; Shutterstock/BooFamily: 182; Shutterstock/Cannabis_Pic: 191, 193; Shutterstock/Cavan-Images: 33; Shutterstock/Croisy: 83; Shutterstock/ekosuwandono: 12, 30, 56, 92, 104, 134, 150, 184; Shutterstock/Enselme Arthur: 139; Daniel Förster unter Verwendung von Shutterstock/EshanaPhoto: 35 li.; Shutterstock/Gertjan Hooijer: 106; Shutterstock/JoeEJ: 136; Shutterstock/Jose Luis Calvo: 42; Daniel Förster unter Verwendung von Shutterstock/KenshiDesign: 35 re.; Shutterstock/KieferPix: 121; Shutterstock/Ollyy: 124; Shutterstock/PenWin: 26; Shutterstock/Pixel-Shot: 63; Shutterstock/Yurchanka Siarhei: 35
Layout und Satz: Daniel Förster, Belgern
Druck: Florjancic Tisk d.o.o., Slowenien
Printed in the EU

ISBN Print 978-3-7423-2511-2
ISBN E-Book (PDF) 978-3-7453-2291-0
ISBN E-Book (EPUB, Mobi) 978-3-7453-2290-3

Philip Rebensburg | Mary Dannehl

# MICRODOSING mit Psilocybin

Wie du psychoaktive Pilze nutzen kannst, um deine körperliche und mentale Gesundheit zu verbessern

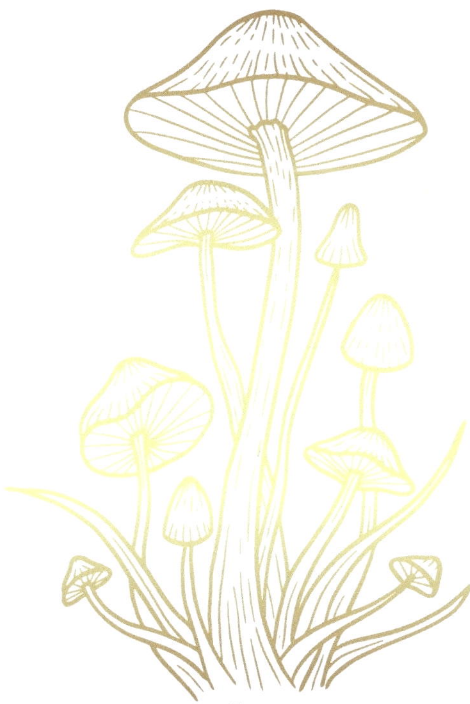

riva

# INHALT

# DIE PFORTEN ZU EINER SCHÖNEREN NEUEN WELT

Microdosing ist nicht bloß eine Methode – es ist eine Lebenseinstellung, genauso wie die Entscheidung, auf die eigene Intuition zu vertrauen. Beides soll uns ermutigen, uns von gesellschaftlichen Konventionen zu lösen und unseren eigenen, authentischen Weg zu gehen. In diesem Buch öffnen wir die Pforten der Wahrnehmung zu einer schöneren neuen Welt und beleuchten das vielschichtige und faszinierende Universum des Microdosings mit Psilocybin. Wir haben uns zum Ziel gesetzt, fundierte und verantwortungsvolle Informationen über Psilocybin und seine Anwendung in Mikrodosierungen bereitzustellen. Wir möchten dir hiermit das Ergebnis unserer umfangreichen Recherchen, Interviews und persönlichen Erfahrungen weitergeben, die dazu beitragen sollen, dir ein tieferes Verständnis für dieses faszinierende und oft missverstandene Thema zu verschaffen. Uns geht es darum, dass du dein volles Potenzial entfalten kannst und dein Leben mit mehr Bewusstsein und Achtsamkeit lebst. Microdosing mit Psilocybin ist ein Werkzeug, das dir helfen kann, deine innere Weisheit zu entdecken und deine persönliche Entwicklung zu fördern.

In diesem Buch, das in drei Teile gegliedert ist, erkunden wir verschiedene Themenbereiche und Methoden, die mit Microdosing mit Psilocybin in Verbindung stehen. Im **ersten Teil** widmen wir uns der Geschichte und der Kultur von Psilocybin-Pilzen, erforschen ihre Verwendung in verschiedenen Zivilisationen und welche Rolle sie in der menschlichen Entwicklung spielen. Wir befassen uns auch mit der Wissenschaft hinter Psilocybin, wie es im Körper wirkt, und untersuchen seine möglichen Auswirkungen auf das Gehirn und Bewusstsein. Von der Ethnomykologie bis zur modernen Forschung bietet dieser Teil einen umfassenden Überblick über die Welt der Psilocybin-Pilze.

Im **zweiten Teil**, der Theorie, machen wir dich mit dem Konzept des Microdosings vertraut und vergleichen es mit der vollen psychedelischen Dosis von Psilocybin. Wir beleuchten außerdem die möglichen physiologischen, psychologischen und sozialen Vorteile sowie die persönliche und spirituelle Entwicklung durch Psilocybin-Microdosing. Auch der Vergleich mit anderen Substanzen wie LSD und die Diskussion um den Placeboeffekt finden hier ihren Platz.

Schließlich widmen wir uns im **dritten Teil** der praktischen Anwendung, indem wir verschiedene Protokolle und Methoden für das Microdosing vorstellen und wie man seine eigene Dosis findet und kalibriert. Wir diskutieren auch die praktische Anwendung von Microdosing in verschiedenen Kontexten und für verschiedene Zustände und Bedingungen, und wie man es als Werkzeug für die persönliche Entwicklung und Heilung verwenden kann. Dieser Teil bietet auch praktische Ratschläge und Tipps für diejenigen, die ihre eigene Microdosing-Reise beginnen möchten.

Bevor wir jedoch in die Tiefe gehen, ist es wichtig, einige wesentliche Punkte zu klären. Dieses Buch dient ausschließlich der Bereitstellung von Informationen über Microdosing mit Psilocybin und stellt keine Empfehlung zum Konsum von Psilocybin dar. Psilocybin ist nach wie vor in vielen Ländern illegal, und wir unterstützen keinen gesetzeswidrigen Gebrauch. Wir verstehen jedoch, dass du möglicherweise Psilocybin konsumieren möchtest oder darüber nachdenken könntest, und wir glauben, dass es wichtig ist, verantwortungsvolle Informationen bereitzustellen, um mögliche Risiken zu minimieren und den potenziellen Nutzen zu maximieren.

Weil die Wirkungen von Microdosing mit Psilocybin auf den menschlichen Körper und Geist noch nicht vollständig erforscht wurden, ist es möglich, dass unerwünschte Nebenwirkungen oder negative Auswirkungen auftreten können. Du solltest dich also über die potenziellen Risiken und Vorteile von Microdosing informieren und eine informierte Entscheidung treffen, bevor du dich für eine solche Praxis entscheidest. Der illegale Umgang mit Psilocybin kann zudem schwerwiegende rechtliche Konsequenzen haben. Außerdem solltest du immer deinen Arzt konsultieren, bevor du einen Aspekt deiner medizinischen Behandlung änderst. Setze nie ohne Rücksprache mit deinem Arzt verschreibungspflichtige Medikamente ab oder ändere deren Dosierung. Du bist selbst verantwortlich für die Nutzung der Informationen, die wir dir im Folgenden zur Verfügung stellen. Bitte beachte, dass unsere Informationen keinen Arzt ersetzen und nicht zur Diagnose oder Behandlung von Krankheiten dienen. Wir haben unseren Text unabhängig erstellt. Es gibt keine Verbindung zu

Marken oder Produkten, von denen wir profitieren, nur weil wir sie beispielhaft anführen – das heißt, alle Markennamen, die wir erwähnen, gehören ihren jeweiligen Besitzern und werden nur zur Information genannt.

Mit diesen wichtigen Hinweisen im Hinterkopf laden wir dich ein, uns auf dieser Entdeckungsreise zu begleiten. Wir hoffen, dass dieses Buch dazu beiträgt, das Verständnis und die Akzeptanz von Microdosing mit Psilocybin zu fördern und eine fundierte Diskussion über seine potenziellen Anwendungen und Vorteile zu ermöglichen.

Philip Rebensburg
Mary Dannehl

**Wichtiger Hinweis!**

Die Autoren und der Verlag übernehmen keinerlei Haftung für rechtliche Probleme, die sich aus dem illegalen Konsum von Psilocybin ergeben können. Wir empfehlen jedem Leser, sich vor dem Konsum von Psilocybin umfassend über die gesetzlichen Bestimmungen in seinem Land oder seiner Region zu informieren.

Die Autoren und der Verlag übernehmen keine Verantwortung für Handlungen, die aufgrund der in diesem Buch bereitgestellten Informationen unternommen werden, und empfehlen jedem, der sich für den Konsum von Psilocybin interessiert, sich umfassend zu informieren und gegebenenfalls professionelle Hilfe zu suchen. Wir raten explizit davon ab, Microdosing in Ländern zu betreiben, in denen der Besitz und Gebrauch von Psilocybin gegen das Gesetz verstößt, da die Strafen sehr hoch sein können. Es ist ratsam, sich über die lokalen Gesetze zu informieren, bevor Psilocybin-Pilze für Microdosing beschafft werden. Dieses Buch wurde nur zu Informations- und Bildungszwecken geschrieben und veröffentlicht. Es ist nicht als medizinische Beratung oder in irgendeiner Form für medizinische Behandlungen gedacht.

**»Lustigerweise hatte ich vergessen, dass wir, wenn wir Psychedelika nehmen, nicht immer etwas Neues und Überraschendes lernen, sondern dass wir an einfache Dinge erinnert werden, die wir wissen, aber vergessen haben, dass wir sie wissen – wir sehen sie mit neuen Augen – alte, elementare Wahrheiten, die längst zu einer Art Floskel geworden sind, sodass man ihnen keine Beachtung mehr geschenkt hat.«**

Ann Shulgin (1932–2022), amerikanische Schriftstellerin, Psychonautin und Befürworterin der therapeutischen Anwendung von Psychedelika

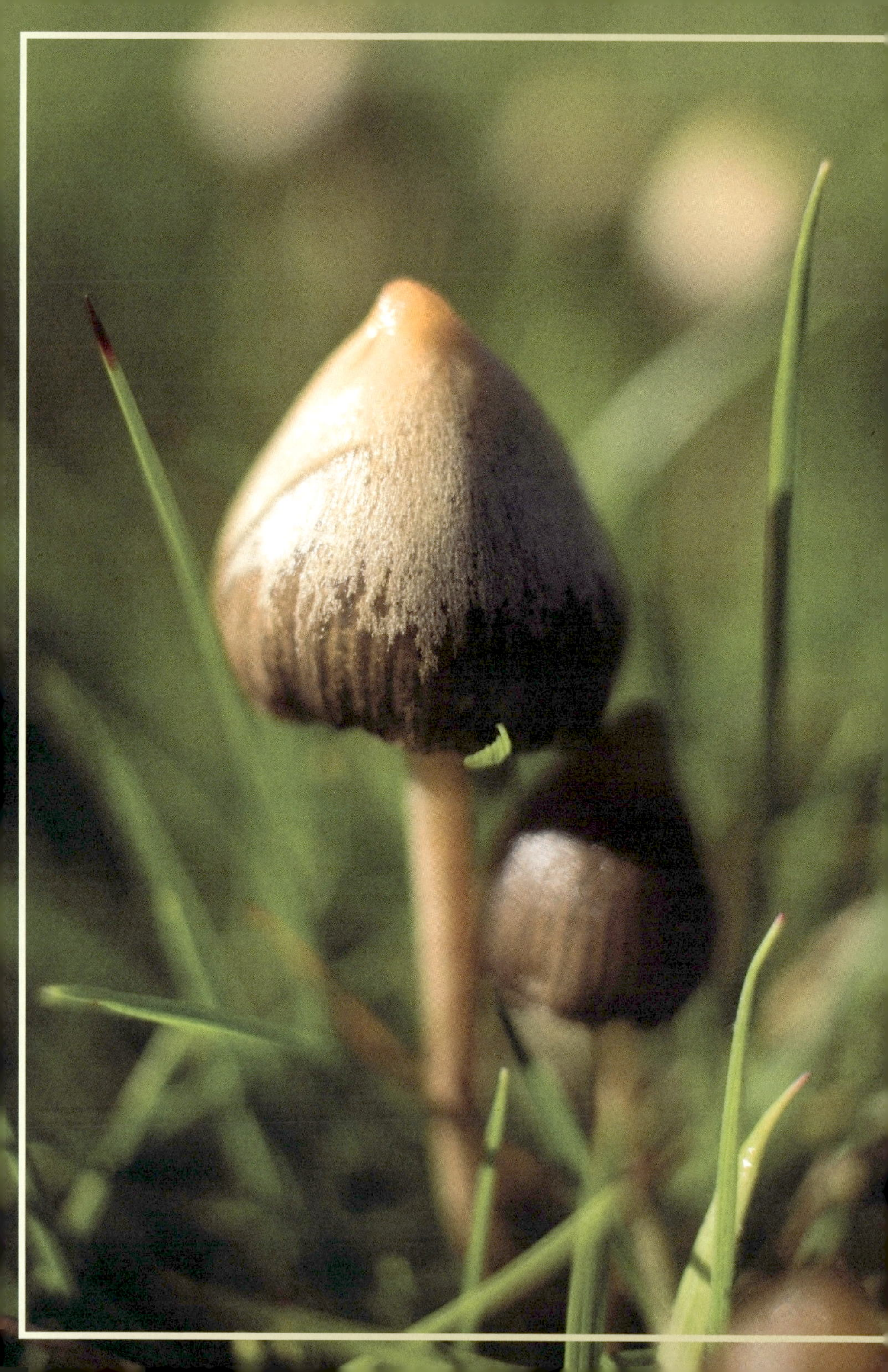

TEIL 1

# DER MAGISCHE PFAD – GESCHICHTE, KULTUR UND WISSENSCHAFT

KAPITEL 1

# PSYCHEDELIKA UND GESUNDHEIT – EINE REISE ZU SEELISCHEM WOHLBEFINDEN UND RESILIENZ

# WAS IST MICRODOSING?

Der Begriff »Microdosing« beziehungsweise »Mikrodosierung« bezieht sich auf die Verwendung pharmakologisch wirksamer Stoffe in sehr kleinen, aber noch wirksamen Mengen. Die Wirkungen und Nebenwirkungen können sich von denen der üblichen Dosierungen unterscheiden, wie das Sprichwort »Die Dosis macht das Gift« verdeutlicht. Es handelt sich beim Microdosing um eine Anwendung im Bereich der pharmakologischen Wirksamkeit und dies hat nichts mit den Prinzipien der Homöopathie zu tun.

Beim Microdosing mit Psilocybin nimmst du eine kleine Menge der Substanz zu dir, gerade genug, um die positiven Auswirkungen auf deine körperliche und geistige Gesundheit zu spüren, aber nicht so viel, dass du die volle psychedelische Erfahrung machst. Stell dir vor, du könntest die Vorteile von psychedelischen Substanzen wie LSD oder Psilocybin-Pilzen nutzen, ohne auf eine wilde Achterbahnfahrt der Sinne geschickt zu werden. Genau das ist die Idee von Microdosing. Es ist, als würde man den Turbo im Cockpit seines Wohlbefindens einschalten. Auch wenn es eine Vielzahl an Psychedelika gibt, die man zum Microdosing verwenden kann, haben wir uns aus vielerlei Gründen dafür entschieden, uns hier auf psilocybinhaltige Pilze zu konzentrieren. Welche Gründe das sind, wirst du in den folgenden Kapiteln erfahren.

Microdosing wird oft von Menschen praktiziert, die nach natürlichen, alternativen Heilmethoden suchen. Microdosing mit Psilocybin-Pilzen ist eine sanfte und natürliche Methode zur Verbesserung deiner geistigen und körperlichen Gesundheit. Stell dir vor, du bräuchtest keine teuren Therapien oder Medikamente mit unerwünschten Nebenwirkungen und könntest stattdessen die Vorteile von psychedelischen Substanzen nutzen, um dein Leben auf gesunde und nachhaltige Weise zu verbessern. Die Vorteile von Microdosing mit Psilocybin sind vielfältig: Du kannst deine Kreativität und Konzentration steigern, dein Wohlbefinden verbessern und deine geistige Gesundheit allgemein auf Vordermann bringen. Viele Menschen berichten auch, dass es ihnen bei der Bewältigung von Depressionen, Angstzuständen und anderen psychischen Erkrankungen geholfen hat. Microdosing ist zwar kein Allheilmittel – ein bisschen Zauberformel ist es hingegen vielleicht schon –, aber es kann dir ein guter Wegbegleiter dabei sein, deinen Platz in dieser Welt zu finden, nach Hause zu kommen oder wie auch immer man es ausdrücken mag. Wenn du bereit bist, dich auf das Microdosing mit Psilocybin-Pilzen einzulassen, solltest du sicherstellen, dass du gut informiert bist und verantwortungsbewusst handelst, wozu wir mit diesem Buch eine Grundlage liefern wollen. Abertausende von positiven Erfahrungsberichten und etliche Studien, die in den letzten Jahren publiziert wurden, liefern gute Gründe, sich mit Microdosing zu befassen, auch wenn Microdosing noch keine anerkannte Behandlungsmethode ist und die verwendeten Substanzen vielerorts noch illegal sind. Psilocybin ist bisher nur in einigen Ländern wie Brasilien, Jamaika, Portugal, den Niederlanden und Teilen der Vereinigten Staaten von Amerika entkriminalisiert oder legalisiert worden. Es ist wichtig, die geltenden Gesetze und Vorschriften in deinem Land zu beachten, bevor du dich mit Microdosing oder dem Einsatz von Psilocybin beschäftigst.

Höre auf deinen Körper und Geist und reflektiere sorgfältig die transformative Kraft des Microdosings mit Psilocybin und du wirst auf dieser spannenden Reise die vielfältigen Möglichkeiten des Microdosings entdecken. Mögest du dabei inneres Wachstum und neue Erkenntnisse gewinnen.

## PSYCHEDELISCHE TRANSFORMATION: WERTEWANDEL DURCH MICRODOSING MIT PSILOCYBIN

Die transformative Natur von Psychedelika ermutigt uns, unsere eigenen Werte und unseren Platz in dieser Welt zu überdenken und neu zu definieren. Wir möchten dich einladen, deinen Wahrnehmungshorizont zu erweitern und dich inniger mit deinem Bewusstsein zu verbinden, also jenem Teil von uns, mit dem wir und unsere Mitmenschen täglich umgehen müssen. Das Microdosing mit Psilocybin, eine von bestimmten Pilzen produzierte psychedelische Substanz, kann wesentlich zu unserem seelischen Gleichgewicht beitragen, indem es unsere Selbstwahrnehmung stärkt, unsere Fähigkeit zur

Stressbewältigung verbessert und unsere geistige Klarheit fördert – Eigenschaften, die uns in der heutigen Zeit wichtiger denn je erscheinen.

Dass nicht nur unser eigenes, sondern auch das kollektive Bewusstsein arg in Mitleidenschaft gezogen ist, lässt sich inzwischen schwer leugnen. Mit anderen Worten: Es braucht eine Menge Kraftaufwand, um die Illusion aufrechtzuerhalten, dass wir uns mit unserem Körper, unserem Geist und unserer Seele sowie unserer Gesellschaft in einem ausbalancierten Ökosystem befinden. Es wäre vorteilhaft, wenn wir in der Lage wären, diese Energie gezielt in positive Bahnen zu lenken, die uns persönlich voranbringen und es uns ermöglichen, uns weiterzuentwickeln.

**»Psychedelika sind Werteveränderer, [...] ob einem das nun gefällt oder nicht. Sie verändern deine Werte, sie öffnen Fenster, die Pforten der Wahrnehmung, wie Aldous Huxley sie nannte, und du siehst die Dinge anders. So konnte ich schließlich meinen Platz in der Welt erkennen und feststellen, dass ich bis dato fehl am Platz war.«**

George Carlin (1937–2008), US-amerikanischer Komiker, Schauspieler, Sozialkritiker und Autor

Die meisten von uns sind ständigem Stress und Druck ausgesetzt. Wir hetzen durch den Alltag, ohne uns Zeit für innere Einkehr und Selbstreflexion zu nehmen, unsere Beziehungen leiden unter Oberflächlichkeit und fehlender echter Verbundenheit und wir fühlen uns oft isoliert, obwohl wir in einer hypervernetzten Welt leben. Immer mehr Menschen scheinen in einem endlosen Kreislauf von Konsum und Wettbewerb gefangen zu sein, der die tiefe Befriedigung echter Bedürfnisse durch eine oberflächliche Imitation ersetzt. Dies hat zu einer Verzerrung unserer Prioritäten geführt, bei der die Pflege unseres seelischen und emotionalen Wohlbefindens oftmals vernachlässigt wird. Wir verlieren uns in einem Spiegelkabinett verzerrter Selbstbilder, angetrieben von unrealistischen Vorstellungen einer perfekten Lebensführung, die uns beispielsweise durch Werbung und soziale Medien vermittelt werden. Dies führt bei vielen Menschen zu einem chronischen Gefühl der Unzufriedenheit und einem Mangel an Selbstwertgefühl. Es scheint, als hätten wir den Kontakt zu unseren innersten Bedürfnissen verloren und vergessen, wie es ist, menschlich zu sein.

Unsere aus dem Ruder gelaufene innere Welt spiegelt sich tragischerweise in der steigenden Anzahl psychischer Erkrankungen wider, wie beispielsweise Angststörungen, Depressionen und Suchterkrankungen. Wir haben verlernt, mit unseren Emotionen umzugehen, was zur Folge hat, dass unsere Selbstakzeptanz in weite Ferne rückt. Schnelle, oft schädliche Lösungen wie Drogenmissbrauch, exzessiver Konsum von Social Media oder Junkfood dienen dazu, den inneren Schmerz zu betäuben.

Aktuelle Zahlen der Weltgesundheitsorganisation (WHO) zeigen ein besorgniserregendes Bild: Mindestens jeder achte Erdenbürger zeigt bereits deutliche Anzeichen einer psychischen Erkrankung. Im Jahr 2019 litten bereits 970 Millionen Menschen an psychischen Krankheiten, darunter allein 301 Millionen an Angststörungen und 280 Millionen an Depressionen. Mit der Coronapandemie nahm diese Kurve einen steilen Anstieg – allein im Jahr 2020 stiegen die Zahlen um fast 30 Prozent, und der Trend setzt sich fort. Während die kollektive Psyche unserer Gesellschaft angespannt ist, wächst parallel dazu auch das Bedürfnis der Menschen nach Verbundenheit, Heilung und Flow. Westliche Gesundheitssysteme scheinen jedoch überwiegend nicht in der Lage, nachhaltige Lösungen anzubieten. So ist es kaum überraschend, dass immer mehr Menschen nach alternativen Wegen suchen, ihre Gesundheit und ihr Wohlbefinden selbst in die Hand zu nehmen und zu verbessern.

Doch inmitten dieser Herausforderungen eröffnet das Microdosing mit Psilocybin einen Weg, der uns helfen kann, aus diesem Strudel auszubrechen und ein achtsameres Miteinander aufzubauen. Es kann uns helfen, tief verwurzelte Denkmuster, Verhaltensweisen und Glaubenssätze zu identifizieren und infrage zu stellen, uns dabei unterstützen, uns von egozentrischen und materialistischen Weltanschauungen zu lösen und stattdessen Empathie, Mitgefühl und Nachhaltigkeit zu fördern. Indem wir unseren Wahrnehmungshorizont erweitern und uns mit unserem Inneren verbinden, können wir uns bewusst werden, wie unsere Handlungen und Entscheidungen sowohl uns selbst als auch das größere Ganze beeinflussen.

Neben der Inspiration, die wir dir geben möchten, dich mit dir und deinen inneren Welten zu verbinden, also deinen Glaubenssätzen und Verhaltensweisen, bieten wir dir einen wissenschaftlich fundierten, tiefgehenden Einblick in das Potenzial und die Praxis von Microdosing mit Psilocybin. Wir werden dir die Grundlagen von psychoaktiven Pilzen und ihren Wirkstoffen, einschließlich Psilocybin, vorstellen und dich durch den Prozess der sicheren und effektiven Implementierung von Microdosing in deinem Leben führen. Mit diesem Buch laden wir alle Interessierten ein, einen frischen Blick auf diese altbekannte Substanz zu werfen und einige Vorurteile diesbezüglich zu hinterfragen. Jenen, die in Microdosing eine Alternative sehen, ihren körperlichen und seelischen Leiden entgegenzuwirken, und die bereit sind, den Weg zu tiefem, transformierendem Verständnis zu beschreiten, kann es als praktischer Leitfaden dienen. Unsere Reise beginnt damit, uns wieder auf unser Innerstes zu besinnen und uns für neue, bewusstere Wege des Seins zu öffnen. Dieses Buch ist eine Einladung zu dieser Reise – einer Reise, die uns dazu ermutigt, unsere tiefsten Ängste und Schmerzen anzunehmen und zu transformieren und dabei die Weisheit und das Wunder, die in jedem von uns liegen, zu entdecken und zu feiern. Unser Ziel ist es, dir Werkzeuge und Perspektiven an die Hand zu geben, die dir dabei helfen können, dich selbst besser zu verstehen und dein Bewusstsein zu erweitern, unabhängig davon, wo du dich in deinem Leben gerade befindest. Wir glauben daran, dass du in der Lage bist, Wandel zu bewirken und zu einem bewussteren, erfüllteren Leben zu finden.

Ganz gleich, ob du schon seit einiger Zeit auf der Suche bist oder gerade erst angefangen hast, dich mit dem Thema Microdosing zu beschäftigen: Wir möchten dir Inspiration und Ermutigung bieten, dich auf deine ganz persönliche Reise zu begeben. Es ist an der Zeit, dass wir uns trauen, über den Tellerrand hinauszuschauen, die Pforten der Wahrnehmung zu öffnen und den Weg zu einer bewussteren, glücklicheren und gesünderen Welt zu ebnen.

Wir sind davon überzeugt: Microdosing ist mehr als nur Selbstoptimierung. Microdosing ist eine Lebenseinstellung.

# ETHNOMYKOLOGIE – DIE ROLLE VON PILZEN IN DER ENTWICKLUNG VON KULTUR UND SPIRITUALITÄT

Die Wissenschaft, die die vielfältigen Beziehungen zwischen Menschen und Pilzen erforscht, ist die Ethnomykologie. Dieses interdisziplinäre Feld untersucht die Verwendung von Pilzen in der traditionellen Medizin, in religiösen Praktiken, in Ernährungsgewohnheiten und innerhalb verschiedener kultureller Kontexte. Die Ethnomykologie bietet außerdem einen tiefen Einblick in den kulturellen Einfluss von Pilzen auf Gesellschaften weltweit. In einigen Kulturen sind Pilze ein unverzichtbarer Bestandteil der Ernährung, in anderen werden sie für religiöse Zeremonien und heilige Rituale verwendet. Die symbolische Darstellung von Pilzen ist auch in der Kunst vieler indigener Völker präsent. Durch das Studium der Ethnomykologie können wir ein besseres Verständnis für den tief verwurzelten Respekt und die Ehrfurcht, die viele Kulturen den Pilzen entgegenbringen, entwickeln.

Unser Blick richtet sich auf psychoaktive Pilze. Das liegt daran, dass sie unserer Ansicht nach vom Anbeginn der Menschheit eng mit unserer Evolution verflochten sind – ein Aspekt, auf den wir später genauer eingehen werden. Die Spuren dieser Verbindung sind schwer zu fassen, denn Pilze sind flüchtige Wesen. Fossilien sind selten, und so sind wir auf Artefakte angewiesen, die Aufschluss über ihre Nutzung geben.

Nehmen wir zum Beispiel die faszinierenden Höhlenmalereien von Tassili n'Ajjer in Algerien. Diese von Wissenschaftlern auf bis zu 7000 Jahre vor Christus datierten Bilder deuten darauf hin, dass indigene Kulturen bereits in prähistorischen Zeiten psychedelische Pilze für medizinische und rituelle Zwecke einsetzten.[1] Und wer weiß? Vielleicht spielten Psilocybin-Pilze sogar eine Rolle in der menschlichen Entwicklung vom Homo erectus zum Homo sapiens.

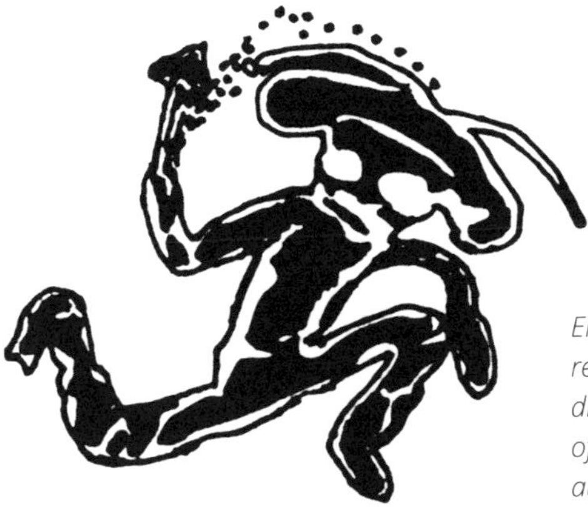

*Eine Zeichnung einer der Höhlenmale-reifiguren aus Tassili n'Ajjer in Algerien, die einen pilzförmigen Kopf haben und offenbar einen Pilz halten: Hier wird augenscheinlich der »Pilzgeist« dargestellt.*

Auch in Mittelamerika waren die sogenannten Zauberpilze tief in den Kulturen der Azteken und Maya verankert. Die ersten schriftlichen Aufzeichnungen über die seltsamen kleinen Pilze, die visionäre Wirkungen zeigten, stammen von spanischen Chronisten aus dem 16. Jahrhundert. Ein aufmerksamer Beobachter dieser Zeit war der Franziskaner Bernardino de Sahagún. In seinem Werk *Historia General de las Cosas de Nueva España* beschreibt er, wie die Azteken diese Pilze, die sie »Teonanácatl« nannten, verwendeten – »göttliches Fleisch« oder »Fleisch der Götter«, übersetzt aus der Nahuatl-Sprache der Azteken.

De Sahagún beschrieb das Aussehen, den Geschmack und die Wirkungen dieser Pilze. Konsumenten beschrieben oft positive und euphorische Visionserfahrungen, die sie als göttlich interpretierten und als Prädikatoren ihres Schicksals sahen. Doch die spanischen Eroberer mit ihren starken Vorurteilen gegenüber heidnischen Bräuchen brachten eine folgenschwere Verurteilung mit sich. Ihre Ablehnung der Pilze ist bis heute in vielen Köpfen tief verwurzelt. Als die spanischen Eroberer schließlich den Konsum von Psilocybin-Pilzen verboten, führten die indigenen Schamanen die Nutzung weiterhin im Geheimen fort, um ihre Kultur, ihr Wissen und ihre tiefe Verbindung zur Natur zu bewahren. Berichte aus dem 17. Jahrhundert zeigen, dass die Verwendung von Pilzen von Generation zu Generation weitergegeben wurde.

Im Jahr 1895 entdeckte man in Mittelamerika Steinskulpturen, die aus einem Fuß und einem darauf sitzenden Pilz mit Hut bestanden. Solche Pilzsteine, oft mit menschlichen oder tierischen Gesichtern, wurden hauptsächlich in Südmexiko, El Salvador und Guatemala gefunden.[2] Sie stammen aus der ersten Hälfte des ersten Jahrtausends vor Christus und wurden fälschlicherweise als Phallussymbole interpretiert – eine Missinterpretation, die ihre wahre Bedeutung als Kultobjekte verfehlte.

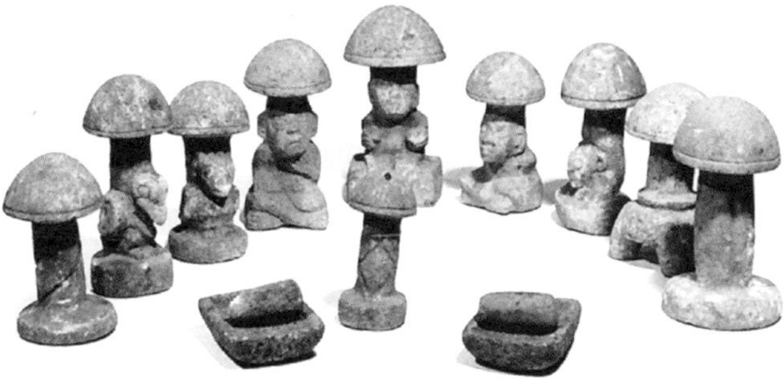

*Pilzsteine, die bei einer Ausgrabung zusammen mit Miniaturmetaten (Mahlsteinen) in der archäologischen Hochlandmayastätte von Kaminaljuyú gefunden wurden, sind von dem Archäologen Dr. Stephan de Borhegyi (1921–1969) auf etwa 1000 Jahre vor Christus datiert worden.*

Die wissenschaftliche Erforschung psychoaktiver Substanzen begann jedoch auf einem anderen Gebiet. Neben Pilzen wurden in Mexiko auch Kakteen mit ähnlichen Wirkstoffen gefunden. Diese wurden ebenfalls von den Azteken verwendet und ihre rituelle Nutzung wurde, im Gegensatz zu den Pilzzeremonien, nicht vergessen. In Europa ist der Zusammenhang zwischen Pilzen und Religion weitgehend in Vergessenheit geraten, obwohl auch im frühen Christentum vor dem 13. Jahrhundert eine Menge ziemlich eindeutiger Pilzsymbolik verwendet wurde.[3]

Ende des 19. Jahrhunderts begannen die deutschen Pharmakologen Louis Lewin (1850–1929) und Arthur Heffter (1859–1925), den Peyote-Kaktus (*Lophophora williamsii*) zu untersuchen, und isolierten den aktiven Wirkstoff Meskalin. Der amerikanische Botaniker William Edwin Safford (1859–1926) leugnete jedoch die Existenz psychoaktiver Pilze und vertrat vehement die Ansicht, dass Teonanácatl eigentlich der Kaktus sei. Es war der ursprünglich aus Österreich stammende Arzt, Anthropologe und Botaniker Blas Pablo Reko (1877–1953), der ab 1919 die Existenz von psychoaktiven Pilzarten bestätigte.

**»Es gibt eine Welt jenseits der unseren, eine Welt, die weit weg, nah und unsichtbar ist.«**

María Sabina (wahrscheinlich 1894–1985), mazatekische Schamanin

Kurz nach dem Zweiten Weltkrieg begannen der Wall-Street-Banker und Journalist Robert Gordon Wasson (1898–1986) und seine Frau Dr. Valentina Pavlovna (1901–1958), eine russischstämmige Kinderärztin, die Welt der Ethnomykologie zu erforschen. Es war Valentinas Leidenschaft für Pilze, die ihren anfangs skeptischen Mann in ihren Bann zog. Gemeinsam begannen sie, die kulturellen Unterschiede im Umgang mit Pilzen zu erforschen. Sie entwickelten die These, dass die Welt in mykophile (pilzliebende) und mykophobe (pilzfürchtende) Gesellschaften geteilt werden kann und dass Pilze, die mystische Erfahrungen hervorrufen, eine zentrale Rolle bei der Entstehung menschlicher Religiosität gespielt haben könnten.

Diese Leidenschaft führte sie nach Mexiko, wo sie auf die Spuren der Zauberpilze stießen, die dort seit Jahrhunderten einen festen Platz in den Kulturen der Azteken und Maya hatten. Die Herausforderung dabei war, das Vertrauen der einheimischen Bevölkerung zu gewinnen, was ihnen mithilfe lokaler Ethnobotaniker gelang. So konnten sie die heutige Verwendung der Pilze mit alten Chroniken vergleichen und erhielten schließlich die Möglichkeit, an traditionellen Pilzzeremonien teilzunehmen. Einer ihrer bemerkenswertesten Begegnungen war die mit der Curandera (Heilerin) María

Sabina, die sie in die traditionellen Pilzrituale einführte. Sie war es, die den Wassons als ersten Weißen erlaubte, an einer solchen Zeremonie teilzunehmen. Das war 1955. Für die Zeremonie wurden Wasson Pilze verabreicht, die das weibliche und männliche Prinzip repräsentierten und daher paarweise dargeboten wurden. Mit ihren monotonen, ausdruckslosen Gesängen leitete María Sabina die Zeremonien und öffnete so die Teilnehmer für die Erfahrungen, die ihnen bevorstanden. 1957 machten die Wassons Psilocybin-Pilze in der westlichen Welt bekannt, indem Gordon seine Erfahrungen in dem berühmten Fotoessay »Seeking the Magic Mushroom« im *Life Magazine* beschrieb und Valentina ihre Erfahrungen wenige Tage später in einem Artikel namens »I Ate The Sacred Mushrooms« im Magazin *This Week* veröffentlichte. Gemeinsam erreichten die Artikel ein zweistelliges Millionenpublikum.

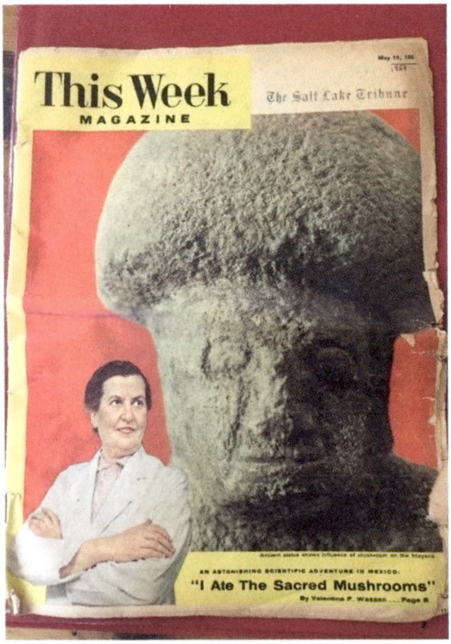


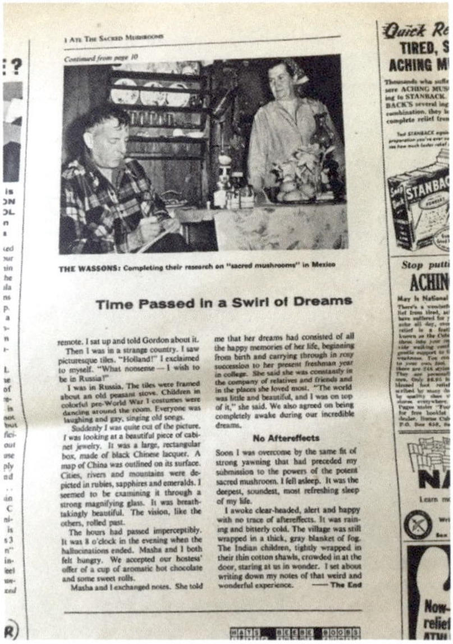

I Ate The Sacred Mushrooms

*Continued from page 10*

THE WASSONS: Completing their research on "sacred mushrooms" in Mexico

**Time Passed in a Swirl of Dreams**

remote. I sat up and told Gordon about it.

Then I was in a strange country. I saw picturesque tiles. "Holland!" I exclaimed to myself. "What nonsense — I wish to be in Russia!"

I was in Russia. The tiles were framed about an old peasant stove. Children in colorful pre-World War I costumes were dancing around the room. Everyone was laughing and gay, singing old songs.

Suddenly I was quite out of the picture. I was looking at a beautiful piece of cabinet jewelry. It was a large, rectangular box, made of black Chinese lacquer. A map of China was outlined on its surface. Cities, rivers and mountains were depicted in rubies, sapphires and emeralds. I seemed to be examining it through a strong magnifying glass. It was breathtakingly beautiful. The vision, like the others, rolled past.

The hours had passed imperceptibly. It was 8 o'clock in the evening when the hallucinations ended. Masha and I both felt hungry. We accepted our hostess' offer of a cup of aromatic hot chocolate and some sweet rolls.

Masha and I exchanged notes. She told me that her dreams had consisted of all the happy memories of her life, beginning from birth and carrying through in rosy succession to her present freshman year in college. She said she was constantly in the company of relatives and friends and in the places she loved most. "The world was little and beautiful, and I was on top of it," she said. We also agreed on being completely awake during our incredible dreams.

**No Aftereffects**

Soon I was overcome by the same fit of strong yawning that had preceded my submission to the powers of the potent sacred mushroom. I fell asleep. It was the deepest, soundest, most refreshing sleep of my life.

I awoke clear-headed, alert and happy with no trace of aftereffects. It was raining and bitterly cold. The village was still wrapped in a thick, gray blanket of fog. The Indian children, tightly wrapped in their thin cotton shawls, crowded in at the door, staring at us in wonder. I set about writing down my notes of that weird and wonderful experience. —— The End

*Das Cover des* This Week Magazine *vom 19. Mai 1957 zeigt Dr. Valentina Wassen und einen der berühmten antiken Pilzsteine. Die Abbildung rechts ist ein Ausschnitt aus dem Artikel und zeigt Gordon und Valentina zusammen.*

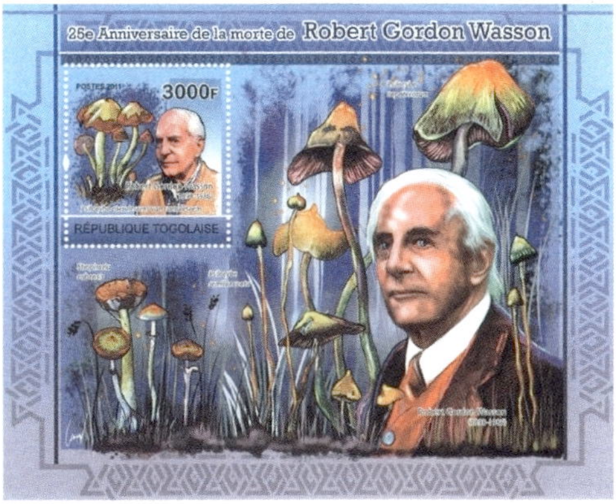


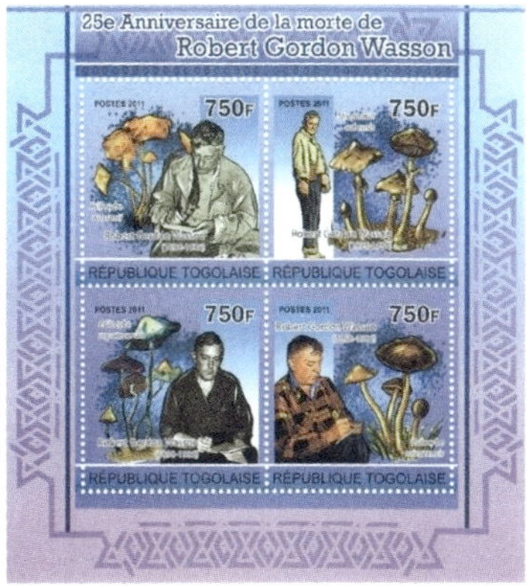


*Anlässlich des 25. Todestages von Robert Gordon Wasson veröffentlichte die Republik Togo Gedenkbriefmarken. Diese zeigen nicht nur Porträts von Wasson, sondern auch kunstvoll illustrierte Darstellungen verschiedener psychoaktiver Pilzarten.*

Nach dem Tod seiner Frau Valentina 1958 setzte Gordon Wasson seine Forschungen fort. Er reiste erneut nach Mexiko und sammelte zusammen mit dem französischen Mykologen Roger Heim (1900–1979) zahlreiche Psilocybe-Pilze, die er an Albert Hofmann, den Entdecker des LSDs, schickte. Dieser isolierte und benannte die Wirkstoffe Psilocybin und Psilocin. In der Zwischenzeit veröffentlichte Heim zahlreiche Arbeiten über Pilze der Gattung Psilocybe.

So wurden die Wassons zu Pionieren auf dem Gebiet der Ethnomykologie und spielten eine Schlüsselrolle bei der Entdeckung und Erforschung der Magic Mushrooms. Sie hinterließen ein reiches Erbe an Wissen und Erfahrung, das bis heute dazu beiträgt, unser Verständnis der Bedeutung von Pilzen und ihrer Wirkung auf die menschliche Kultur und Psychologie zu erweitern. Die Arbeiten von Wasson, Heim und Hofmann haben den Weg für ein neues Verständnis und eine neue Wertschätzung der Psilocybin-Pilze und ihrer möglichen Anwendungen geebnet. Ihre Forschungen und Entdeckungen legten den Grundstein für die moderne psychedelische Forschung und hatten einen tiefgreifenden Einfluss auf Wissenschaft, Medizin und Kultur. Ihr Beitrag zur Ethnomykologie und zur psychedelischen Bewegung bleibt bis heute unvergessen und von großer Bedeutung.

## María Sabina, ein Stern in der Geschichte der Psychedelika

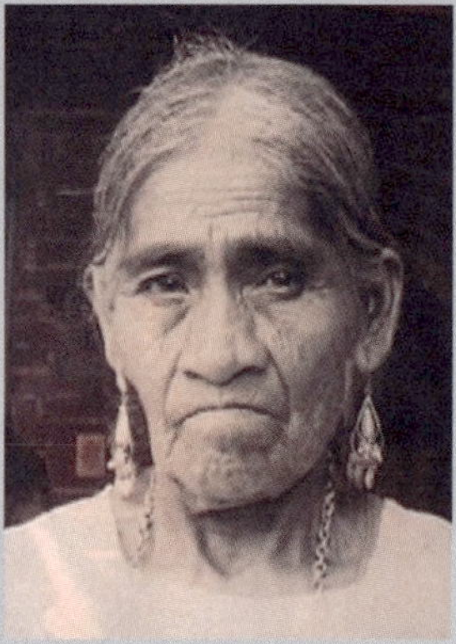

Die Curandera (Schamanin) María Sabina lebte in einem Dorf namens Huautla de Jiménez in Oaxaca und wurde durch die Veröffentlichungen der Wassons weltweit bekannt, sodass in den 1960er-Jahren eine Vielzahl an Menschen – darunter angeblich auch John Lennon, Mick Jagger und Bob Dylan – nach Huautla pilgerten, um mit María Sabina schamanische Pilzrituale zu erleben. Sie wurde zur Ikone der Gegenkultur. Der Einfluss der ausländischen Besucher war jedoch größtenteils negativ. Sie lebten ihre Ideale und Bräuche der Sechzigerjahre aus – zum Beispiel nackt in den Maisfeldern Liebe zu machen –, ohne die einheimische Kultur zu respektieren. In den Jahren 1967 und 1969 wurde die Armee eingesetzt, um die »Jipis«, wie sie von den Einheimischen genannt wurden, aus Huautla zu vertreiben. Bis 1976 war daraufhin Huautla für Touristen gesperrt.

Trotz oder gerade wegen dieses rasanten Aufstiegs zum Ruhm endete María Sabinas Leben 1985 tragisch und in Armut. Aus Neid und weil sie ihre Geheimnisse an Außenstehende verraten hatte, wurde sie von ihrer Gemeinde geächtet. Ihr Haus wurde niedergebrannt, ihr Sohn ermordet. Die Geschichte von María Sabina dient als mahnendes Beispiel dafür, wie wichtig es ist, traditionelle Kulturen und ihre heiligen Bräuche mit Respekt und Verständnis zu behandeln. Ihr Erbe und ihr Beitrag zur Bewusstseinserweiterung werden jedoch trotz der traurigen Umstände ihres Lebensendes weiterhin weltweit gewürdigt und anerkannt.

# DIE GESCHICHTE DER PSYCHEDELIKA IN DER MODERNEN ZEIT

Der Gebrauch von psychoaktiven Pflanzen und Pilzen durch die Menschheit geht viele Jahrtausende zurück. Die sogenannte Wiederentdeckung in der Neuzeit bezieht sich auf die Entdeckung und Erforschung von Psychedelika in der westlichen Welt. Sie begann im Wesentlichen mit der Entdeckung von LSD-25 (Lysergsäurediethylamid) durch den Schweizer Chemiker Albert Hofmann (1906–2008). Hofmann forschte für das Pharmaunternehmen Sandoz an chemischen Verbindungen aus sogenannten Mutterkornpilzen. Er versuchte, darin medizinisch nutzbare Substanzen zu identifizieren und zu isolieren, um sie in sehr geringer Dosierung als Arzneimittel einsetzen zu können. Bereits 1938 hatte er LSD synthetisiert, aber erst fünf Jahre später, 1943, entdeckte er zufällig die wahrnehmungsverändernden Eigenschaften von LSD. Der Zufall wollte es, dass er beim erneuten Hantieren mit der Substanz diese versehentlich über die Haut in seinen Blutkreislauf aufnahm. Er bemerkte grundlegende Veränderungen in seiner Wahrnehmung und erkannte, dass er etwas Bahnbrechendes entdeckt haben musste. So entschloss er sich drei Tage später, am 19. April 1943, eine höhere Dosis von genau 250 Mikrogramm einzunehmen, und erlebte den ersten LSD-Trip der Menschheitsgeschichte. Da er diesen Trip auf dem Heimweg mit dem Fahrrad erlebte, ging dieser Tag in die Geschichte ein und wird seitdem weltweit als Bicycle Day gefeiert. Dieser Tag feiert die Kultur der Psychedelika und die Bedeutung von LSD für die Erforschung des menschlichen Bewusstseins und der Psyche. Menschen kommen zusammen, tauschen sich über Psychedelika aus und fahren Fahrrad.

Die Entdeckung der psychedelischen Eigenschaften von LSD durch Hofmann war ein wichtiger Meilenstein in der Geschichte der Psychedelika und legte den Grundstein für die Erforschung und Anwendung von LSD, Psilocybin und anderen psychedelischen Substanzen, insbesondere in der psychiatrischen Forschung. Diese nahm einen rasanten Aufschwung, als die Firma Sandoz 1947 begann, LSD als Experimentierwerkzeug an Psychiater, Therapeuten und Ärzte zu verteilen. Überall auf der Welt begann man, die Wirkung auf das menschliche Bewusstsein zu erforschen, zu verstehen und LSD zur Behandlung psychischer Erkrankungen einzusetzen.

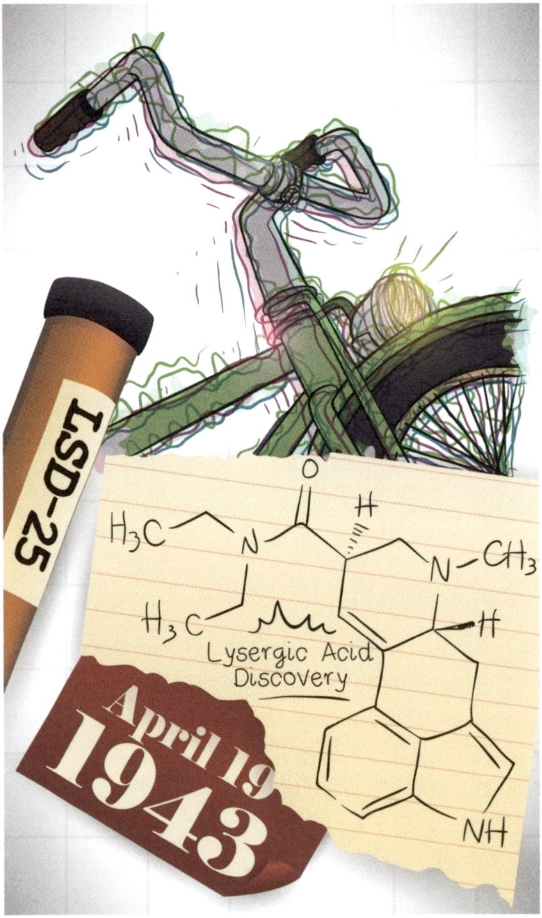


*19. April 1943 – ein Datum, das in die Geschichte einging, als Dr. Albert Hofmann die starken halluzinogenen Effekte von LSD-25 erstmals erlebte. Das abgebildete Röhrchen, das Fahrrad – Zeuge seiner unvergesslichen Fahrt – und die Strukturformel des Moleküls stehen für den Beginn einer neuen Ära in der Erforschung von Psychedelika.*

Wenige Jahre später, um 1955, kam mit der »Entdeckung« der psychoaktiven Pilze durch die Wassons der nächste Durchbruch. Darüber haben wir im vorherigen Abschnitt ausführlich berichtet. Bald darauf nahmen das Harvard Psilocybin Project unter der Leitung von Timothy Leary (1920–1996) und Richard Alpert (1931–2019) sowie die gesamte psychedelische Bewegung, inklusive der Entstehung der Hippie-Szene, ihren Lauf. Diese erreichte in den 1960er-Jahren ihren Höhepunkt und wurde zu einem wichtigen Bestandteil der Gegenkultur. Im Jahr 1966 begann der amerikanische Psychologe Dr. James Fadiman (*1939) mit Studien zum Einfluss von Psilocybin auf die Leistungsfähigkeit und fand erste positive Ergebnisse.

Trotz der vielen medizinischen Vorteile von Psilocybin, die zu dieser Zeit bereits bekannt waren, wurde 1968 in den USA der Controlled Substances Act verabschiedet. Mit diesem Gesetz wurde nach LSD und Marihuana dann 1971 auch Psilocybin als Schedule-1-Droge eingestuft. Das bedeutet, dass Psilocybin fortan als illegale Droge mit hohem Missbrauchspotenzial und ohne anerkannten medizinischen Nutzen galt. Es wird vermutet, dass diese Entscheidung eher durch die damalige gesellschaftliche Einstellung gegenüber psychedelischen Drogen als durch echte medizinische Bedenken beeinflusst wurde. Sie führte zu einem abrupten Ende der Forschung und zu einem Stigma, das die psychedelische Forschung für Jahrzehnte überschattete.

In den letzten Jahren ist das Interesse an psychedelischer Forschung jedoch wieder gestiegen. Immer mehr Wissenschaftler beschäftigen sich mit der therapeutischen Anwendung von Psychedelika und deren Auswirkungen auf das menschliche Bewusstsein. Insbesondere Psilocybin, das in magischen Pilzen vorkommt, wird derzeit intensiv erforscht. Eine der bahnbrechendsten Studien im Bereich der psychedelischen Forschung war die Studie der Johns Hopkins University aus dem Jahr 2006,[4] die unter der Federführung des bereits verstorbenen Dr. Roland Griffiths (1946–2023) entstand. Griffiths' visionäre Arbeit ebnete den Weg für eine neue Ära des Verständnisses und der Akzeptanz von Psychedelika in der medizinischen Gemeinschaft und hinterlässt ein Vermächtnis der Neugier, des Muts und der Heilung, das noch viele kommende Generationen von Forschern inspirieren wird. Die Studie untersuchte die Auswirkungen von Psilocybin auf die spirituelle Erfahrung und das Wohlbefinden von Krebspatienten. Die Ergebnisse zeigten, dass Psilocybin eine signifikant positive Wirkung auf die Lebensqualität der Patienten hatte, ihre Angst vor dem Tod verringerte und Depressionen linderte. In einer weiteren Doppelblindstudie aus dem Jahr 2016, die im *Journal of Psychopharmacology* veröffentlicht wurde, untersuchten Wissenschaftler die Wirkung von Psilocybin auf Menschen mit Depressionen.[5] Die Ergebnisse zeigten, dass Psilocybin eine schnelle und anhaltende Verbesserung der Stimmung bewirken kann, die noch mehrere Monate nach der Behandlung anhält, was eine weitere randomisierte Studie zu Psilocybin bei Depressionen und Angstzuständen aus demselben Jahr bestätigt.[6]

Die psychedelische Forschung, die ihren Ursprung in den 1950er-Jahren hat, blickt auf eine facettenreiche und dynamische Geschichte zurück. Ein besonders bemerkenswertes Kapitel dieser Geschichte ist die Entdeckung und Anwendung des Microdosings. Obwohl Albert Hofmann für die Entdeckung der vollen psychedelischen Wirkung von LSD bekannt ist, experimentierte er auch mit der Einnahme von Kleinstmengen der Substanz. Er fand heraus, dass diese geringen Mengen seine Wahrnehmung und Kreativität anregten, ohne die intensiven halluzinogenen Effekte hervorzurufen, die mit höheren Dosen verbunden sind. Hofmann selbst berichtete, dass er in seinen späteren Jahren regelmäßig kleine Mengen LSD zu sich nahm, um seine Denkprozesse und sein Wohlbefinden zu verbessern. In gewisser Weise kann er also als der erste Microdoser in der Geschichte betrachtet werden.

Dr. James Fadiman setzte diese Erkenntnisse in seiner Arbeit fort. Sein Buch *The Psychedelic Explorer's Guide* aus dem Jahr 2011 beleuchtet die vielfältigen Auswirkungen von Microdosing und zeigt auf, wie Menschen weltweit diese Praxis nutzen, um ihre Kreativität, Produktivität und Lebensfreude zu steigern. Die bahnbrechende Arbeit von Fadiman legte den Grundstein für eine breitere Akzeptanz des Microdosing. Die *Tim Ferriss Show* von 2015 gab dem Thema weiteren Aufschwung. Ferriss, ein renommierter Autor und Podcaster, teilte seine persönlichen Erfahrungen mit Microdosing und machte das Konzept für ein Millionenpublikum zugänglich. Ayelet Waldmans (*1964) Bestseller *A Really Good Day* aus dem Jahr 2017 trug ebenfalls dazu bei, das

Bewusstsein für die therapeutischen Möglichkeiten des Microdosings zu schärfen. Sie schildert darin eindrücklich, wie diese Praxis ihr half, mit Stimmungsschwankungen und Depressionen umzugehen.

Die Geschichte der psychedelischen Forschung ist geprägt von mutigen Pionieren, bahnbrechenden Entdeckungen und unerwarteten Wendungen. Sie erzählt von der unermüdlichen Suche nach neuen Wegen zur Heilung und Selbstentfaltung. Mit jedem neuen Kapitel, das in dieser Geschichte aufgeschlagen wird, öffnen sich uns neue Horizonte und Möglichkeiten. Es bleibt spannend zu beobachten, welche weiteren Entdeckungen und Durchbrüche die Zukunft der psychedelischen Forschung für uns bereithält.

Nachdem wir nun einen Überblick über die Geschichte der Psychedelika in der modernen Zeit gewonnen haben, ist es an der Zeit, uns auf einen speziellen Vertreter dieser faszinierenden Substanzen zu konzentrieren. Dieser Stoff hat nicht nur eine lange Geschichte und eine tiefgreifende Wirkung auf das menschliche Bewusstsein, sondern ist auch der Hauptakteur in unserem Buch: Psilocybin. Im nächsten Kapitel werden wir tiefer in die Welt des Psilocybins eintauchen und seine Herkunft, seine Wirkungsweise und seine Bedeutung für das Microdosing beleuchten. Begeben wir uns somit in die magische Welt des Psilocybins.

KAPITEL 2

# PSILOCYBIN – DER MAGISCHE STOFF

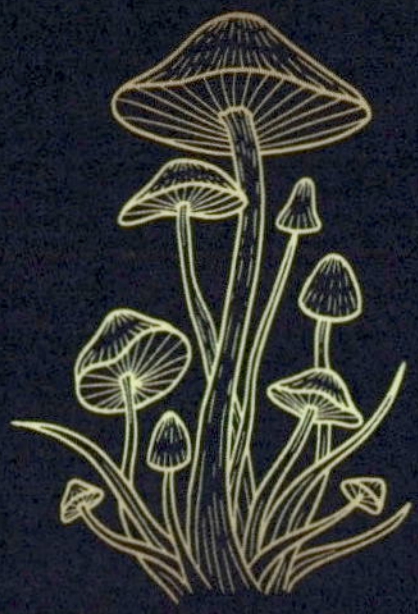

# ALLES ÜBER PSILOCYBIN: WIE ES FUNKTIONIERT UND WAS ES BEWIRKT

Psilocybin ist eine natürlich vorkommende Verbindung aus der chemischen Gruppe der Tryptamine und wurde bis dato in mehr als 200 verschiedenen Pilzarten aus unterschiedlichen Gattungen nachgewiesen, von denen zahlreiche in der westlichen Hemisphäre und damit auch in Deutschland vorkommen. Die vollständige chemische Bezeichnung des Moleküls lautet 4-Phosphoryloxy-N,N-dimethyltryptamin. Es handelt sich hierbei um den Phosphorsäureester des 4-OH-DMT (Psilocin, das im folgenden Abschnitt beschrieben wird). Psilocybin ist ein starkes Psychedelikum. Das bedeutet, es beeinflusst über verschiedene biochemische und neuronale Veränderungen im Gehirn unsere Psyche und modifiziert dabei unseren Bewusstseinszustand. Es verändert unsere Wahrnehmung der Außenwelt sowie die unserer Innenwelt – einschließlich unserer Erinnerungen, Gedanken und Emotionen. Diese Veränderungen geschehen nicht nur während der aktiven Wirkung von Psilocybin, es kann all diese Aspekte auch für einen ausgedehnten Zeitraum danach und sogar dauerhaft grundlegend verändern.

**»Pilze alchemisieren tote Materie auf dem Waldboden und bereiten so den Boden für neues Leben vor. Psilocybin-Pilze alchemisieren tote Gedankenmuster, um neue neuronale Bahnen und Bewusstseinszustände zu schaffen. Wenn du dich in einer Transformation befindest, gibt es keine größeren Verbündeten als diese mächtigen Alchemisten.«**

Tina Kat Courtney, The AfterLife Coach

Das ist einer der Gründe, warum es eine wachsende Begeisterung für die Anwendung von Psilocybin und anderen Psychedelika zur Behandlung verschiedener psychischer Probleme wie Depressionen, Alkoholmissbrauchsstörungen und anderer Arten von Sucht sowie weiteren psychiatrischen Erkrankungen wie etwa Zwangsstörungen und Essstörungen gibt. Doch nicht nur Krankheiten können mit Psilocybin behandelt werden. Die Begeisterung für Psilocybin teilen ebenfalls Menschen, die sich persönlich und mental weiterentwickeln wollen.

## Wie Psilocybin im Körper zum wirkaktiven Psilocin wird

Wusstest du, dass Psilocybin an sich wirkungslos ist? Psilocybin ist eine sogenannte Pro-Drug, also eine inaktive Form, die erst im Körper durch Stoffwechselprozesse in ihre aktive Form Psilocin (4-OH-DMT) umgewandelt wird. Das ist die eigentliche psychoaktive Verbindung, die im Gehirn ihre Wirkung entfaltet und auf die sich alle beobachteten Wirkungen beziehen. Diesen Sachverhalt, der im Unterkapitel »So wird Psilocybin verstoffwechselt« näher erläutert wird, gilt es im Auge zu behalten, wenn von den Wirkungen von Psilocybin die Rede ist. Es sind nämlich eigentlich die Auswirkungen von Psilocin. Im Weiteren benutzen wir als Substanznamen die im Pilz vorkommende Form Psilocybin immer im Bewusstsein, dass es sich bei der Wirkform im Körper um Psilocin handelt.

Die molekulare Struktur der aktiven Form von Psilocybin, also von Psilocin, ähnelt so sehr dem körpereigenen Neurotransmitter Serotonin (5-Hydroxytryptamin, auch 5-HT abgekürzt), dass es seiner Wirkung im Grunde gleicht. Im Gegensatz zum Serotonin, das seine Wirkung im Gehirn unspezifisch entfaltet, wird Psilocybin jedoch nur an bestimmten Stellen im neuronalen System aktiv. Die Hauptwirkung von Psilocybin besteht also darin, Serotonin zu imitieren, aber auf eine sehr spezifische Weise. Es bindet an eine bestimmte Untergruppe von Serotoninrezeptoren, die Serotoninrezeptoren 2A, auch 5-HT2A-Rezeptoren genannt. Dieser Vorgang aktiviert unter anderem Nervenzellen, die den Botenstoff Gamma-Aminobuttersäure (GABA) ausschütten. GABA ist ein Neurotransmitter im Gehirn, der in der Regel eine inhibitorische (hemmende) Wirkung auf die Signalübertragung zwischen den Neuronen hat. Das bedeutet, dass GABA in der Regel dazu beiträgt, neuro-

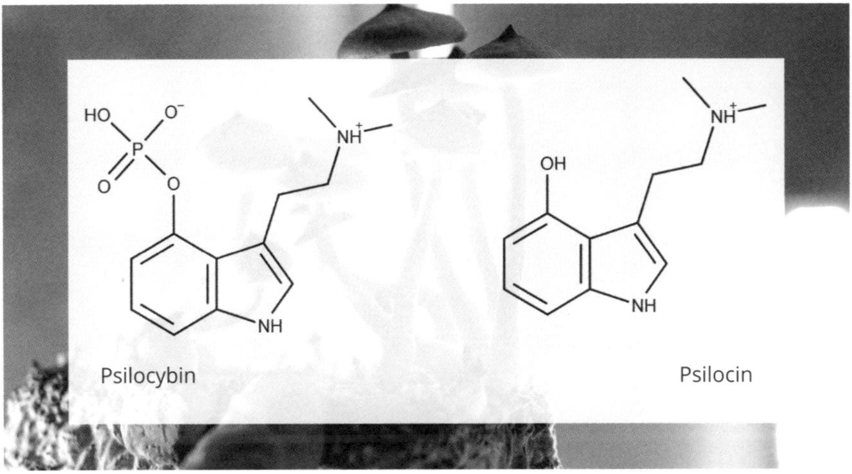


*Die molekulare Struktur der Pro-Drug Psilocybin und des aktiven Metabolits Psilocin zeigt den Unterschied, der in der OH-(Hydroxy-)Gruppe liegt.*

nale Aktivität zu reduzieren oder zu modulieren, und sich so aktivitätsmindernd auf viele Bereiche des Gehirns auswirkt. So zeigt auch der Thalamus als »Tor des Bewusstseins« unter der Wirkung von Psilocin eine geringere Aktivität. Das könnte erklären, dass mehr Informationen ins Bewusstsein gelangen als ohne die Substanz. Auf diese oder ähnliche Weise kann Psilocin die Wahrnehmung, die Verarbeitung des Wahrgenommenen und das Gedächtnis in einer Weise beeinflussen, welche eine tiefere, klarere und effizientere Verarbeitung von Gedanken und Emotionen fördert und so dem Gehirn tiefgreifend heilende »Wahrnehmungsreparaturen« ermöglicht.

## Verstoffwechselung und Nachweisbarkeit von Psilocybin

Wie schnell Psilocybin im Körper verstoffwechselt wird und wie es abgebaut wird, hat eine Studie aus dem Jahr 2021 untersucht.[7] Der überwiegende Anteil des zugeführten Psilocybins wird innerhalb von einer Stunde nach der Einnahme absorbiert, also in den Körperkreislauf aufgenommen, und in Psilocin umgewandelt. Nach rund 20 bis 40 Minuten ist bereits eine deutliche Anreicherung von Psilocin im Blutplasma feststellbar, während die Höchstkonzentration (demzufolge auch der Höhepunkt der Wirkung) im Durchschnitt nach circa 90 bis 120 Minuten erreicht wird. Psilocin wird von unserem Körper größtenteils in das Harnstoffwechselprodukt Psilocin-Glucuronid verstoffwechselt und ausgeschieden. Etwa vier bis sechs Stunden nach der Einnahme wird das meiste Psilocin (und das Psilocybin sowieso) schon wieder aus dem System verschwunden sein. Da das Stoffwechselprodukt Psilocin-Glucuronid im Vergleich zu Psilocin stabiler ist, kann es in kleinen Mengen für die nächsten paar Wochen nach der Einnahme von psilocybinhaltigen Pilzen in deinem System verbleiben und auch im Urin nachgewiesen werden. Wenn du nun Sorge hast, in einer Verkehrskontrolle der Polizei positiv getestet zu werden, kannst du nach aktuellem Stand der Dinge beruhigt sein. Erstens sind beim Microdosing verschwindend geringe Mengen an nachweisbaren Stoffwechselprodukten zu erwarten und zweitens wird mit den üblichen Schnelltests nicht auf Substanzen wie Psilocybin und LSD getestet. Die Testverfahren hierfür sind aktuell aufwendig und kostenintensiv.

Nachdem wir nun die Stoffwechselprozesse von Psilocybin und seine Ausscheidung aus dem Körper im Detail betrachtet haben, ist es wichtig, den Fokus auf die neurobiologischen Mechanismen zu legen, die die Wirkung von Psilocybin und anderen ähnlichen Substanzen im Gehirn bestimmen. Insbesondere ist es entscheidend zu verstehen, wie das serotonerge System, das eine zentrale Rolle in der Stimmungsregulation und anderen wichtigen Funktionen spielt, durch diese Substanzen beeinflusst wird.

## Das serotonerge System und wie Antidepressiva und Psilocybin darauf wirken

Um die Wirkungsweise von Psilocybin besser zu verstehen, müssen wir einen kleinen Exkurs in die Neurobiologie machen und uns zunächst ansehen, wie Serotonin funktioniert, was es im Körper macht und wie die gängigen Antidepressiva darauf wirken. Serotonin ist ein Botenstoff (Neurotransmitter oder Neuromodulator), der natürlicherweise von Neuronen (Nervenzellen) im Gehirn und im Körper produziert wird. Es wird in den synaptischen Spalt zwischen zwei Nervenzellen ausgeschüttet, dockt an die entsprechenden Rezeptoren der benachbarten Nervenzellen an und modifiziert oder verändert dadurch die Aktivität anderer Nervenzellen und neuronaler Schaltkreise. Es kann beispielsweise Wachstumsfaktoren freisetzen oder sogar die Genexpression in bestimmten Zellen verändern. Serotonin arbeitet bei der Regulation des Nervensystems mit anderen Neuromodulatoren wie Dopamin, Epinephrin, Glutamat und Noradrenalin zusammen. Die Gesamtheit der Neuronen, die Serotonin produzieren und freisetzen, sowie der Rezeptoren an den Synapsen anderer Neuronen, die auf die Freisetzung von Serotonin reagieren, wird als serotonerges System bezeichnet. Das serotonerge System zählt zu den evolutionär ältesten Neurotransmittersystemen und hat sich über Jahrmillionen in vielen verschiedenen Arten von Lebewesen beständig entwickelt. Eine Dysregulation des serotonergen Systems wird mit verschiedenen psychiatrischen Erkrankungen in Verbindung gebracht, darunter Depressionen, Angststörungen und Schizophrenie. Serotonin spielt unter anderem eine wichtige Rolle bei der Stimmungsregulierung und steuert zum Beispiel unser Empfinden von Freude und unsere Motivation, aber auch Ap-

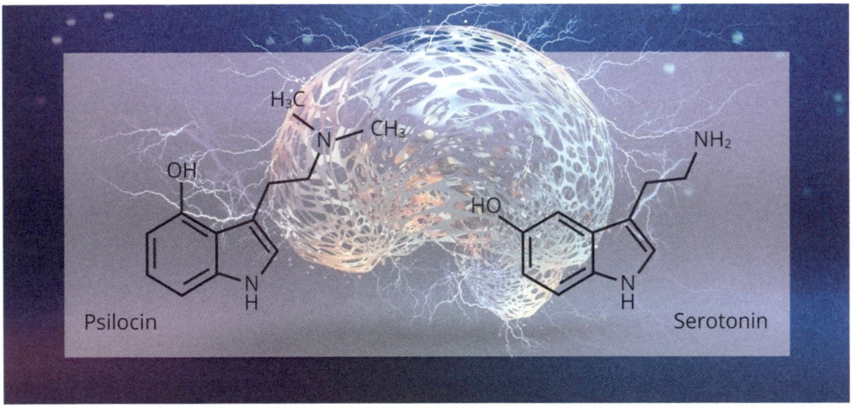


*Die Moleküle Psilocin und Serotonin im Vergleich: Durch die strukturelle Ähnlichkeit kann sich Psilocin an Serotoninrezeptoren im Gehirn binden und ähnliche Wirkungen wie Serotonin entfalten.*

petit, Schlaf, Lernen, Gedächtnis und viele andere Funktionen, die unser tägliches Leben beeinflussen. Wenn Serotonin im Gehirn freigesetzt wird, ohne dass eine auf das serotonerge System wirkende Substanz eingenommen wurde, wird es an vielen verschiedenen Stellen freigesetzt, bindet an viele verschiedene Serotoninrezeptoren und hat viele verschiedene Effekte.

## Die Rolle von Antidepressiva, Psilocybin und dem Serotonin-2A-Rezeptor im serotonergen System

Nimmt man nun bestimmte Antidepressiva, die die Menge des Serotonintransfers im Gehirn verändern, sogenannte selektive Serotonin-Wiederaufnahmehemmer (SSRI), steht mehr Serotonin für seine Wirkung zur Verfügung, weil SSRI die Wiederaufnahme von Serotonin nach getaner Arbeit an der Synapse, der Verbindungsstelle zwischen den Nervenzellen, hemmen und es sich im synaptischen Spalt anreichert. Dadurch steht mehr Serotonin länger als normal zur Verfügung und seine Wirkung wird verstärkt. Diese Verstärkung ist unspezifisch, was die unerwünschten Wirkungen auf Stimmung, Libido, Schlaf und so weiter erklärt.

Die Serotonin-Hypothese, die lange Zeit als Grundlage für die Behandlung von Depressionen mit SSRI galt, wird zunehmend hinterfragt. Studien zeigen, dass der antidepressive Effekt von SSRI einem Placebo nur geringfügig bis gar nicht überlegen ist. Gleichzeitig wird durch die Forschung mit Psilocybin immer deutlicher, dass ein alleiniger Mangel an Serotonin nicht für Depressionen verantwortlich sein kann.[8] Angesichts der mit Psilocybin erzielten Ergebnisse stellt sich die berechtigte Frage, ob SSRI-Medikamente wie Prozac und Zoloft, die neben ihrer Beinahe-Placebo-Wirkung ein beeindruckendes Nebenwirkungsprofil aufweisen, tatsächlich noch als Option für die Behandlung von Depressionen gelten können.[9]

Der bemerkenswerte Unterschied zwischen Psilocybin und SSRI beruht auf der außergewöhnlichen Selektivität von Psilocybin, das fast ausschließlich an den Serotonin-2A-Rezeptor bindet. Diese spezifische Bindung erklärt die herausragenden Ergebnisse bei der Anwendung von Psilocybin, während bei SSRI durch ihre unspezifische Wirkweise beunruhigende Nebenwirkungen auftreten. Es ist ebendiese enge Beziehung zum Serotonin-2A-Rezeptor, die es Menschen, die sich auf die Reise mit Psilocybin begeben, ermöglicht, sich in Bezug auf ihre Stimmung dauerhaft besser zu fühlen und mehr Freude und Vergnügen aus Dingen wie Musik und gesteigerter Kreativität zu ziehen.

Psilocybin beziehungsweise seine Wirkform Psilocin ist also dem Serotonin strukturell sehr ähnlich und dockt im Körper an die gleichen Strukturen an wie Serotonin. Wie kann es dann sein, dass die Einnahme von Psilocybin, begleitet von visuellen und auditiven Halluzinationen, oft zu erstaunlichen Bewusstseinsveränderungen führt? Die Substanz hat das Potenzial, unsere Denkmuster und Bewertungen so zu beeinflussen, dass es zu einer nachhaltigen Verbesserung der Stimmung, der Linderung von Depressionen, Zwangsstörungen und anderer psychischen Erkrankungen kommen kann. Tatsächlich ist es die bereits erwähnte Selektivität für den Serotonin-2A-Rezeptor, die es Psilocybin ermöglicht, mit seiner Wirkungsweise eine Revolution in der psychiatrischen Forschung loszutreten, wie ein Artikel in der *New York Times* aus dem Jahr 2021[10] mit dem Titel »The psychedelic revolution is coming. Psychiatry may never be the same« nahelegt. In der Tat gibt es revolutionäre Forschungsergebnisse, die zeigen, dass Erfahrungen mit bestimmten, recht hohen Dosierungen an Psilocybin zu einer maximalen Bindung oder Besetzung dieser Serotonin-2A-Rezeptoren führen,[11] was wiederum zu einer bedeutenden und beispiellosen Linderung von schweren Depressionen führt.[12]

Die Ergebnisse klinischer Studien mit Psilocybin übertreffen alles, was die Standardtherapien mit SSRIs und verschiedenen anderen Antidepressiva in Bezug auf die Linderung von Depressionen zu bieten haben. Und das verblüfft und hat die gesamte psychiatrische Gemeinschaft in Aufruhr versetzt.

## Das Default Mode Network und wie Psilocybin darauf wirkt

Ein weiterer wichtiger Aspekt der Wirkung von Psilocybin betrifft das Default Mode Network (DMN, auf Deutsch: Ruhezustandsnetzwerk), ein Netzwerk im Gehirn, das aktiv ist, wenn wir uns ausruhen und nicht auf eine bestimmte Aufgabe konzentriert sind. Das DMN ist wie ein stiller Beobachter unserer Gedanken und ist ständig mit introspektiver Beschäftigung mit dem Selbst, also der eigenen Identität (Ego), Tagträumen und Zeitsprüngen in die Vergangenheit und Zukunft beschäftigt. Es ist, als ob das DMN eine Art innerer Erzähler wäre, der ständig unsere Erfahrungen, Erinnerungen und Vorstellungen verarbeitet und miteinander verknüpft. Es ist beteiligt, wenn wir uns an vergangene Erlebnisse erinnern, uns vorstellen, was in der Zukunft passieren könnte, oder versuchen, die Perspektiven anderer Menschen zu verstehen. Es ist also ein Netzwerk, das stark mit unserem inneren Erleben und unserer Selbstwahrnehmung verbunden ist. Es hilft uns, einen kohärenten Sinn von uns selbst zu konstruieren und aufrechtzuerhalten, indem es unsere persönlichen Erinnerungen und Vorstellungen über die Zukunft miteinander verknüpft. Eine veränderte Aktivität des DNM wurde bei verschiedenen neurologischen und psychiatrischen Krankheitsbildern nachgewiesen.

Man kann das DMN als eine Art Spamfilter für das Gehirn betrachten. Es filtert die Informationen, die wir erhalten, und entscheidet, welche davon wichtig genug sind, um unsere Aufmerksamkeit zu erregen. Wenn dieser Filter zu streng eingestellt ist, kann er dazu führen, dass wir in festgefahrenen Denkmustern und Überzeugungen feststecken. Psilocybin scheint die Aktivität des DMN zu reduzieren, was diesen Filter lockert und es uns ermöglicht, die Welt aus einer neuen, frischeren Perspektive zu sehen.

Diese Reduzierung der DMN-Aktivität könnte erklären, warum Menschen unter dem Einfluss von Psilocybin oft berichten, dass sie sich mehr mit der Welt um sich herum verbunden fühlen und dass ihre Wahrnehmung intensiver und unmittelbarer ist. Darüber hinaus kann die Reduzierung der DMN-Aktivität dazu führen, dass tief verborgene emotionale Erfahrungen und Erinnerungen an die Oberfläche unseres Bewusstseins gelangen. Es ist, als ob wir plötzlich Zugang zu E-Mails (in diesem Fall wichtigen Informationen) hätten, die seit Langem im Spam-Ordner versteckt waren. Dies kann uns helfen, diese Erfahrungen und Erinnerungen in einem neuen Licht zu sehen und sie besser zu verarbeiten. Dies wiederum könnte erklären, warum Psilocybin als therapeutisches Werkzeug zur Behandlung von psychischen Erkrankungen wie Depressionen und Angststörungen eingesetzt werden kann.[13] Das alles wird etwas deutlicher, wenn wir uns anschauen, wo genau die Serotonin-2A-Rezeptoren im Gehirn lokalisiert sind. Sie finden sich in verschiedenen Gehirnregionen, aber ihre höchste Dichte haben sie im Neokortex, dem äußeren Teil des Gehirns beziehungsweise der Hirnrinde und hier insbesondere im präfrontalen Kortex, der am Verständnis von Kontexten beteiligt ist. Der präfrontale Kortex ist dafür zuständig, zu erkennen, welche Verhaltensweisen, Gedanken und Sprachmuster für verschiedene Umstände und Situationen angemessen sind, also zum Beispiel welche Kontexte und Denkmuster-Kategorien erforderlich sind, je nachdem, ob du Sport treibst, entspannt mit Freunden abhängst oder dich in deiner Arbeitsumgebung befindest. Der präfrontale Kortex hilft dir also, dein Verhalten, deinen Sprachgebrauch und deine Art zu denken je nach Kontext zu ändern.

Im präfrontalen Kortex und auch in anderen Bereichen des Kortex gibt es außerdem viele Serotonin-2A-Rezeptoren, die mit Empfindung und Wahrnehmung, etwa Hören und Sehen, in Verbindung stehen. Besonders viele davon finden sich im visuellen Kortex, der, wie der Name schon vermuten lässt, für den Sehsinn verantwortlich ist. Diese Tatsache ist wichtig, weil sie einen der Haupteffekte von Psilocybin erklärt, die Menschen unter dem Einfluss der Substanz erleben, nämlich starke visuelle Halluzinationen. Vorausgesetzt, Psilocybin ist in ausreichender Konzentration vorhanden, das heißt, es wird in ausreichender Dosierung eingenommen, treten diese visuellen Effekte sowohl bei geschlossenen Augen (Closed Eye Visuals, kurz CEVs) als auch bei geöffneten Augen (Open Eye Visuals, kurz OEVs) auf.

## Die Kraft von Psilocybin, unser Gehirn zu verändern

Die Neuroplastizität ist ein faszinierendes Phänomen, das die beeindruckende Fähigkeit unseres Gehirns widerspiegelt, sich anzupassen und zu verändern. Sie ist eine grundlegende Eigenschaft des Nervensystems, die es unserem Gehirn ermöglicht, flexibel und anpassungsfähig zu sein. Sie sorgt dafür, dass unser Gehirn auf Veränderungen in der Umgebung, auf Heilungsprozesse nach Verletzungen oder Krankheiten und auf die Entwicklung und Anpassung im Laufe unseres Lebens reagieren kann.

Die Veränderungen, die im Rahmen der Neuroplastizität auftreten, können auf zellulärer und synaptischer Ebene stattfinden. Sie umfassen die Bildung neuer synaptischer Verbindungen, die Umgestaltung bestehender Verbindungen und sogar die Neubildung von Neuronen, ein Prozess, der als

Neurogenese bekannt ist. Insbesondere im Gyrus dentatus und anderen Unterregionen des Hippocampus – Bereiche, die für das Lernen und die Gedächtnisbildung zuständig sind – ist die Neurogenese ein häufiger Vorgang. In anderen Bereichen des menschlichen Gehirns tritt die Neurogenese im Erwachsenenalter eher selten auf.

Erwähnenswert jedoch ist, dass die Neurogenese – obwohl sie ein faszinierendes Konzept ist und oft in den Schlagzeilen steht – nicht der primäre Mechanismus ist, durch den das Gehirn unter dem Einfluss von Psilocybin oder anderen Psychedelika verändert wird. Schätzungen zufolge macht die Bildung neuer Neuronen lediglich ein bis zwei Prozent der kritischen Umstrukturierungsereignisse im Gehirn aus. Der Großteil der Veränderungen, die durch Psilocybin hervorgerufen werden, sind wahrscheinlich auf andere Mechanismen zurückzuführen, wie zum Beispiel die Veränderung der neuronalen Konnektivität, die Modulation der Neurotransmitteraktivität und die Beeinflussung von Netzwerken wie dem Default Mode Network. Diese Veränderungen können zu einer erhöhten Plastizität des Gehirns führen, was bedeutet, dass das Gehirn flexibler und anpassungsfähiger wird. Dies könnte erklären, warum Psilocybin dazu beitragen kann, eingefahrene Denkmuster zu durchbrechen und neue Perspektiven zu ermöglichen, was besonders wertvoll für die Behandlung von psychischen Erkrankungen sein kann.

## Neue Wege im Gehirn und effizientere Informationsverarbeitung dank Psilocybin

Die modulierende Wirkung von Psilocybin auf die neuronale Konnektivität eröffnet neue Horizonte für die Effizienz der Informationsverarbeitung im Gehirn, die die Grundlage für die Verbesserung der kognitiven Funktionen bildet. Der Begriff »neuronale Konnektivität« bezieht sich spezifisch auf die Verbindungen zwischen Neuronen im Gehirn. Es beschreibt das Netzwerk von synaptischen Verbindungen, das es den Neuronen ermöglicht, miteinander zu kommunizieren und Informationen zu übertragen. Eine gute neuronale Konnektivität ist wichtig für die effiziente Informationsverarbeitung im Gehirn. Die Neuroplastizität kann die neuronale Konnektivität beeinflussen, da Veränderungen in der neuronalen Aktivität und der Informationsverarbeitung Veränderungen in den Verbindungen zwischen den Neuronen mit sich bringen können. Durch neuroplastische Prozesse kann das Gehirn neue Verbindungen herstellen, bestehende Verbindungen stärken oder schwächen und sogar ungenutzte Verbindungen eliminieren.

Psilocybin führt zu einer erhöhten Konnektivität zwischen verschiedenen Hirnregionen, was auf eine erhöhte synaptische Plastizität, also den Abbau alter Verbindungen und die Bildung neuer Verbindungen, und neuronale Integration, ein Prozess, der Neuronen ermöglicht, angemessen auf Signale zu reagieren, hindeutet. Synaptische Plastizität umfasst Veränderungen in der Stärke und Struktur synaptischer Verbindungen zwischen Neuronen, die dem Lernen, der Gedächtnisfunktion und weiteren Anpassungen in der Denkstruktur zugrunde liegen. Außerdem scheint die erhöhte Konnektivität im Gehirn nach dem Konsum von Psilocybin und anderen Psychedelika langfristig zu sein, was darauf hindeutet, dass diese Substanzen das Gehirn auf eine Weise neu verdrahten können, die längerfristige Auswirkungen hat.[14]

Die Neuroplastizität, die im Zusammenhang mit den therapeutischen Wirkungen von Psilocybin besonders hervorzuheben ist, bezieht sich nicht nur auf die Neurogenese, auch wenn dies ebenfalls durch den Einfluss der Substanz passiert.[15] Die im Rahmen der therapeutischen Anwendung von Psilocybin gezeigten Effekte werden vermehrt darauf zurückgeführt, dass es paradoxerweise in bestimmten Gehirnregionen, insbesondere im präfrontalen Kortex, zu einer Verringerung der Dichte sogenannter dendritischer Spines beziehungsweise dendritischer Dornen kommt. Dendritische Spines sind kleine Auswüchse, die an den Spitzen von Dendriten der Neuronen sitzen und die den Kontaktbereich für die synaptischen Verbindungen zu anderen Neuronen vergrößern. Dendriten wiederum sind Auswüchse von Nervenzellen, die dazu dienen, elektrische Signale von anderen Nervenzellen zu empfangen. Sie haben eine baumartige, verzweigte Struktur, die es ihnen ermöglicht, Signale von vielen verschiedenen Neuronen gleichzeitig zu empfangen. Die Anzahl und Struktur der Dendriten kann viel über die Funktion eines Neurons aussagen. Beispielsweise haben Neuronen, die viele Signale verarbeiten, tendenziell mehr und längere Dendriten als Neuronen, die weniger Signale verarbeiten.

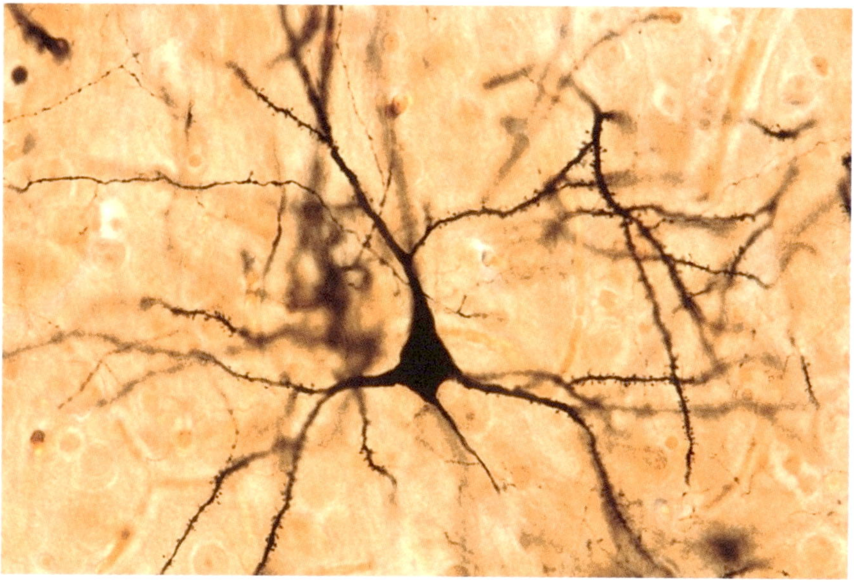

*Pyramidenzellen (Projektionsneuronen) sind die bedeutendsten Nervenzellen im Kortex und schütten den Neurotransmitter Glutaminsäure aus. Deutlich zu sehen sind die verästelten Dendriten und die auf ihnen sitzenden dendritischen Spines.*

Wenn nun also weniger dendritische Spines da sind, gibt es weniger synaptische Verbindungen. Im Allgemeinen widerspricht das der gängigen Idee von Lernprozessen, bei der man erwarten würde, dass sich viele neue synaptische Verbindungen bilden, weil das die Art und Weise ist, wie Neuronen miteinander kommunizieren, wie Informationen verarbeitet werden und wie Lernen stattfindet. Es stellt sich jedoch heraus, dass eine Abnahme der Dichte dendritischer Spines in bestimmten Gehirnregionen tatsächlich positiv mit bestimmten Arten von Lern- und Gedächtnisprozessen in Verbindung gebracht wird. Was wir hier sehen, ist tatsächlich die neuronale Repräsentation des Abbaus alter Verhaltensmuster und der Bildung neuer Muster. Mit anderen Worten: Die Idee, dass Psilocybin diese alten Muster stört und die Bildung neuer Verbindungen und damit neuer Assoziationen ermöglicht, ist konsistent mit der Beobachtung einer verringerten Dichte dendritischer Spines.

Um das Ganze zu veranschaulichen, können wir uns das Gehirn als ein weitläufiges Autobahnnetz vorstellen. Die dendritischen Spines sind wie alte, festgefahrene Autobahnverbindungen, die bestimmte Städte (funktionelle Gehirnbereiche) miteinander verbinden. Über die Jahre haben sich diese Autobahnen durch ständige Nutzung gefestigt und sind zur Hauptverkehrsroute (alte Verhaltensmuster) geworden, auch wenn sie nicht immer der effizienteste oder gesündeste Weg sind. Wenn Psilocybin ins Spiel kommt, ist es, als würdest du einige dieser alten Autobahnverbindungen abbauen und gleichzeitig neue, flexiblere Umgehungsstraßen bauen. Diese neuen Wege ermöglichen es, Städte auf eine andere, oft effizientere Weise zu verbinden (neue Verhaltensmuster). Es ist, als würdest du plötzlich neue Routen entdecken, die vorher nicht existierten beziehungsweise die du nicht befahren konntest, weil du immer auf den alten, festgefahrenen Autobahnen unterwegs warst. Durch den Abbau einiger dieser alten Verbindungen und den Bau neuer Wege kann dein Gehirn flexibler reagieren, alte, nicht mehr dienliche Verhaltensmuster loslassen und neue, gesündere Muster entwickeln. Es ist, als würdest du dem Verkehrssystem deines Gehirns eine Chance geben, sich neu zu organisieren und effizienter zu werden. Die Umgestaltung bestehender Verbindungen, der Abbau alter Verbindungen und die Bildung neuer Verbindungen scheinen also ein elementarer Bestandteil der therapeutischen Wirkungen von Psilocybin zu sein.

### Die positive Wirkung von Psilocybin auf das Immunsystem

Das Vorhandensein spezifischer Rezeptoren im menschlichen Immunsystem, wie beispielsweise Dektin-1, Dektin-2 und CR3, die ausschließlich auf Beta-Glukane aus der Zellwand von Pilzen reagieren und bei Aktivierung das Immunsystem regulieren, liefert im Übrigen weitere faszinierende Hinweise auf eine tiefe Verbindung zwischen Pilzen und Menschen. Diese spezialisierten Rezeptoren sind nicht zufällig entstanden, sondern deuten auf eine lange Co-Evolution zwischen Pilzen und Menschen hin. Über Jahrmillionen hinweg haben sich unsere Vorfahren in Umgebungen entwickelt, in denen Pilze eine ständige Präsenz hatten. Ursprünglich könnten diese Rezeptoren entwickelt worden sein, um pathogene Pilze zu erkennen und abzuweh-

## Die Stoned Ape Theory

In den 1990er-Jahren entwickelte der bekannte Ethnobotaniker und Mykologe Terence McKenna die Stoned Ape Theory (Theorie des berauschten Affen), die er erstmals in seinem Buch *Food of the Gods* (1992) erwähnt. Die Theorie besagt, dass die Evolution des menschlichen Gehirns durch den Konsum von psychedelischen Pilzen und anderen psychoaktiven Substanzen im Laufe der menschlichen Geschichte beeinflusst wurde. Laut McKenna begannen die frühen Vorfahren des modernen Menschen vor etwa zwei Millionen Jahren, psychedelische Pilze zu konsumieren, was ihre Gehirne erweiterte und zu einem sprunghaften Anstieg der Kognition führte. Die Theorie besagt weiter, dass dieser Prozess letztendlich dazu führte, dass der moderne Mensch entstand, der in der Lage ist, komplexe kulturelle und technologische Errungenschaften zu erreichen.

Trotz fehlender direkter Beweise und bestätigender wissenschaftlicher Daten bleibt die Stoned Ape Theory eine faszinierende These, die unser Verständnis der menschlichen Evolution anregt und herausfordert.

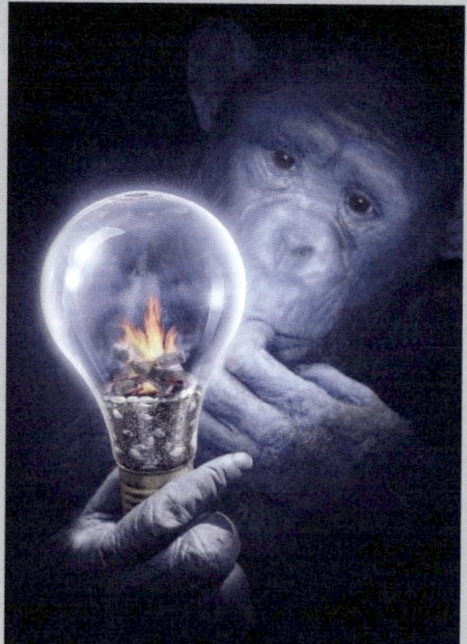

*Ein Blick, der mehr sagt als tausend Worte: Der »Stoned Ape«, der berauschte Affe, steht am Anfang der Erleuchtung.*

ren. Interessanterweise hat sich herausgestellt, dass diese Mechanismen, wenn sie durch die Einnahme von Pilzen aktiviert werden, positive Auswirkungen auf das Immunsystem haben können. Diese lang anhaltende Interaktion führte dazu, dass unser Immunsystem spezifische Mechanismen entwickelte, um auf Pilzkomponenten zu reagieren. Dies betont die Bedeutung dieser Beziehung in unserer evolutionären Geschichte und erklärt auch, warum Pilze eine medizinische Wirkung haben können.[16]

## VOM MYZEL ZUR MENSCHHEIT: DER EINFLUSS VON PSILOCYBIN-PILZEN AUF UNSERE EVOLUTION

Wir öffnen hier eine bisher verborgene Seite: die tiefe Verflechtung von Psychedelika und menschlicher Evolution. Diese auf den ersten Blick überraschende Verbindung erlaubt uns einen neuen Blick auf die Entwicklungsgeschichte unserer Spezies.

Bereits 1992 stellte der bekannte Ethnobotaniker und Bewusstseinsforscher Terence McKenna die Stoned Ape Theory auf. In seiner Theorie spekuliert er, dass Zauberpilze, also psilocybinhaltige Pilze, eine entscheidende Rolle in unserer menschlichen Evolution gespielt haben könnten. Zugegeben, diese Idee klingt abenteuerlich und wurde von der Wissenschaft zunächst abgelehnt. Mit der aktuellen Mikrodosierungsforschung und Erkenntnissen aus der Evolutionsbiologie gewinnt sie aber zunehmend an Glaubwürdigkeit.

Zunächst müssen wir verstehen, was Evolution bedeutet. Kurz gesagt, geht es um die Weitergabe und das Überleben von Merkmalen. Wenn ein Merkmal den Fortpflanzungserfolg erhöht, wird es vererbt und erhöht die Überlebenschancen der nächsten Generation. Man denke an Giraffen: Diejenigen mit den längeren Hälsen haben einen Überlebensvorteil, weil sie höher hängende Blätter erreichen und ihnen damit mehr Nahrung zur Verfügung steht. Hier kommen die Zauberpilze ins Spiel. McKenna ging davon aus, dass diejenigen unter unseren Vorfahren, die psilocybinhaltige Pilze konsumierten, durch genetische Veränderungen einen evolutionären Vorteil erlangten. Dies könnte in Form verbesserter kognitiver Fähigkeiten, sozialer Interaktionen oder anderer adaptiver Verhaltensweisen aufgetreten sein, die das Überleben und die Fortpflanzung dieser Individuen begünstigt hätten.

In diese Richtung argumentiert auch der Biologe und Autor Frank Sembowski. Er hat sich intensiv mit der Stoned Ape Theory befasst und sie unter evolutionsbiologischen Aspekten geprüft. Seine Überlegungen legen nahe, dass das Microdosing mit Psilocybin schon so alt ist wie die Menschheit selbst und einen bedeutenden Einfluss auf unsere Entwicklung hatte.[17] Das bedeutet nicht, dass wir ohne Pilze keine Menschen geworden wären. Aber es hilft zu erklären, warum Psilocybin, besonders in kleinen Dosen, so viele positive Effekte auf uns hat. Unsere positive Reaktion auf Psilocybin könnte darauf zurückzuführen sein, dass unsere Vorfahren ähnliche Erfahrungen gemacht und eine erhöhte Sensibilität entwickelt haben, von der wir heute profitieren. Die Psilocybin-Erfahrung liegt sozusagen in der Natur des Menschen.

Es erscheint uns eher unwahrscheinlich, dass Pilze in hohen Dosen zu unserer Menschwerdung beigetragen haben. Eine hohe Dosis Psilocybin kann eine sehr intensive Erfahrung sein, die das konventionelle Verständnis der Realität infrage stellt. Es kann Wochen oder sogar Monate dauern, bis man sie verarbeitet hat. Hinzu kommt, dass die geistige Reife, die zur Verarbeitung einer solchen Erfahrung notwendig ist, bei unseren primitiven Vorfahren noch nicht vorhanden gewesen war. Außerdem wären berauschte Primaten, die sich in anderen Dimensionen bewegen, wahrscheinlich eine leichte Beute für urzeitliche Raubtiere gewesen. Deshalb konzentrieren wir uns in diesem Buch auf das Microdosing von Pilzen. Wir wollen nun die grundlegenden Effekte von Psilocybin im Kontext der Stoned Ape Theory beleuchten.

Psilocybin verändert unsere Wahrnehmung und unser Verhalten auf vielfältige Weise. Unter dem Einfluss von Psilocybin scheint sich die Qualität der Naturwahrnehmung zu verändern. Psilocybin führt zu einer feinfühligeren Wahrnehmung der Wechselwirkung zwischen Innen- und Außenwelt und ermöglicht ein tieferes Bewusstsein für die Verbundenheit aller Dinge. Der

Geist gerät in einen Zustand erhöhter Neugier und Wachsamkeit. Auch die Vorstellungskraft und die Fähigkeit zu kombinatorischem Denken nehmen zu. Die Sinne wie Hören, Sehen, Fühlen und Körperwahrnehmung werden geschärft. Nicht zuletzt können sexuelle Erregung und emotionales Einfühlungsvermögen gesteigert werden, was zu einer allgemeinen Stimmung der Fröhlichkeit und Zufriedenheit führt. Schönheit und Ästhetik werden intensiver wahrgenommen. Betrachten wir diesen Zustand, der ja bereits durch die Einnahme geringster Mengen psilocybinhaltiger Pilze erreicht werden kann, fällt es leicht zu verstehen, wie unsere Vorfahren diese Eigenschaften entdeckt und davon profitiert haben könnten. Selbst wenn die Pilze nur saisonal verfügbar gewesen sind, wären unsere Vorfahren sicher in ihrem durch den Pilz geschärften Bewusstsein auf die Idee gekommen, sie durch Trocknen zu konservieren und die konservierten Pilze regelmäßig auch dann einzunehmen, wenn sie gerade nicht frisch in der Natur zu finden sind.

**»In Pilzen schlummert ein einzigartiges Potenzial. Sie beantworten Fragen, die wir noch gar nicht gestellt haben.«**

Prof. Dr. Dirk Hoffmeister, Universität Jena

Das Besondere an Psilocybin ist, dass seine Wirkung nicht mit seiner Konzentration im Blutplasma korreliert. Der Trip beginnt nach etwa 40 bis 50 Minuten und erreicht seinen Höhepunkt nach etwa eineinhalb Stunden. Doch die subtilen Effekte, die in der Nachglühphase oft noch intensiver sind, können Tage, manchmal sogar Wochen anhalten. Vielleicht ist es gerade diese zeitliche Verzögerung, die Psilocybin im Selektionsprozess so erfolgreich gemacht hat.

Stell dir vor, wie jeder dieser Effekte unseren Vorfahren geholfen hat, sich besser fortzupflanzen. Die erhöhte Wachsamkeit und die gesteigerte Wahrnehmungsfähigkeit würden die Nahrungssuche effizienter machen. Und durch die gesteigerte sexuelle Erregung und das verbesserte Einfühlungsvermögen könnten mehr Nachkommen gezeugt worden sein. Übrigens: Es gibt viele Primaten, darunter auch unsere nächsten Verwandten, die Bonobos und Gorillas, die gezielt bestimmte Pflanzen und Pilze verzehren[18] – als Medizin oder einfach nur, um sich zu berauschen.[19] Aber die vielleicht entscheidende Wirkung der Pilzerfahrung könnte die Entwicklung des Bewusstseins gewesen sein. Nach Sembowski könnte die Begegnung mit dem Pilz einen Wendepunkt in der Menschheitsgeschichte markiert haben – die Geburt eines Bewusstseins, das unseren Vorfahren ein tieferes Verständnis der Welt ermöglichte. Man könnte sich vorstellen, dass damit eine neue Ära des freien Umgangs mit Naturphänomenen begann, die weit über die bloße Neugierde hinausging, die auch andere Tiere an den Tag legen.

Auch heute noch kann der Gebrauch von Psilocybin dazu führen, dass Menschen ein vertieftes Interesse und eine unvoreingenommene Faszination für Naturphänomene entwickeln. Du könntest beispielsweise einer Raupe beim Verzehr eines Blattes ohne jegliches Vorurteil oder Kontrollbedürfnis zuschauen. Dieser Zustand der ungetrübten Bewunderung, den viele Erwachsene verloren haben, ist ein zentrales Element unserer kindlichen Entwicklung. Denke an die spielerische und entzückte Art und Weise, wie Kinder mit voller Intensität und Leichtigkeit die Natur entdecken und bestaunen.

Wenn also die Theorie der regelmäßigen Einnahme kleiner Mengen von Psilocybin durch unsere Vorfahren auf Plausibilität geprüft werden soll, müssten folgende Aspekte zutreffen:

1. Es muss genügend psilocybinhaltige Pilze in den Gebieten gegeben haben, wo unsere Vorfahren lebten.
2. Der ständige Konsum darf nicht schädlich für den Körper sein.
3. Selbst wenn zu viele Pilze gegessen wurden, dürfen keine Vergiftungserscheinungen oder Langzeitschäden entstehen.
4. Bei kleiner Dosis dürfen die Nebenwirkungen nicht zu stark sein.
5. Die Pilze dürfen keine Sucht auslösen.
6. Der Körper sollte sich nicht an Psilocybin gewöhnen.

So wie es nach aktuellem Wissensstand aussieht, können wir diese Punkte ziemlich sicher alle abhaken. Selbst wenn man einmal zu viel genommen hat, müsste man weit über zehn Kilogramm frische Pilze essen, um in den potenziell tödlichen Bereich zu kommen. Und da Psilocybin-Pilze fast überall auf der Welt vorkommen, ist es sehr wahrscheinlich, dass unsere Vorfahren mit ihnen in Kontakt kamen, zumal es gerade in Afrika, der Wiege der Menschheit, zahlreiche Funde und Artefakte gibt, die dies vermuten lassen.

Und wenn wir schon bei der Plausibilität sind, wollen wir auch die Kultur nicht vergessen. Die Fähigkeit, Kultur zu schaffen und zu erhalten, war ein großer Schritt in unserer Evolution. Unsere menschliche Fähigkeit, Kultur zu schaffen und zu erhalten, umfasst soziale Verhaltensweisen, die innerhalb einer Gruppe gelehrt, nachgeahmt und schließlich zu Traditionen werden. Diese Fähigkeit, Kultur zu schaffen und zu entwickeln, war ein Meilenstein in der Evolution. Es ist gut möglich, dass die Erfahrung mit Psilocybin-Pilzen dazu beigetragen hat. Doch so beeindruckend der Einfluss von Psilocybin auch gewesen sein mag, er kann nur ein Teil des Puzzles gewesen sein. Spätere Errungenschaften wie komplexe Werkzeugherstellung, Ackerbau und Schriftgebrauch sind wahrscheinlich das Ergebnis dessen, was wir als Konvergenzentwicklungen bezeichnen. Das bedeutet, dass diese Techniken und Fähigkeiten unabhängig voneinander in verschiedenen Kulturen aufgrund ähnlicher Herausforderungen und Bedürfnisse entstanden sind. Wir haben uns als Spezies sehr erfolgreich ausgebreitet, und unsere Kultur hat einen großen Anteil daran.

Dieser Erfolg ist aber auch unsere größte Herausforderung. Wir sind zu erfolgreich geworden, und unser Geist hat sich auf eine Reihe von Gebieten ausgedehnt, die nicht mehr direkt mit unserem ursprünglichen biologischen Erbe in Verbindung stehen. In anderen Worten: Diese Entwicklung der modernen Welt, die von Komplexität und Technologie geprägt ist, hat uns zunehmend Probleme und Herausforderungen bereitet, die nicht direkt mit unseren menschlichen Bedürfnissen in Verbindung stehen, wie beispielsweise Umweltzerstörung oder die ethischen Auswirkungen unserer technologischen Fortschritte. In der Folge ist die Menschheit in den eingangs beschriebenen Zustand der Entfremdung geraten, was nicht zuletzt daran liegen mag, dass wir im Zuge der Technologisierung auch den Bezug zu psychedelischen

Zuständen verloren haben, wie sie Naturvölker (die dieses Problem der Entfremdung nicht haben) alle noch kennen und pflegen.

Sembowski sagt dazu: »Es ist eine Spezialität des Homo sapiens, dass der Existenzkampf sich vornehmlich innerhalb dessen abspielt, was man als geistige kulturelle Nische identifiziert hat. Mit der Verurteilung oder Unterdrückung von Psilocybin (im Mikrodosierungsbereich oder darüber hinaus) würden wir die eigene Vergangenheit und Identität verleugnen. Und genau wie in den Morgenstunden der Menschheit könnte uns Psilocybin dabei helfen, neue evolutionäre Vorgänge in der kulturellen Nische anzustoßen, um Zukunftsweisendes auch dort zu erreichen, wo die Einseitigkeit des Intellekts uns vielleicht nicht mehr weiterhilft.«[20]

Für uns Menschen gibt es noch unendlich viel zu entdecken und zu lernen. George Harrison, der bekannte Musiker, drückte einmal ein Gefühl aus, das viele von uns teilen könnten: »Manchmal habe ich das Gefühl, auf dem falschen Planeten zu sein. Es ist großartig, wenn ich in meinem Garten bin, aber sobald ich das Tor verlasse, denke ich: Was zur Hölle mache ich hier?« Vielleicht empfinden einige von uns dieses Fremdsein auf dem »falschen Planeten«, weil wir uns mit den gegenwärtigen Gesellschaftsnormen und -werten nicht identifizieren können.

Es ist auch möglich, dass die Ära des Homo sapiens ihrem Ende zugeht und wir uns am Vorabend eines evolutionären Sprungs befinden. Jene, die sich mit dem aktuellen Tun und Treiben des Homo sapiens nicht mehr identifizieren können, könnten bereits (im übertragenen Sinne) zu einer neuen Spezies gehören: dem Homo integer.

Dieser Begriff wurde von Uwe Albrecht (*1966), einem deutschen Arzt, Heilpraktiker und Gründer von Innerwise, ins Leben gerufen. Innerwise vertritt einen ganzheitlichen Ansatz zur Heilung und persönlichen Entwicklung und baut auf der Annahme auf, dass jeder Mensch über ein inneres Wissen und eine innere Weisheit verfügt, die bei der Bewältigung von körperlichen, emotionalen und mentalen Herausforderungen hilfreich sind. Der Homo integer – der unversehrte Mensch – steht für körperliche Gesundheit, seelische Ausgeglichenheit und ethische Integrität. Ein Homo integer lebt ein harmonisches und gesundes Leben, berücksichtigt ethische Prinzipien, achtet auf seine Ernährung und betätigt sich regelmäßig sportlich. Er strebt nach emotionaler Balance, mentaler Klarheit und psychischer Stabilität. Zudem handelt er mit aufrichtiger Ehrlichkeit, übernimmt die Verantwortung für seine Taten und bemüht sich stets, das Richtige zu tun. Sein Leben inspiriert andere. Im Zentrum steht der tiefgreifende Wunsch, sich selbst treu zu sein und ein Leben in Ehrlichkeit und Integrität zu führen. Dieser Pfad kann uns zu tiefer Erfüllung und Freude führen, und was könnte uns dabei besser unterstützen als das Microdosing mit psychoaktiven Pilzen?

## Natürliche Quellen von und synthetische Alternativen zu Psilocybin

In der Natur finden sich verschiedene Pilzarten, insbesondere in der Gattung Psilocybe, die den Wirkstoff Psilocybin enthalten. Es wurde sogar eine psychoaktive Flechtenart entdeckt, die sowohl Psilocybin als auch DMT (N,N-Dimethyltryptamin) enthält, ein weiteres Tryptaminderivat mit psychedelischer Wirkung.[21] Ebenso existieren synthetisch hergestellte Verbindungen wie Psilocybin selbst und psilocybinähnliche Substanzen wie 4-Acetoxy-N,N-dimethyltryptamin, auch 4-Acetoxy-DMT oder O-Acetylpsilocin, häufig auch als Psilacetin bezeichnet. Letzteres weist eine chemische Struktur auf, die stark der von Psilocybin ähnelt und dementsprechend vergleichbare psychoaktive Wirkungen hervorruft.

Es ist wichtig, zwischen den natürlich vorkommenden Pilzen, die Psilocybin enthalten, und den synthetisch hergestellten Verbindungen zu unterscheiden. Psilocybinhaltige Pilze enthalten nicht nur Psilocybin, sondern auch eine Reihe anderer Alkaloide wie Psilocin, Norpsilocin, Baeocystin und Norbaeocystin, die alle für sich ebenfalls potenziell psychoaktive Effekte aufweisen. Der Konsum von natürlichen Pilzen kann daher zu einem komplexeren Wirkungsprofil führen als der Konsum von reinem synthetischem Psilocybin oder 4-AcO-DMT. Es wird vermutet, dass diese sogenannten Nebenalkaloide zur Gesamtwirkung der Pilze beitragen, ein Phänomen, das oft als Entourage-Effekt bezeichnet wird. Dies könnte eine plausible Erklärung für die von einigen Nutzern berichteten Unterschiede in der Wirkung zwischen natürlichem Pilzmaterial und synthetischem Psilocybin oder 4-AcO-DMT liefern.

In der aktuellen Forschungslandschaft ist der Großteil der Studien mit synthetischem Psilocybin durchgeführt worden.[22] Diese Praxis ist aus wissenschaftlicher Perspektive sinnvoll, da die Verwendung eines Reinstoffs dazu beiträgt, die Variablen zu reduzieren und spezifischere und reproduzierbare Ergebnisse zu erzielen. Allerdings könnte das Wirkungsspektrum durch die Verwendung von reinem Psilocybin im Vergleich zur Verwendung von Pilzen eingeschränkt sein, da die anderen in den Pilzen enthaltenen Alkaloide nicht berücksichtigt werden.[23]

Die Forschung zu diesen Aspekten ist jedoch noch jung und viele Fragen nach den spezifischen Wirkungen der verschiedenen Alkaloide und wie sie sich gegenseitig beeinflussen, sind noch ungeklärt. Ebenso können Wirkungen stark von Dosierung, individueller Physiologie und Psychologie sowie anderen Faktoren abhängen. Daher ist es von größter Bedeutung, dass weitere Forschungsarbeiten durchgeführt werden, um diese Fragen zu beantworten und sicherzustellen, dass sowohl natürliche als auch synthetische Varianten von Psilocybin und 4-AcO-DMT sicher und effektiv eingesetzt werden können.

## Mehr als nur ein einziger Wirkstoff: Eine Übersicht über die Alkaloide in Psilocybin-Pilzen

Die Berichterstattung und zugrunde liegende Forschung übersieht oft die Vielfalt der potenziell psychoaktiven Verbindungen in psilocybinhaltigen Pilzen. Diese unterscheiden sich in ihren Alkaloidprofilen, was letztendlich auch die subjektiven Berichte von unterschiedlichen Wirkungsprofilen objektiv erklären kann. Die Rolle und die Interaktion dieser verschiedenen Alkaloide sind im Gesamterlebnis des Konsums von magischen Pilzen noch weitgehend unerforscht. Psilocybin, obwohl es derzeit im Rampenlicht steht, ist möglicherweise nur ein Aspekt der komplexen chemischen Zusammensetzung dieser Pilze.

Im Folgenden geben wir eine kurze Zusammenstellung der bisher in psychoaktiven Pilzen entdeckten Verbindungen und was über sie bekannt ist.

- **Psilocybin und Psilocin:** Psilocybin, das in über 200 Pilzarten gefunden wurde, ist das Hauptalkaloid, das derzeit im Zentrum der psychedelischen Forschung steht. Es ist jedoch eine Pro-Drug, die im Körper zu Psilocin metabolisiert wird, welches dann die eigentliche Wirkung auf das Gehirn ausübt.
- **Baeocystin:** Dieses Alkaloid, das eine ähnliche chemische Struktur wie Psilocybin aufweist, ist in vielen der gleichen Pilzarten zu finden, wenn auch in geringeren Konzentrationen. Über seine Wirkungen ist wenig bekannt, aber einige Berichte deuten darauf hin, dass es psychoaktive Eigenschaften ähnlich wie Psilocybin haben könnte.
- **Norbaeocystin:** Es wurde gleichzeitig mit Baeocystin entdeckt und es gibt noch weniger Informationen über seine Wirkungen.
- **Norpsilocin:** Ein erst vor Kurzem entdecktes Alkaloid, von dem angenommen wird, dass es das metabolisierte Äquivalent von Baeocystin zu sein scheint. Es wurde festgestellt, dass es den 5-HT2A-Rezeptor sogar stärker stimuliert als Psilocin, aber es kann möglicherweise die Blut-Hirn-Schranke nicht überwinden, was nötig wäre, um eine halluzinogene Wirkung ausüben zu können.
- **Aeruginascin:** Dieses Alkaloid wurde erstmals 1989 entdeckt und ist chemisch ähnlich zu anderen Pilzalkaloiden. In bestimmten psilocybinhaltigen Pilzarten wurden Gehalte von bis zu zwei Prozent festgestellt. In Berichten über unbeabsichtigte Einnahme ist häufig von auftretender Euphorie die Rede. Es wird angenommen, dass die Substanz an einem Entourage-Effekt in psychoaktiven Pilzen beteiligt ist.[24]
- **Beta-Carboline:** Diese chemischen Verbindungen wirken als MAO-Hemmer (Monoaminooxidase-Hemmer) und wurden überraschend in vier Arten von Psilocybe-Pilzen gefunden. Sie könnten die Wirkung von Psilocybin in einer magischen Pilzerfahrung potenzieren.[25]

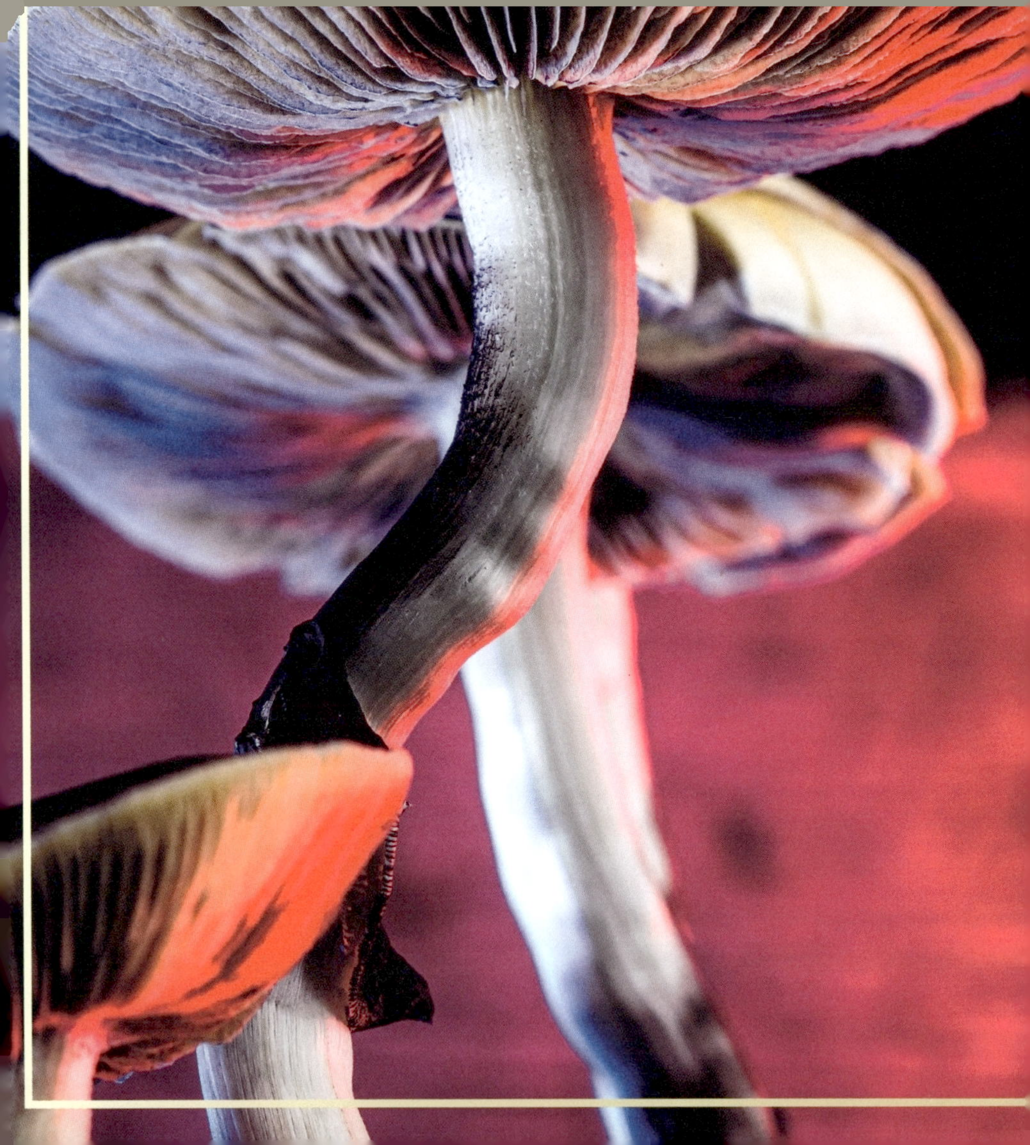

TEIL 2

# MICRODOSING: THEORIE, VERGLEICHE UND VORTEILE

## KAPITEL 3

# WIE PSILOCYBIN BEIM MICRODOSING ERLEBT WIRD

# MICRODOSING IM VERGLEICH ZUR VOLLEN PSYCHEDELISCHEN DOSIS

Während die volle psychedelische Dosis von Psilocybin oft transzendente Erfahrungen hervorruft, bietet das Microdosing eine sanftere, aber dennoch wirkungsvolle Möglichkeit, unser Bewusstsein und Wohlbefinden zu beeinflussen. Anhand von Anekdoten und wissenschaftlichen Erkenntnissen werden wir die Unterschiede und Gemeinsamkeiten zwischen Microdosing und vollen Dosen beleuchten. Darüber hinaus werden Themen wie der Placeboeffekt, der Vergleich mit LSD und die vielfältigen Vorteile des Microdosings für Körper und Geist behandelt.

Betrachtet man die Aussagen verschiedenster Menschen, die Pilze in Mikrodosismengen konsumiert haben, bietet sich ein breites Wirkungs- und Erfahrungsspektrum von Psilocybin. Die folgenden Aussagen, die von den Teilnehmern der drei groß angelegten Umfrage-Studien von James Fadiman, Paul Stamets und Thomas Anderson stammen, geben einen kleinen Einblick in die Art und Weise, wie das Microdosing erlebt werden kann:

- »Wenn ich eine Microdose nehme, scheine ich die Dinge viel öfter beim ersten Lesen zu verstehen.«
- »Ich begann mein Microdosing-Experiment mit Psilocybin-Pilzen und wurde dadurch von Depressionen und Alkoholismus befreit.«
- »Eine der lebensveränderndsten Erfahrungen, die ich je gemacht habe. Die Depression ist fast verschwunden, die Ängste sind jetzt kontrollierbar. Ich habe mit dem Rauchen von Zigaretten und Gras aufgehört und habe kein Verlangen mehr danach.«
- »Das Microdosing hat meine Migräne um etwa 80 Prozent reduziert.«
- »Micodosing hat mir geholfen, meine emotionalen Probleme anzugehen, und ich fand es einfacher, mich mit meinen Gefühlen zu beschäftigen und eine positivere Einstellung zu ihnen zu entwickeln.«
- »Mein Umgang mit anderen Menschen wurde offener, was meinen Freundschaften und meiner Partnerschaft zugutekommt.«

- »Ich kann mich besser auf meine Aufgaben konzentrieren.«
- »Meine Stimmung wurde insgesamt positiver und ich fand es einfacher, mich auf die schönen Dinge im Leben zu konzentrieren.«
- »Durch Microdosing fühlte ich mich vitaler und energetischer.«

Die Forschung zu Psilocybin hat in den letzten Jahrzehnten beeindruckende Ergebnisse hervorgebracht. Besonders hervorzuheben ist die therapeutische Wirkung von Psilocybin, die viele Forscher dazu veranlasst hat, die Anwendung dieser Substanz zur Behandlung von psychischen Erkrankungen zu untersuchen.

Die bahnbrechenden Erkenntnisse, die in dieser Forschung gewonnen wurden, basieren auf der Verwendung von Psilocybin in hohen Dosen und in einem therapeutischen Kontext. In solch einem Setting können Patienten eine mystische Erfahrung machen, die oft als transzendent oder spirituell beschrieben wird. Diese Erfahrung kann tiefgreifende und lang anhaltende Veränderungen in Denkweisen, Gefühlen und Verhaltensmustern bewirken, was zu einer Verbesserung der Symptome führen kann. Allerdings kann die Erfahrung mit hohen Dosen von Psilocybin auch sehr intensiv und herausfordernd sein, insbesondere für Menschen, die noch nie mit psychedelischen Substanzen in Berührung gekommen sind, oder für Menschen, die an schweren psychischen Erkrankungen leiden. Höhere Dosen können zusätzliche, teilweise kontraproduktive Effekte wie Schwindel, starke Veränderungen des Zeitempfindens, komplexe visuelle Pseudohalluzinationen und Hörirritationen hervorrufen. Positive Effekte wie Stimmungsaufhellung, emotionale Aktivierung und Steigerung des Einfühlungsvermögens werden jedoch auch bei höheren Dosen noch betont.

Als Alternative zu dieser intensiven Erfahrung hat sich das Microdosing von Psilocybin als vielversprechende Option herausgestellt. Ein interessanter Aspekt ist der zeitliche Versatz einzelner Effekte in Bezug zu hohen Dosierungen. Bei einer hohen Dosis Psilocybin können verschiedene Effekte gleichzeitig auftreten und sich überlagern, was es schwierig macht, sie einzeln zu identifizieren oder zu analysieren. Bei niedrigen Dosierungen, wie sie beim Microdosing verwendet werden, können diese Effekte jedoch einzeln und verstärkt wahrgenommen werden, die sonst im Schatten anderer, stärkerer Effekte untergehen würden.[26]

Zum Beispiel kann eine hohe Dosis Psilocybin eine Vielzahl von Effekten hervorrufen, darunter visuelle Halluzinationen, veränderte Wahrnehmung von Zeit und Raum sowie tiefgreifende emotionale Erfahrungen. Diese Effekte können so intensiv und miteinander verflochten sein, dass es schwierig ist, sie voneinander zu trennen. Bei einer Psilocybin-Microdose können jedoch subtilere Effekte wie eine verbesserte Stimmung, erhöhte Kreativität oder eine veränderte Wahrnehmung von Farben und Klängen stärker in den Vordergrund treten, wie es auch beim Abflauen der Wirkung einer vollen Dosis der Fall ist.

## Die Wirkung von Psilocybin bei verschiedenen Dosierungen: eine detaillierte Betrachtung

Um die Intensität einer Pilzerfahrung zu beschreiben, können wir ein Stufensystem verwenden. Da eine subjektive Erfahrung schlecht objektiv bewertet werden kann, ist es nur eine Annäherung. Innerhalb jeder Stufe können natürlich noch weitere Facetten enthalten sein. Letztlich ist jede Erfahrung individuell. Wir benutzen hier ein abgewandeltes 6-Stufen-System, was seinen Ursprung in der Shroomery hat, einer Online-Community für Pilzzucht, psychonautische Erfahrungen und psychedelische Kultur.[27] Stufe 1 entspricht einer kaum wahrnehmbaren Erfahrung (Microdosing), während Stufe 6 einer intensiven Grenzerfahrung mit vollständiger Ego-Auflösung (heroische Dosis) entspricht.

- **Stufe 1: Microdosing**
  Diese Stufe entspricht einer sehr niedrigen Dosis von Magic Mushrooms, die normalerweise unterhalb der Wahrnehmungsschwelle ist. Sie erzeugt keine psychedelischen Effekte, sondern kann subtile Veränderungen im Wohlbefinden, in der Kreativität und der mentalen Klarheit bewirken.
- **Stufe 2: Minidosis**
  Ein leichter Rauscheffekt tritt auf, begleitet von einer leichten Verbesserung der visuellen Wahrnehmung wie erhöhtes Kontrastsehen und eine schärfere Sicht. Es können Anomalien im Kurzzeitgedächtnis auf-

treten, und die Kommunikation zwischen den Gehirnhälften verändert sich, was zum Beispiel dazu führen kann, dass Musik voller und intensiver klingt.

- **Stufe 3: Leichte Dosis (»Museumsdosis«)**
  Es treten leuchtende Farben und visuelle Eindrücke auf – Dinge beginnen sich zu bewegen und zu »atmen« – und zweidimensionale Muster werden beim Schließen der Augen sichtbar. Es kommt vermehrt zu zerstreuten Gedanken und Erinnerungen können auftauchen. Es kommt zu einer deutlichen Zunahme der Kreativität, da mehr Informationen von den Sinnen ungefiltert ins Bewusstsein gelangen können.
- **Stufe 4: Mittlere Dosis**
  Es treten deutlichere visuelle Erscheinungen auf, wie zum Beispiel das Verkrümmen und Verzerren von Objekten oder das Sehen von kaleidoskopartigen Mustern auf Wänden und Gesichtern. Bei geschlossenen Augen können dreidimensionale visuelle Erscheinungen auftreten. Es kann zu einer gewissen Vermischung der Sinne (Synästhesie) kommen, bei der zum Beispiel Geräusche als Farben wahrgenommen werden. Zeitverzerrungen und Momente der Ewigkeit können erlebt werden.
- **Stufe 5: Hohe Dosis**
  Starke Halluzinationen treten auf, bei denen Objekte sich in andere Objekte verwandeln können. Es kann zu einem gewissen Verlust der Realität kommen, bei dem zum Beispiel Objekte mit einem sprechen oder widersprüchliche Gefühle gleichzeitig erlebt werden. Die Zeit wird bedeutungslos, und es können außerkörperliche Erfahrungen (OBE: Out of Body Experience) und außersinnliche Wahrnehmung (ESP: Extrasensory Perception) auftreten, beispielsweise Telepathie und Hellsehen. Die Sinne können miteinander verschmelzen (vollständige Synästhesie).
- **Stufe 6: Heroische Dosis**
  Es tritt ein völliger Verlust der visuellen Verbindung zur Realität auf, und die Sinne hören auf, normal zu funktionieren. Das Ego geht vollständig verloren, und man kann mit dem Raum, anderen Objekten oder dem Universum verschmelzen. Der Realitätsverlust ist so stark, dass er kaum erklärbar ist. In den früheren Stufen lassen sich die Veränderungen der

Wahrnehmung und der Denkmuster relativ leicht erklären, aber in dieser Stufe hört das eigentliche Universum, wie es normalerweise wahrgenommen wird, auf zu existieren. Ähnliche Zustände werden in verschiedenen Religionen und spirituellen Lehren zum Beispiel als Satori, Moksha, Nirwana oder Samadhi bezeichnet.

Bitte beachte, dass die empfohlene Dosierung für die verschiedenen Stufen je nach Pilzsorte und Trocknungsgrad variieren kann.

| Stufe 1 | Stufe 2 | Stufe 3 |
|---|---|---|
| **Microdosis** | **Minidosis** | **Leichte Dosis** |
| 0,05–0,5 g | 0,25–0,75 g | 0,5–1,5 g |
| • Stimmungsaufhellung<br>• scharfe Konzentration<br>• erhöhte mentale Ausdauer | • leichtes Rauschgefühl<br>• milde Euphorie<br>• schärferes und kontrastreicheres Sehen<br>• veränderte Hörwahrnehmung<br>• Beeinträchtigung des Kurzzeitgedächtnisses | • intensivierte Farbwahrnehmung<br>• visuelle Effekte bei geschlossenen und geöffneten Augen<br>• zerstreute Gedankenmuster<br>• erhöhte Kreativität |

| Stufe 4 | Stufe 5 | Stufe 6 |
|---|---|---|
| **Mittlere Dosis** | **Hohe Dosis** | **Heroische Dosis** |
| 2,0–3,5 g | 3,5–5,0 g | 5,0 g + |
| • verzerrtes Sehen und kaleidoskopartige bewegte Muster<br>• leichte Halluzinationen<br>• dreidimensionale Bilder und Muster bei geschlossenen Augen<br>• leichte Synästhesie<br>• verzerrte Zeitwahrnehmung | • starke Halluzinationen<br>• Ego-Auflösung<br>• leichte Dissoziation (Trennung von der Realität)<br>• vollständiger Verlust von Zeitgefühl<br>• Synästhesie<br>• außerkörperliche Erfahrung | • völlige Veränderung der Sinneswahrnehmung<br>• »Ego-Tod«<br>• vollständige Dissoziation von der Realität |

## Alles nur Placebo?

Es gibt einige Studien, die zu dem Ergebnis kommen, dass Microdosing selbst wirkungslos ist und die gefundenen Effekte allein dem Placeboeffekt zuzuschreiben sind. James Fadiman nimmt zu diesen Studien Stellung, indem er aufführt, dass es zahlreiche Aspekte in dieser Welt gibt, die wir noch nicht vollständig begreifen und dennoch existieren. Selbst bei Tieren wurde der Placeboeffekt beobachtet. Eine typische Reaktion auf solche Phänomene ist Skepsis, die oft von Personen kommt, die beständig auf die Notwendigkeit doppelblinder Studien verweisen, bevor sie irgendetwas als wahr anerkennen: »Ich glaube eigentlich an nichts, selbst nicht an den Sonnenaufgang, es sei denn, es gibt eine doppelblinde Studie.« Ihre Argumente enden oft mit einer abschließenden Frage: »Ohne eine doppelblinde Studie – wie können wir sicher sein, dass diese Abertausenden von positiven Erfahrungen nicht einfach das Ergebnis eines Placeboeffekts sind?« Von einem von Fadimans vielen Studienteilnehmer kam die wohl treffendste Antwort: »Es ist mir egal, ob es ein Placebo ist. Ich habe mich seit 20 Jahren nicht mehr so gut gefühlt!«

Zunächst müssen wir den Placeboeffekt definieren: Er beschreibt die positive Wirkung, die eine Behandlung haben kann, auch wenn sie keine aktive medizinische Substanz enthält, sondern nur eine Scheinbehandlung oder eben ein Scheinmedikament ist. Diese Wirkung beruht auf der Erwartungshaltung und der Überzeugung des Patienten, dass die Behandlung helfen wird, sowie auf psychologischen Faktoren wie Vertrauen in den Arzt oder die Behandlung, Zuversicht und Entspannung.

Es gibt tatsächlich viele Beispiele dafür, dass unsere Gedanken und Überzeugungen unsere Realität beeinflussen können, auch wenn sie nicht wissenschaftlich nachweisbar sind. Der Placeboeffekt ist ein gutes Beispiel dafür, wie die Macht der Gedanken und individuelle Überzeugungen den Körper beeinflussen können. Es gibt beispielsweise eine Übersichtsstudie, die zeigt, dass Patienten, die man glauben machte, operiert worden zu sein, eine drastische Verbesserung ihrer Symptome erfuhren, obwohl sie keine tatsächliche medizinische Behandlung bekommen hatten.[28]

Es ist bekannt, dass unsere Gedanken und Überzeugungen unseren Körper und unser Verhalten beeinflussen können. Zum Beispiel können positive Gedanken und Überzeugungen unser Selbstvertrauen und unser Wohlbefinden steigern und negative Gedanken und Überzeugungen können uns Ängste und Stress bereiten. Die Forschung hat auch gezeigt, dass unsere Gedanken und Überzeugungen einen Einfluss auf unsere körperliche Gesundheit haben können, indem sie zum Beispiel das Immunsystem beeinflussen oder den Verlauf von Krankheiten. Allerdings bedeutet dies nicht, dass wir durch die Macht der Gedanken allein alles erreichen können, was wir wollen, oder dass Krankheiten immer durch negative Gedanken und Überzeugungen verursacht werden. Es ist wichtig, eine realistische Sichtweise zu haben und zu verstehen, dass körperliche Erkrankungen oft eine komplexe Ursache haben, die sowohl physiologischer als auch psychologischer Natur sein können.

Der Placeboeffekt zeigt uns, dass unsere Gedanken und Überzeugungen eine wichtige Rolle bei der Entstehung und Heilung von Krankheiten spielen können, wir unsere Selbstheilungskräfte aktivieren und somit einen Einfluss auf unsere körperliche und psychische Gesundheit haben können.

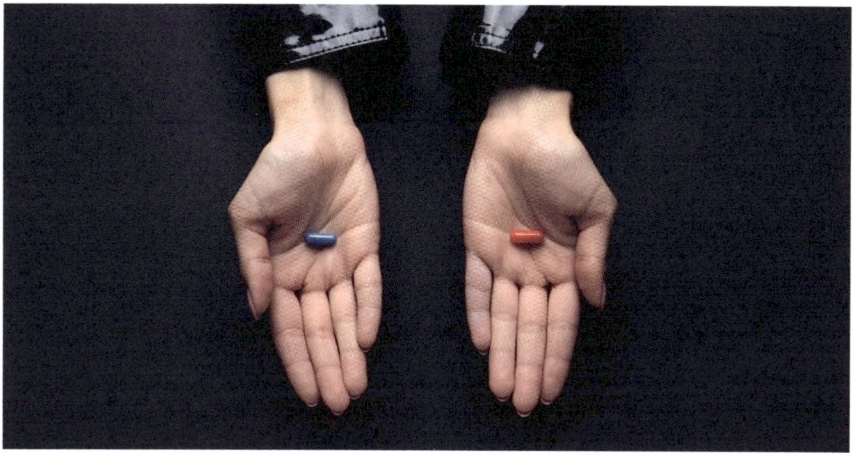

*Ähnlich wie die rote und blaue Pille in dem Film* Matrix *die Wahl zwischen Realität und Illusion symbolisieren, stellt sich beim Microdosing die Frage, ob die erlebte Wirkung real oder lediglich ein Placeboeffekt ist.*

Aufgrund der neurochemischen Effekte, Förderung der Neuroplastizität und Veränderung der Informationsverarbeitung ist es unwahrscheinlich, dass die Wirkung von Microdosing allein durch den Placeboeffekt erklärt werden kann. Es gibt eine wachsende Anzahl von Studien und Berichten, die darauf hindeuten, dass Microdosing tatsächlich eine spürbare Wirkung auf die kognitive Funktion, die Stimmung, die Kreativität und das allgemeine Wohlbefinden hat. Ebenso wird immer klarer, dass Studien, die keine messbaren und über die Placebowirkung hinausgehenden Auswirkungen von Microdosing finden, sehr wahrscheinlich die falschen Messinstrumente verwenden, nämlich jene, die konzipiert wurden, um Effekte von Hochdosiserfahrungen zu analysieren. Eine hervorragende Studie mit dem Titel »Natural language signatures of psilocybin microdosing« führt diesen Sachverhalt eindrucksvoll vor Augen, indem sie in einem doppelblinden randomisierten Versuchsaufbau den Sprachgebrauch von Microdosern gegenüber Placebo untersuchte und signifikante Unterschiede in verschiedenen Parametern wie Wortreichtum und Stimmungswerten fand. Mehr noch, die Autoren haben auf der Basis der gefundenen Unterschiede ein Sprachmodell mithilfe der künstlichen Intelligenz programmiert, das mit hoher Genauigkeit anhand der natürlichen Sprache ermitteln konnte, ob jemand unter dem Einfluss einer Psilocybin-Microdose stand oder nicht.[29]

## Gute Gründe, warum Microdosing mit Psilocybin für dich interessant sein könnte

Wenn wir die Essenz aus den unzähligen Erfahrungsberichten und den Umfragen im Rahmen von Studien ziehen, so gibt es drei Hauptgründe, warum Menschen Microdosing betreiben:

1. **Bewusstseinsentwicklung und Selbstexploration:** Ein Hauptgrund für Microdosing ist der Wunsch nach persönlichem Wachstum, Bewusstseinsentwicklung und Selbstexploration. Menschen versuchen, durch Microdosing eine tiefere Verbindung mit sich selbst und ihrer Umwelt herzustellen, ihre Kreativität zu entfalten und neue Erkenntnisse über ihr eigenes Wesen zu gewinnen.

2. **Therapeutische Anwendung:** Microdosing wird auch als unterstützende Therapie bei bestimmten psychischen Erkrankungen wie Depressionen, Angstzuständen und posttraumatischer Belastungsstörung betrachtet. Einige Menschen berichten von positiven Effekten auf ihre Stimmung, ihr emotionales Wohlbefinden und die bessere Verarbeitung von traumatischen Erfahrungen.
3. **Leistungssteigerung:** Viele Menschen interessieren sich für Microdosing, um ihre kognitive Funktion, Kreativität und Produktivität zu verbessern. Sie erhoffen sich eine Steigerung der mentalen Leistungsfähigkeit, eine geschärfte Konzentration und ein verbessertes Lernvermögen.

Diese grundlegenden Ansätze bilden die Grundlage für die folgenden Bereiche, die in Studien und Berichten über Microdosing mit Psilocybin herausgearbeitet wurden:

- Selbstakzeptanz und emotionale Regulation
- Verbesserung der sozialen Interaktionen und Reduzierung von Ängsten
- Förderung der Kreativität und des Fokus
- Steigerung der kognitiven Fähigkeiten
- Erhöhte Empathie
- Weniger Angst und Stress
- Steigerung der Zufriedenheit
- Verbesserte Körperwahrnehmung
- Mehr Energie und Motivation
- Linderung von Entzugssymptomen
- Verfeinerte Wahrnehmung und Intuition
- Intensivere spirituelle Erfahrungen

## Ein Vergleich mit LSD

Die am häufigsten für Microdosing verwendeten Substanzen sind Psilocybin und LSD (Lysergsäurediethylamid). Jede dieser Substanzen hat ihre eigenen einzigartigen Eigenschaften und kann unterschiedliche Vor- und Nachteile mit sich bringen. Für Psilocybin gibt es jedoch gute Gründe, weshalb wir uns in diesem Buch auf diese Substanz konzentrieren.

Psilocybin hat eine kürzere Halbwertszeit als LSD. Konkret lässt seine Wirkung normalerweise nach vier bis sechs Stunden nach. Im Gegensatz dazu kann die Wirkung von LSD, das (halb) synthetisch hergestellt wird, bis zu zwölf Stunden oder länger anhalten. Das kann mitunter anstrengend werden, gerade wenn die Dosis zu hoch gewählt wurde. Viele Nutzer von Microdosing mit Psilocybin berichten, dass es eine »weichere« und weniger stimulierende Erfahrung bietet als LSD und außerdem ein Gefühl der besseren Erdung vermittelt. Durch seine stimulierende Wirkung kann sich LSD zudem negativ auf die Schlafqualität auswirken.

Manche Leute bevorzugen Psilocybin, weil es natürlich vorkommt, während LSD synthetisch hergestellt wird. Nicht nur das, die Verwendung von Psilocybin hat eine lange Kulturgeschichte, die sich über viele Jahrtausende erstreckt, und damit hat sie in unseren Augen einen tief verankerten Platz in der Entstehungsgeschichte des menschlichen Bewusstseins. Im Übrigen wird Microdosing mit LSD oft mit dem Leistungsgedanken betrieben, also mit der Motivation, besser, innovativer und kreativer zu werden als andere. Viele Innovationen aus der berühmten Informationstechnologieschmiede Silicon Valley haben wir zum Beispiel dem Microdosing mit LSD zu verdanken.[30] Während technologischer Fortschritt per se nichts Schlechtes ist, geht es beim Microdosing mit Psilocybin um ganz andere Werte und Qualitäten. Hier steht Bewusstseinsarbeit, persönliche Entwicklung und Verbindung mit sich selbst und der Umwelt im Vordergrund.[31]

Auch was die wissenschaftliche Forschung betrifft, liegt Psilocybin vorn. Es gibt derzeit mehr klinische Studien zur Untersuchung der therapeutischen Anwendung von Psilocybin, einschließlich seiner Verwendung bei der Behandlung von Depressionen und Angstzuständen. Schließlich muss man auch die rechtliche Situation berücksichtigen. In einigen Ländern und Staaten ist der Besitz und Gebrauch von psilocybinhaltigen Pilzen weniger streng reguliert als LSD. Das könnte den Zugang erleichtern und mögliche rechtliche Bedenken mindern. Wer sich im Übrigen für Microdosing mit anderen hier nicht behandelten psychoaktiven Substanzen wie etwa Meskalin, Iboga, Dimethyltryptamin (DMT) und MDMA interessiert, dem sei an dieser Stelle das Buch *Microdosing. Niedrig dosierte Psychoaktiva im Alltag* von Markus Berger empfohlen. Da wir uns bewusst entschieden haben, uns in diesem Buch ausschließlich auf Psilocybin zu konzentrieren, beschäftigen wir uns nicht mit dem in diesem Kontext ebenfalls hochinteressanten Fliegenpilz (*Amanita muscaria*). Hier sei das Buch *Microdosing with Amanita Muscaria* von Baba Masha empfohlen.

## DIE POSITIVEN AUSWIRKUNGEN VON MICRODOSING

Die Gründe, warum Menschen sich für Microdosing interessieren, kennst du ja jetzt schon. Während Microdosing mit Psilocybin generell mit den Behandlungen pathologischer Zustände in Verbindung gebracht wird, möchten wir an dieser Stelle betonen, dass auch und gerade gesunde Menschen besonders vom Microdosing mit dieser Substanz profitieren können. Unsere Welt ist ein verrückter Ort, der auch gesunde Menschen so einschränken und erdrücken kann, dass die Lebenszufriedenheit und die Freude darunter leiden. Die Prägung unserer Ahnen und unserer Gesellschaft tragen wir unbewusst in uns und merken so oft nicht, wie eng das Korsett geschnürt ist und für wie selbstverständlich wir unser Verhalten und unsere Gedankenmuster halten. Mit Microdosing mit Psilocybin hast du eine wirksame Methode in der Hand, um deine persönliche Entwicklung zu fördern und auf einzigartige Weise einen positiven Einfluss auf dein Leben und das deiner Lieben auszuüben.

Die für uns wichtigsten Hauptkriterien beim Microdosing mit Psilocybin sind das gesteigerte Wohlbefinden, Bewusstwerdung und die daraus resultierende Persönlichkeitsentwicklung. Wenn du eine Erkrankung behandeln möchtest, fühle dich ebenso eingeladen, deinen Zustand zu verbessern, doch beachte immer, dass das Microdosing mit Psilocybin nur ein Instrument von vielen ist und hier nicht als Allheilmittel angepriesen werden soll. Heilung bewegt sich auf vielen verschiedenen Ebenen. Die allgemeinen Auswirkungen auf die physiologische und psychische Gesundheit durch Microdosing mit

Psilocybin ergeben sich vor allem durch Stressreduktion, eine entzündungshemmende Wirkung und Angstreduktion. Psilocybin interagiert zudem mit bestimmten Serotoninrezeptoren im Gehirn, was die Stimmung und Wahrnehmung positiv beeinflussen kann.

Sei dir bewusst, dass Microdosing mit Psilocybin auf der Ebene der Bewältigung von Krankheiten keine magische Lösung für alle Gesundheitsprobleme darstellt. Es ist ein wertvolles Hilfsmittel, um die Erfolgschancen, positive Erfahrungen zu machen, zu erhöhen, unseren Allgemeinzustand zu verbessern sowie Beschwerden zu lindern, wo konventionelle medizinische Ansätze nicht ausreichen. Ebenso ist dein bewusstes Selbstmanagement von großer Bedeutung, um den optimalen Nutzen von Microdosing mit Psilocybin zu erzielen.

Wie wir noch im Detail erläutern werden, ist das Risiko gering und der mögliche Nutzen hoch. Anders als die oft passive Herangehensweise der westlichen Medizin funktioniert Microdosing mit Psilocybin nicht wie eine schnelle Pille gegen Beschwerden. Um den gewünschten Erfolg zu erzielen, erfordert es eine geduldige Anwendung, die Verbindung zum Pilz und klare Intentionen. Ebenso erfordert das Microdosing wie auch bei anderen Heilpilzen und Pflanzen eine kontinuierliche Anwendung. Es ist entscheidend, den Prozess fortzusetzen und regelmäßig zu dosieren, um langfristige Effekte und maximale Vorteile zu erzielen.

Obwohl einige Nutzer bereits nach einer einzigen Einnahme gewünschte Effekte verspüren, berichten sie auch, dass die regelmäßige Anwendung den Prozess verstärkt und sich eine tiefere Verbindung zum Körper und zum Selbst herstellt. Wir möchten dich ermutigen, aktiv an deiner eigenen Behandlung teilzunehmen und die Verantwortung für deine Gesundheit und dein Wohlbefinden selbst in die Hand zu nehmen, da sich dadurch deine klinischen Ergebnisse sowie dein Wohlbefinden verbessern können. Denn wie in allen Lebensbereichen gilt: Je mehr du investierst, desto mehr profitierst du. Bevor wir gleich auf die einzelnen Bereiche der Vorteile des Microdosings mit Psilocybin eingehen, möchten wir darauf hinweisen, dass wir uns bewusst wiederholen werden. Es ist ein Fakt, dass Wiederholungen wichtig sind, um zu lernen und zu verinnerlichen.

## Entfaltung von physischer Stärke und Gesundheit

Als potenzielles therapeutisches Werkzeug in der modernen Gesellschaft konzentriert sich dieser Abschnitt auf die vielversprechenden physiologischen Vorteile von Microdosing mit Psilocybin und soll als Grundlage für weitere Diskussionen und Forschung dienen. Er enthält auch Erfahrungsberichte von Menschen, die Microdosing selbst ausprobiert haben.

### Mehr Energie und Motivation

Insgesamt gibt es mehrere Erklärungen dafür, warum das Microdosing mit Psilocybin das Energieniveau und die Motivation steigern kann. Die verbesserte Konnektivität im Gehirn, das heißt die Stärke der Verbindungen zwischen verschiedenen Hirnbereichen, eine möglicherweise erhöhte Freisetzung von Dopamin (obwohl dies noch nicht vollständig erforscht ist) und die Verringerung von Angst und Depression können alle zu einer erhöhten Energie und Motivation beitragen.

Die verbesserte Kommunikation zwischen den verschiedenen Hirnarealen kann zu einer Steigerung der Leistungsfähigkeit und des Energieflusses führen. Durch die verbesserte Kommunikation zwischen den Hirnregionen können Informationen effizienter verarbeitet und geistige Energie kann besser genutzt werden. Die Reduktion von Angst und Depression durch Psilocybin kann ebenfalls zu mehr Energie und Motivation beitragen. Negative Energien können besser abgebaut und die Motivation kann gesteigert werden. Die Erleichterung der psychischen Belastung kann zu einem Gefühl der Leichtigkeit und erhöhter Energie führen, was wiederum die Motivation für Aktivitäten und Herausforderungen steigern kann.

### Gesteigerte körperliche Leistungsfähigkeit

Microdosing mit Psilocybin kann die Energie und Ausdauer erhöhen, die Schmerzwahrnehmung reduzieren, das Körperbewusstsein verbessern und auch aufgrund seiner entzündungshemmenden Eigenschaften zu einer Steigerung der körperlichen Leistungsfähigkeit bei körperlichen Aktivitäten führen sowie die Erholungszeit nach körperlicher Anstrengung verkürzen. Zu beachten ist, dass die Wirkung auf die körperliche Leistungsfähigkeit bei jedem

Anwender unterschiedlich sein kann und von vielen Faktoren abhängt, wie zum Beispiel der Dosis, der Art der Aktivität, der individuellen körperlichen Verfassung und von anderen Gegebenheiten und Umständen.

### Weniger Schmerzen

Es gibt Berichte, die darauf hindeuten, dass das Microdosing mit Psilocybin bei der Linderung von Schmerzen, einschließlich chronischer Schmerzen und Migräne, helfen kann. In einem späteren Kapitel werden wir uns genauer mit der Wirkung auf Migräne beschäftigen (ab Seite 150). Durch seine entzündungshemmenden Eigenschaften kann es helfen, Schmerzen und Beschwerden zu lindern. Psilocybin kann auch die Freisetzung von Serotonin erhöhen, einem Neurotransmitter, der für die Regulierung von Stimmung, Schlaf und Schmerz verantwortlich ist. Schließlich kann Psilocybin dazu beitragen, die mit Schmerzen verbundene Angst zu reduzieren und dadurch die Schmerzwahrnehmung zu verändern.

### Eine verbesserte Immunfunktion

Es gibt bisher wenig Forschung auf diesem Gebiet, doch wenn wir die Zusammenhänge betrachten, scheint es, dass die regelmäßige Einnahme von Psilocybin die Immunfunktion verbessern kann. Die entzündungshemmenden Eigenschaften von Psilocybin, die Erhöhung der Serotoninfreisetzung, die Verbesserung des Stressmanagements (hier besonders hervorzuheben) und die Erhöhung der kognitiven Flexibilität können mögliche Gründe für die Verbesserung der Immunfunktion sein. Eine tierexperimentelle Studie zeigt beispielsweise, dass nach einmaliger Gabe von Psilocybin erhöhte Serumspiegel verschiedener Immunmodulatoren beobachtet wurden, die mindestens sieben Tage nach der Einzeldosis anhielten.[32] Weitere interessante Ergebnisse wurden in einer anderen Studie beobachtet, die zeigte, dass nach der Verabreichung von Psilocybin eine Reduktion des proinflammatorischen Zytokins Tumor-Nekrose-Faktor alpha (TNF-a, ein entzündungshemmender Faktor) beobachtet wurde, das eine wichtige Rolle bei der Regulierung der Immunantwort und bei Entzündungsreaktionen spielt.[33] Beide Ergebnisse beziehen sich auf höhere Dosen von Psilocybin. Im Bereich der Mikrodosierung besteht noch Forschungsbedarf.

### Stärkung der Herzgesundheit

Die entzündungshemmenden Eigenschaften von Psilocybin können auch zur Förderung der Herzgesundheit beitragen. Durch den Abbau von Stress und Angst, die Verbesserung der Stimmung und die Steigerung der kognitiven Funktionen können positive Effekte auf das Herz-Kreislauf-System erzielt werden. Diese Faktoren tragen dazu bei, den Blutdruck zu senken, die Herzfrequenz zu regulieren und das allgemeine Wohlbefinden zu verbessern, was sich positiv auf die Herzgesundheit auswirken kann. Es gibt Studien, die die sichere Anwendung von Psilocybin unter kontrollierten Bedingungen nachweisen. Dennoch ist Vorsicht geboten, insbesondere bei höheren Konzentrationen von Psilocybin.[34]

### Verbesserung der Lungenfunktion

Es gibt derzeit keine direkten Studien, die die Auswirkungen von Microdosing mit Psilocybin auf die Lungenfunktion untersucht haben. Es gibt jedoch einige Gründe, anzunehmen, dass Psilocybin indirekt zu einer Verbesserung der Lungenfunktion beitragen könnte, zum Beispiel durch die Reduktion von Stress und Entzündungen und durch die Verbesserung der Sauerstoffversorgung (durch einen erhöhten Blutfluss) im Gehirn aufgrund einer erhöhten Aktivität im präfrontalen Kortex.[35]

### Linderung von Verdauungsbeschwerden

Wenn wir die Vorteile des Microdosings im Zusammenhang mit der Verdauung betrachten wollen, mag es auf den ersten Blick sehr weit hergeholt erscheinen, dass das Microdosing mit Psilocybin auch in diesem Bereich Vorteile bieten kann. Doch wenn wir verstehen, wie ein reduzierter Stresslevel und die Fähigkeit, bewusster über unser Essverhalten nachzudenken und unsere Gewohnheiten entsprechend anzupassen, dazu beitragen können, Verdauungsprobleme zu lindern, macht dieser Ansatz plötzlich Sinn.

Ein gutes Beispiel ist die Art und Weise, wie wir essen: Dabei geht es nicht nur um die Auswahl der Lebensmittel, sondern auch um das Bewusstsein während der Nahrungsaufnahme. Hast du dir schon einmal bewusst gemacht, dass deine Verdauung schon beginnt, wenn du dein Essen ansiehst?

Selbst das bekannte Sprichwort »Das Auge isst mit« hat eine tiefere Bedeutung, als man zunächst annehmen mag. Ferner dem Glauben, dass es sich um das appetitliche Aussehen der Speisen handelt, wird allein durch das Betrachten von Speisen unsere Speichelproduktion angeregt, wodurch nicht nur Enzyme freigesetzt werden, um die Speisen schon im Mund zu zersetzen, sondern der Speichel dient auch dazu, die Nahrung im Mund zu einem Brei formen zu können, um ebendiesen Nahrungsbrei unserem Magen zuzuführen. All dies bewusst zu erleben und in unsere Ernährungsweise zu integrieren, bringt einen entscheidenden Vorteil für unsere Verdauung. Mit anderen Worten: Wir erleben das Ereignis Essen allzu oft unbewusst. Wir lesen Zeitung, während wir essen, oder benutzen das Handy auf jede erdenkliche Art. Der Fernseher läuft im Hintergrund zur Unterhaltung und wir lassen uns viele weitere Aktivitäten einfallen, die uns an der bewussten Nahrungsaufnahme hindern. Wenn wir uns nun die Vorteile von Microdosing anschauen, können wir erkennen, dass die Reduktion von Stress ein wichtiger Faktor ist, um gesund zu bleiben oder es zu werden. Alles, was wir bewusst tun, reduziert Stress. Dadurch, dass Psilocybin entzündungshemmende Eigenschaften besitzt und zu einer erhöhten Selbstwahrnehmung und Achtsamkeit führen kann, ist also der Gedanke, dass Symptome von entzündlichen Darmerkrankungen oder Verdauungsbeschwerden mit Microdosing gelindert werden können, gar nicht so weit hergeholt.

Somit kann die Verbesserung der Verdauung und Linderung von Beschwerden zum einen auf die Reduzierung von Stress und Angst zurückzuführen sein, zum anderen auf die Verbesserung der Stimmung. Außerdem kann die verbesserte Introspektion, das heißt die Selbstreflexion, dazu beitragen, sich bewusster zu werden, was man isst und wie man isst, was sich eben auch auf die Verdauung auswirkt. Die bewusste Herangehensweise entlastet den Verdauungstrakt und kann somit typische Symptome wie Blähungen, Schmerzen und Durchfälle lindern.

### Linderung von entzündlichen Prozessen

Entzündungen werden mit vielen Gesundheitsproblemen in Verbindung gebracht, darunter Autoimmunerkrankungen, Herzerkrankungen, Arthritis und Depressionen. Psilocybin hat in zahlreichen Studien gezeigt, dass es Entzündungen lindern kann und somit die Grundlage für eine Vielzahl therapeutischer Anwendungen bildet. Die Wirkmechanismen, über die Psilocybin Entzündungen reduziert, sind komplex. Ein zentraler Aspekt ist die Aktivierung von Serotoninrezeptoren durch Psilocybin. Serotonin spielt eine wichtige Rolle bei der Regulation von Entzündungsreaktionen. Psilocybin hat die Fähigkeit, die Produktion bestimmter Zytokine (körpereigene Proteine, die der Signalübertragung zwischen Zellen dienen und deren Wachstum und Differenzierung steuern) zu regulieren, indem es deren Aktivität erhöht oder verringert. Durch diese regulierende Wirkung kann Psilocybin dazu beitragen, die Zytokinreaktion auszugleichen und möglicherweise entzündungshemmende Effekte zu erzielen. Psilocybin zeigt auch Potenzial zur Stressreduktion, was ebenfalls zur Entzündungshemmung beitragen könnte. Es wird vermutet, dass Psilocybin durch die Förderung der Neuroplastizität – der Bildung neuer Verbindungen zwischen Gehirnzellen – dem Immunsystem helfen könnte, effektiver auf Entzündungen zu reagieren und diese zu reduzieren.[36, 37, 38]

### Verbesserung der Schlafqualität

Forschungsergebnisse[39] und Anwenderberichte deuten darauf hin, dass das Microdosing mit Psilocybin eine potenzielle Möglichkeit sein könnte, die Schlafqualität zu verbessern und Schlafstörungen zu reduzieren. Dafür gibt es mehrere Erklärungen, einschließlich der Möglichkeit, dass Psilocybin Stress reduzieren und die Stimmung verbessern kann, was sich positiv auf den Schlaf auswirkt.

Es ist eine große Herausforderung, Studien zu diesem Thema zu betrachten. Während Wissenschaftler in einer Studie herausfinden, dass sich die REM-Schlafphase (Rapid Eye Movement, unsere Traumschlafphase) verlängert, findet die Forschergruppe einer anderen Studie das Gegenteil heraus. Trotz der widersprüchlichen Ergebnisse bezüglich der Mechanismen sind sich die Autoren einig, dass Psilocybin einen positiven Einfluss auf den Schlaf hat. In den meisten Untersuchungen berichten die Probanden von weniger Albträumen und lebhafteren Träumen, was sich mit den Berichten in verschiedenen Internetforen, wie zum Beispiel »r/microdosing« auf reddit.com, deckt. Viele Nutzer berichten, dass sie ihre Träume nicht nur als lebendiger und realistischer erleben, sondern sich auch besser daran erinnern können.[40]

### Unterstützung der sexuellen Gesundheit

Es gibt Berichte von Usern, die durch Microdosing mit Psilocybin eine Verbesserung ihrer sexuellen Gesundheit erlebt haben. Sie berichten von einer gesteigerten Libido und einer Verbesserung von sexuellen Funktionsstörungen. Einige berichten hier von einer Verbesserung der Erektions- und der Orgasmusfähigkeit sowie einer allgemeinen Steigerung des sexuellen Verlangens und der Befriedigung. Es wird angenommen, dass die Steigerung des sexuellen Verlangens ebenfalls hauptsächlich der verbesserten Stimmung und der Reduktion von Stress zu verdanken ist.

### Ein Beitrag zur Hautgesundheit

Es gibt bisher nur begrenzte Forschungsergebnisse zu den möglichen positiven Auswirkungen von Microdosing mit Psilocybin auf die Gesundheit der Haut. Es gibt jedoch einige Experten, die vermuten, dass Psilocybin dazu beitragen könnte, das Hautbild zu verbessern. Eine mögliche Erklärung dafür könnte sein, dass Psilocybin entzündungshemmende Eigenschaften besitzt und somit dazu beitragen kann, Hautentzündungen wie beispielsweise Akne zu verringern. Zudem kann Psilocybin dazu beitragen, Stress und Angstzustände zu reduzieren, die häufig zu Hautproblemen wie Ekzemen und Schuppenflechte beitragen können.

## Psychische Stabilität dank Psilocybin als Wegbegleiter

In wissenschaftlichen Studien und zahlreichen persönlichen Erfahrungsberichten werden verschiedene potenzielle Vorteile von Microdosing mit Psilocybin für die psychische Gesundheit hervorgehoben. Im Folgenden möchten wir einige dieser diskutierten Vorteile, die sowohl in der Forschung als auch in individuellen Berichten betont werden, näher beleuchten.

### Bessere Stressbewältigung und mehr Empathie

Microdosing mit Psilocybin birgt potenzielle Vorteile bei der Bewältigung von Stress. Es kann helfen, das Wohlbefinden zu steigern, indem es die Symptome von Depression, Angst und Stress lindert. Dies kann darauf zurückzuführen sein, dass Psilocybin die Serotoninkonzentration im Gehirn erhöht, was zu einer allgemeinen Verbesserung der Stimmung führen kann. Zusätzlich fördert Psilocybin die neuronale Plastizität, was ebenfalls zur Verbesserung der Gehirnfunktion und der Stressbewältigung beitragen kann. Die Einnahme von Psilocybin-Mikrodosen kann zu einem Perspektivenwechsel führen und so helfen, Stress und Angst zu reduzieren. Zusätzlich kann Psilocybin die Empathiefähigkeit verbessern und emotionale Erfahrungen intensivieren. All diese Eigenschaften können dazu beitragen, Stress abzubauen und negative Emotionen zu reduzieren, was zu einem positiveren und ausgeglicheneren emotionalen Zustand führen kann.

### Mehr Kreativität

Die Einnahme geringer Mengen von Psilocybin fördert die Umstrukturierung von Gehirnnetzwerken und erhöht die neuronale Konnektivität. Dieser physische Vorgang unterstützt das kreative Denken, fördert die Entwicklung innovativer Ideen und Konzepte und erleichtert den Zugang zu neuen Lösungsansätzen. Psilocybin fördert auch divergentes Denken, indem es Hemmungen abbaut und gewohnte Denkmuster durchbricht. Dies ermöglicht einen Perspektivenwechsel und neue Sichtweisen auf die Realität.[41]

Es verbessert auch die Fähigkeit, Muster zu erkennen und in neue Zusammenhänge zu bringen. Ebenso verstärkt Psilocybin das Gefühl von Inspiration und Intuition, indem es den Geist für neue Möglichkeiten öffnet und den Zugang zu tieferen Gedanken und kreativen Impulsen ermöglicht. Diese wunderbare Eigenschaft unterstützt auf außergewöhnliche Weise die kreative Denkfähigkeit und fördert die Entwicklung innovativer Ideen.

### Ein Plus für Stimmung und Wohlbefinden

Durch das Microdosing mit Psilocybin kann eine nennenswerte Steigerung des Wohlbefindens und der emotionalen Stabilität erreicht werden. Psilocybin interagiert auf vielfältige Weise mit den Serotoninrezeptoren im Gehirn, die eine zentrale Rolle bei der Regulation von Stimmung und Emotionen spielen. Durch die selektive Bindung an bestimmte Serotoninrezeptoren, insbesondere den 5-HT2A-Rezeptor, kann Psilocybin die Signalübertragung im Gehirn beeinflussen und so positiv auf die Stimmung einwirken. Darüber hinaus verbessert Psilocybin die Vernetzung und Kommunikation zwischen verschiedenen Hirnregionen, was zu einer erhöhten Denkflexibilität führt und neue Perspektiven eröffnen kann.[42] Ein weiterer wichtiger Aspekt des Microdosings ist seine Fähigkeit, negative Denkmuster zu durchbrechen. Oft stecken wir in festgefahrenen Denk- und Verhaltensmustern fest, die zu negativen Emotionen wie Angst, Depression oder Stimmungsschwankungen führen können. Psilocybin kann diesen Kreislauf durchbrechen, indem es unsere Denkmuster flexibler macht und uns neue, positivere Sichtweisen ermöglicht. Durch die Summe dieser Effekte kann das Microdosing mit Psilocybin einen positiven emotionalen Zustand fördern und zu einem gesteigerten Wohlbefinden führen.[43]

### Verminderung des Angst- und Stresslevels

Das Microdosing mit Psilocybin kann wesentlich dazu beitragen, das Angst- und Stressniveau zu senken und positive Veränderungen der emotionalen Gesundheit zu fördern.[44] Durch seine Wechselwirkung mit den Serotoninrezeptoren im Gehirn kann Psilocybin die Regulation von Angst und Stress beeinflussen und zu einer spürbaren Beruhigung und Entspannung beitragen. Es kann eine tiefere Verbindung zu den eigenen Gefühlen ermöglichen, indem es hilft, emotionale Blockaden zu lösen und eine bewusstere Wahrnehmung und Verarbeitung von Gefühlen zu fördern.

Das Microdosing mit Psilocybin kann auch zu einer erhöhten Achtsamkeit führen. Durch ein erhöhtes Maß an Achtsamkeit sind Menschen besser in der Lage, ihre eigenen Bedürfnisse und Grenzen wahrzunehmen und Stressoren frühzeitig zu erkennen, bevor sie von ihnen überwältigt werden. Dies kann den Umgang mit Angst und Stress deutlich verbessern.

Microdosing mit Psilocybin ist also ein Werkzeug zur Unterstützung der emotionalen Gesundheit, sollte aber mit Respekt und Achtsamkeit eingesetzt werden und stellt nur eine von vielen Möglichkeiten dar. Neben anderen Optionen wie Sport, gesunder Ernährung, Entspannungsübungen und vielem mehr ist das Microdosing mit Psilocybin ein wertvolles Tool.

### Weniger Neigung zu Prokrastination

Prokrastination ist die wissenschaftliche Bezeichnung für pathologisches Aufschiebeverhalten. Es ist ein weitverbreitetes Phänomen, bei dem Menschen die Erfüllung von Aufgaben oder Pflichten hinauszögern oder aufschieben, anstatt sie sofort anzugehen. Dieses Verhalten kann zu Stress, Frustration und einer Abnahme der Produktivität führen. Interessanterweise zeigt sich bei einigen Menschen, die Psilocybin in Mikrodosen konsumieren, eine Verringerung der Prokrastinationstendenzen. Dies kann auf verschiedene Weise erklärt werden. Die Reduzierung von Stress und Angst mildert diese negativen Emotionen und kann dazu beitragen, den inneren Widerstand gegen die Aufgabenbewältigung zu verringern. Außerdem kann das Microdosing von Psilocybin die Fähigkeit zur Selbstreflexion und zur Identifizierung der Gründe für die Prokrastination verbessern, was es den Menschen ermöglicht, gezielter daran zu arbeiten.

Wenn es nun aber passiert, dass Konsumenten aus Prokrastinationsgründen unbewusst, bewusst, versehentlich und ganz ohne Absicht mehr von der Substanz zu sich genommen haben, als dass man es noch als Mikrodosierung bezeichnen kann, bleibt ihnen in diesem Fall nichts anderes übrig, als sich einen schönen Tag zu machen und das Leben auf sich wirken zu lassen. Je nach Tätigkeit kann der versehentlich herbeigeführte Zustand jedoch auch für Arbeiten wie Aufräumen, Musizieren, Kochen und vieles mehr genutzt werden.

### Förderung von Geduld

Geduld ist eine Tugend, die in der heutigen hektischen Welt oft auf die Probe gestellt wird. Diese Tugend bewundern wir alle, besonders wenn wir sie bei anderen sehen. Die gute Nachricht: Microdosing mit Psilocybin hat das Potenzial, Geduld und Gelassenheit zu fördern. Eine der Schlüsselkomponenten dieses Effekts ist der Abbau von Stress. Durch den Abbau von Stress und Angst wird die Fähigkeit erhöht, geduldig mit den Herausforderungen des Lebens umzugehen. Ein weiterer wichtiger Aspekt ist der Perspektivenwechsel, den Psilocybin anregen kann. Dank Microdosing können wir unsere Probleme und Hindernisse aus einer neuen, oft erweiterten Perspektive betrachten. Dies ermöglicht es, mit schwierigen Situationen geduldiger umzugehen, da wir besser verstehen, dass sie Teil eines größeren Bildes und möglicherweise vorübergehend sind. Microdosing fördert auch die emotionale Stabilität. Das bedeutet, dass wir in Stressmomenten weniger impulsiv reagieren und stattdessen geduldiger und besonnener handeln können. Zudem fördert Psilocybin in Mikrodosen die Achtsamkeit, was bedeutet, dass wir bewusster im Moment leben und uns weniger von äußeren Umständen stressen lassen. Dies kann zu mehr Geduld im Umgang mit den Unwägbarkeiten des Lebens führen.

### Steigerung des Gefühls der Freude

Microdosing mit Psilocybin kann uns ermöglichen, Freude in den scheinbar kleinen Dingen zu finden und dankbar für die Schönheit des Augenblicks zu sein. Durch mehr Achtsamkeit können wir den Moment bewusster erleben, die kleinen Freuden des Lebens mehr wertschätzen und die Fähigkeit steigern, Freude in den alltäglichen Erfahrungen zu finden.

### Mehr Achtsamkeit und Präsenz

Wir brauchen unsere Aufmerksamkeit in allen Bereichen unseres Lebens. Der Umgang mit Stress ist ein großer Bereich, in dem wir von einer erhöhten Achtsamkeit profitieren können. Durch Microdosing mit Psilocybin kann unsere Achtsamkeit geschärft werden, sodass wir den gegenwärtigen Moment bewusster und wertfreier wahrnehmen können und weniger anfällig dafür sind, uns von stressigen Gedanken oder Situationen überwältigen zu lassen.[45] Das Gleiche gilt für unsere Gefühle. Mit mehr Achtsamkeit können wir unsere eigenen Gefühle besser wahrnehmen und akzeptieren, ohne uns von ihnen überwältigen zu lassen.[46] Dadurch können wir unsere emotionalen Reaktionen besser verstehen und bewusstere Entscheidungen darüber treffen, wie wir mit ihnen umgehen wollen. Eine erhöhte Achtsamkeit kann auch unsere Konzentration und Fokussierung verbessern. Indem wir unsere Aufmerksamkeit bewusst auf den gegenwärtigen Moment richten und Ablenkungen minimieren, können wir uns in verschiedenen Lebensbereichen, sei es im Alltag oder bei spezifischen Aufgaben, besser konzentrieren. Eine erhöhte Achtsamkeit kann sich auch positiv auf unsere zwischenmenschlichen Beziehungen und sozialen Interaktionen auswirken. Wenn wir präsenter und aufmerksamer sind, können wir besser zuhören, nonverbale Signale besser wahrnehmen und empathischer reagieren. Dies fördert eine tiefere Verbindung zu anderen Menschen und kann unsere Beziehungen insgesamt verbessern. Letztendlich fördert eine erhöhte Achtsamkeit eine intensivere Selbstreflexion und persönliches Wachstum. Indem wir uns unserer eigenen Gedanken, Überzeugungen und Verhaltensweisen bewusster werden, können wir ein besseres Verständnis für uns selbst entwickeln. So haben wir die Möglichkeit, an uns zu arbeiten, uns weiterzuentwickeln und positive Veränderungen in unserem Leben herbeizuführen.

Abschließend möchten wir auf eine interessante Studie hinweisen. Es wurde festgestellt, dass Konsumenten von Psilocybin und anderen Psychedelika in den USA seltener wegen krimineller Aktivitäten verhaftet wurden als Nichtkonsumenten.[47] Dies ist ein weiteres Zeugnis für die potenziell positiven Aspekte des Microdosings.

### Intensivere Selbstwahrnehmung und Selbsterkenntnis

Microdosing mit Psilocybin kann die Tür zu einem tieferen Verständnis von uns selbst öffnen, das Selbstvertrauen stärken und das Verständnis der eigenen Persönlichkeit und Lebensziele erweitern. Durch die geringe Dosierung von Psilocybin kann ein erhöhtes Bewusstsein für Gedanken, Emotionen und Verhaltensweisen ermöglicht werden, was zu einer intensiveren Selbstreflexion führen kann. Während des Einflusses der Substanzwirkung erleben Menschen oft eine erhöhte Aufmerksamkeit und Sensibilität für ihre innere Welt, die es ihnen ermöglicht, verborgene Aspekte ihrer Persönlichkeit zu erforschen.[48]

Microdosing mit Psilocybin fördert Klarheit und Offenheit für neue Perspektiven. Es hilft, eingefahrene Denkmuster zu durchbrechen und neue Wege des Denkens und Handelns zu erkunden. Durch das kritische Hinterfragen der eigenen Denk- und Verhaltensweisen können Menschen ihr Selbstvertrauen stärken und positive Veränderungen in ihrem Leben anstreben.

Psilocybin ermöglicht auch tiefere emotionale Erfahrungen, indem es den Zugang zu emotionalen Erinnerungen und Gefühlen erleichtert. Dadurch können Menschen vergangene Traumata oder ungelöste emotionale Konflikte erkennen und bearbeiten. Diese Selbstreflexion und damit einhergehende emotionale Klärung ermöglicht es den Menschen, ihre persönlichen Lebensziele und Werte besser zu verstehen und gegebenenfalls anzupassen.

**Mehr Konzentration und verbesserte kognitive Funktionen**

Microdosing mit Psilocybin hat das Potenzial, die Konzentration zu steigern und die kognitiven Funktionen zu verbessern, und es gibt mehrere Gründe, die diese Vorteile erklären können.[49] Erstens interagiert Psilocybin mit dem Serotoninsystem im Gehirn. Serotonin ist, wie bereits erläutert, ein Neurotransmitter, der eine wichtige Rolle bei der Regulierung von Stimmung, Schlaf und kognitiven Funktionen spielt. Durch die Beeinflussung des Serotoninsystems kann Psilocybin die Informationsverarbeitung und kognitiven Funktionen positiv beeinflussen.

Ein weiterer Faktor ist die Fähigkeit von Psilocybin, die neuronale Plastizität zu fördern. Neuronale Plastizität bezieht sich wie bereits beschrieben auf die Anpassungsfähigkeit des Gehirns, neue Verbindungen zwischen Neuronen zu bilden. Psilocybin kann neuroplastische Prozesse im Gehirn stimulieren, was zu einer verbesserten Informationsverarbeitung und Problemlösungsfähigkeit führen kann.

Außerdem kann Psilocybin die Aktivität im sogenannten Default Mode Network (DMN) des Gehirns reduzieren. Das DMN ist, ebenfalls wie gezeigt, ein Netzwerk von Hirnregionen, das mit selbstbezogenem Denken und mentalen Zeitreisen in Verbindung gebracht wird, also der Fähigkeit des Geistes, sich in die Vergangenheit oder Zukunft zu versetzen und in Gedanken Ereignisse zu reflektieren oder sich zukünftige Szenarien vorzustellen. Eine übermäßige Aktivität im DMN kann zu Grübeln, mangelnder Aufmerksamkeit und verminderter kognitiver Leistungsfähigkeit führen. Wird die Aktivität im DMN reduziert, können Konzentration und geistige Klarheit verbessert werden. Zudem hat Psilocybin die Fähigkeit, emotionale Blockaden zu lösen und Stress abzubauen. Emotionale Belastung und Stress können die kognitiven Funktionen und die Konzentration beeinträchtigen. Indem es hilft, Stress zu bewältigen und emotionale Blockaden aufzulösen, kann Psilocybin dazu beitragen, die geistige Leistungsfähigkeit zu verbessern.

### Hilfe zur Traumabewältigung

Die Praxis des Microdosings mit Psilocybin kann als sanfte und subtile Unterstützung dienen, um Traumata zu bewältigen und emotionale Blockaden zu lösen. Durch diese Methode kann eine signifikante Verbesserung des psychischen Wohlbefindens erzielt werden. Die feinstoffliche Wirkung des Psilocybin-Microdosings ermöglicht es den Menschen, sich auf einer tieferen Ebene mit ihren traumatischen Erinnerungen zu beschäftigen. Durch die regelmäßige Einnahme der geringen Substanzmenge kann es dazu kommen, dass diese Erinnerungen allmählich an die Oberfläche des Bewusstseins gelangen und bewusster betrachtet werden können.

Ein Haupteffekt des Microdosings mit Psilocybin liegt in der gesteigerten Sensibilität und dem erhöhten Bewusstsein für emotionale Muster und Blockaden. Dadurch können Menschen auf einfühlsame Weise eine Verbindung zu ihren traumatischen Erinnerungen oder Blockaden herstellen und sie aus einer neuen Perspektive betrachten. Dieser Prozess kann zu neuen Erkenntnissen führen, die eine Neubewertung und Verarbeitung des Erlebten ermöglichen.

Die regelmäßige Einnahme von Psilocybin in kleinen Dosen kann auch dazu beitragen, emotionale Blockaden aufzulösen. Unterdrückte Gefühle können nach und nach freigesetzt und verarbeitet werden, was den Menschen ermöglicht, sich von der emotionalen Last ihrer Traumata zu befreien und eine tiefgreifende emotionale Erleichterung zu erfahren.

Wenn du dich dafür entscheidest, mit deinen Traumata arbeiten zu wollen, stelle sicher, dass du dich in einer stabilen Ausgangslage befindest. Zusätzlich empfehlen wir psychologische Unterstützung. In Kapitel 5 »Die Psychologie des Microdosings« (ab Seite 106) erzählen wir mehr dazu.

### Mehr Lebenszufriedenheit

Microdosing mit Psilocybin kann eine Vielzahl positiver Effekte hervorrufen, die dazu beitragen können, das allgemeine Wohlgefühl und die Lebenszufriedenheit zu steigern. Ein bedeutender Aspekt ist das verbesserte emotionale Wohlbefinden, das erreicht werden kann. Psilocybin hat das Potenzial, positive Emotionen zu verstärken und uns eine tiefere Verbindung zu unseren Gefühlen zu ermöglichen. Dadurch entsteht ein generelles Gefühl des Wohlbefindens und der Zufriedenheit. Hinzu kommt, dass Microdosing mit Psilocybin dazu beitragen kann, unser Verständnis von uns selbst und der Welt um uns herum zu erweitern. Durch neue Einsichten und Perspektiven können wir eine positivere und optimistischere Einstellung zum Leben entwickeln, die unser persönliches Wachstum und unsere Entwicklung fördert. Auch unsere kreativen und problemlösenden Fähigkeiten können durch Microdosing mit Psilocybin gesteigert werden. Durch die Stimulation neuronaler Prozesse fördert Psilocybin innovative Denkweisen und verbessert unsere Fähigkeit, neue Lösungen zu finden. Dieses erweiterte kreative Potenzial kann zu einem erfüllteren und bereichernden Leben führen.

Schließlich können unsere zwischenmenschlichen Beziehungen und sozialen Interaktionen verbessert werden. Durch gesteigertes Einfühlungsvermögen und erhöhte Achtsamkeit können wir tiefere und erfüllendere Beziehungen aufbauen, was wiederum zu einer größeren Lebenszufriedenheit führen kann. Wir wünschen dir diese Zufriedenheit, die dich in deinem Leben ausfüllt und dein Streben nach Wachstum erhält.

## Positive Erfahrungen im sozialen Miteinander erleben

Neben den potenziellen physiologischen und psychologischen Vorteilen werden auch die sozialen Vorteile des Microdosings mit Psilocybin diskutiert. In diesem Abschnitt werfen wir einen Blick auf einige potenzielle soziale Vorteile, die auf Forschungsergebnissen, bisherigen Berichten und Erfahrungen basieren.

### Mehr Empathie und emotionale Intelligenz

Das Microdosing mit Psilocybin kann auf wunderbare Weise unser Mitgefühl und unser Einfühlungsvermögen für andere Menschen beeinflussen. Diese positiven Effekte führen zu einem tieferen Verständnis und einer stärkeren Verbundenheit mit unseren Mitmenschen, was unsere zwischenmenschlichen Beziehungen erheblich verbessern kann.[50]

Durch die regelmäßige Einnahme von Psilocybin in Mikrodosen öffnet sich förmlich unser Herz und wir erleben eine erhöhte Sensibilität für die Gefühle und Bedürfnisse anderer Menschen. Diese Verbundenheit schafft ein Umfeld, in dem zwischenmenschliche Beziehungen gedeihen können, und schafft eine größere emotionale Nähe.

Microdosing mit Psilocybin kann auch die Kommunikation und das Verständnis von Menschen untereinander verbessern. Durch die gesteigerte Sensibilität und Empathie sind wir besser in der Lage, zuzuhören und auf die Bedürfnisse und Wünsche anderer einzugehen. Dies führt zu einem tieferen Verständnis und einer positiven Dynamik in unseren Beziehungen.

Das Konsumieren von Psilocybin in Mikrodosen kann außerdem dazu beitragen, negative Vorurteile und Vorbehalte abzubauen. Wenn wir uns in einem offenen und empathischen Zustand befinden, sind wir eher bereit, Menschen ohne vorgefasste Meinungen zu begegnen und sie mit Respekt und Akzeptanz zu behandeln. Dies schafft eine Atmosphäre der Offenheit und Toleranz, die unsere zwischenmenschlichen Beziehungen bereichert.

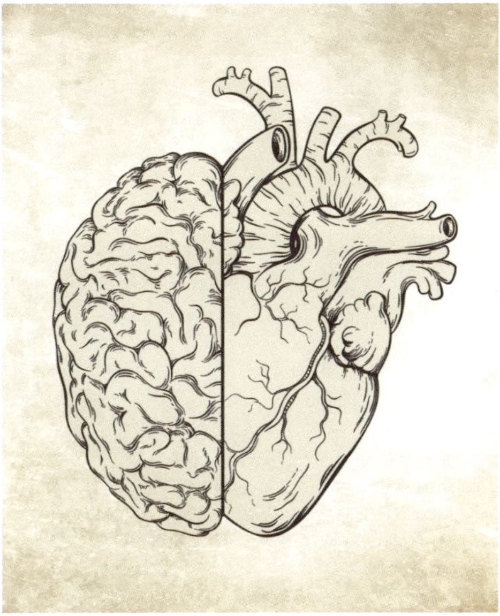

*Das Zusammenspiel von Herz und Verstand: Ein harmonisches Gleichgewicht, das eine Brücke zwischen tief empfundener Empathie und emotionaler Intelligenz schlägt und uns daran erinnert, dass wahre Weisheit sowohl aus dem Denken als auch aus dem Fühlen kommt.*

### Weniger soziale Angst

Einige Menschen haben berichtet, dass sie durch die Praxis des Psilocybin-Microdosings eine Reduzierung ihrer sozialen Ängste erfahren haben und sich in Situationen mit anderen, fremden Menschen wohler fühlen. Sie haben festgestellt, dass sie nach der Einnahme von Psilocybin weniger besorgt darüber sind, was andere über sie denken, und dass sie sich besser auf den gegenwärtigen Moment konzentrieren können. Dies führt zu einem gesteigerten Gefühl von Selbstvertrauen, was wiederum zu einer positiveren und offeneren Einstellung führt und sie bereit macht, sich auf soziale Interaktionen einzulassen.

### Gesteigerter Fokus und freiere Kreativität

User-Berichte legen nahe, dass das Microdosing von Psilocybin eine gesteigerte Konzentration und erhöhte Kreativität bewirken kann, zwei Eigenschaften, die in sozialen Interaktionen und Kontexten von besonderem Wert sein können.[51] Die verbesserte Konzentration äußert sich in einer gesteigerten Aufmerksamkeit und Fokussierung, was in sozialen Interaktionen von großem Nutzen sein kann, sei es beim aktiven Zuhören oder in längeren Diskussionen und Treffen. Durch die gesteigerte Konzentrationsfähigkeit fühlen wir uns in sozialen Situationen präsenter und engagierter. Hinsichtlich der Kreativität wird berichtet, dass das Microdosing von Psilocybin zu einer erhöhten kreativen Denkfähigkeit führen kann. In sozialen Kontexten bedeutet dies möglicherweise, dass es uns leichter fällt, kreative Lösungen für soziale Probleme oder Herausforderungen zu finden. Es besteht auch eine größere Wahrscheinlichkeit, dass wir auf neue und interessante Weise mit anderen interagieren können, was die Qualität unserer sozialen Beziehungen verbessern kann. Beides erweist sich als äußerst vorteilhaft für unsere persönlichen und beruflichen Beziehungen.

# WIE PSILOCYBIN DIE PERSÖNLICHKEITSENTWICKLUNG UND SPIRITUELLE ENTWICKLUNG VORANBRINGT

Wenn es um den spirituellen Nutzen von Microdosing mit Psilocybin geht, hört man oft von ähnlichen Erfahrungen. Viele Menschen, die Microdosing praktizieren, berichten von einer gesteigerten Achtsamkeit und Gegenwärtigkeit.[52] Sie erleben ein intensives Gefühl, ganz »im Moment« zu sein. Dies ist vergleichbar mit der gesteigerten Wahrnehmung, die durch die Praxis der Achtsamkeitsmeditation erreicht werden kann, und hat das Potenzial, spirituelle Praktiken zu vertiefen, die auf Präsenz und Aufmerksamkeit im gegenwärtigen Moment abzielen.

Und genau hier, im gegenwärtigen Moment, findet die eigentliche Entwicklung statt. Viele Menschen glauben fälschlicherweise, dass sie für ihre persönliche und spirituelle Entwicklung viel tun müssen, aber der gegenwärtige Moment ist der Moment, in dem wir mit unserer Umwelt und insbesondere mit uns selbst in Kontakt treten und uns selbst wahrnehmen.

Die Fähigkeit zur Selbstreflexion durch Psychedelika hat bereits viele Menschen in dem Prozess der Selbstwahrnehmung und Entwicklung unterstützt. Durch das tiefere Verständnis von uns selbst wird uns der Weg zu persönlichem Wachstum und Selbstvertrauen erleichtert. Derartige Momente der Introspektion sind oft ein zentraler Bestandteil vieler spiritueller Praktiken, da sie helfen, eine tiefere Verbindung zu sich selbst und den eigenen Überzeugungen herzustellen. Darüber hinaus finden sich wissenschaftliche Hinweise dafür, dass Psilocybin die Offenheit steigern kann – ein Persönlichkeitsmerkmal, das Fantasie, Kreativität und die Wertschätzung von Schönheit einschließt.[53] Diese erhöhte Offenheit kann zu einer tieferen Erforschung und Akzeptanz spiritueller Konzepte oder Erfahrungen führen. Eine weitere Studie zeigt passend dazu, dass das Microdosing mit Psilocybin zu einer größeren Neigung zum Staunen und einem gesteigerten Erleben von Ästhetik führen kann.[54]

Viele berichten auch von einer stärkeren Verbundenheit mit der Natur und anderen Menschen durch das Microdosing. Diese erhöhte Verbundenheit, die in vielen spirituellen Traditionen als zentrales Prinzip gilt, kann uns daran erinnern, wie tief wir alle miteinander verbunden sind. Und nicht zuletzt gibt es Menschen, die feststellen, dass Microdosing von Psilocybin ihre Intuition oder ihren »sechsten Sinn« intensiviert. Obwohl diese Wahrnehmung schwer zu messen oder wissenschaftlich zu untersuchen ist, kann sie in spirituellen Praktiken, in denen inneres Wissen und Intuition hochgeschätzt werden, von edlem Wert sein. Somit kann Microdosing als wertvolles Instrument auf dem spirituellen Pfad und für die Persönlichkeitsentwicklung dienen.

## Eine Neubewertung sozialer Rituale: Psilocybin-Microdosing hinterfragt unsere Alkoholkultur

Wir sind auf einen Artikel von »Microdose Together« gestoßen, der uns wirklich inspiriert hat.[55] Er behandelt ein Thema, das uns auf globaler Ebene betrifft und in dem ein Wandel sehr willkommen wäre. Wir sprechen hier über die weitverbreitete Akzeptanz und den Konsum von Alkohol als Volksdroge. Es ist erstaunlich, wie tief Alkohol in unserer Kultur verwurzelt ist und wie sehr der gesellschaftliche Druck auf uns lastet, ihn zu konsumieren. Für viele von uns stellt der Verzicht auf Alkohol eine echte Herausforderung dar. Der soziale Druck ist allgegenwärtig, sei es bei gesellschaftlichen Veranstaltungen, beim Feiern oder einfach beim Abhängen mit Freunden.

Leider ist Alkohol oft mit ernsthaften gesundheitlichen Problemen verbunden. Allein in Deutschland konsumieren 9,5 Millionen Menschen Alkohol in gesundheitlich riskanter Form, und weltweit wird die Zahl der alkoholabhängigen Menschen auf 140 Millionen geschätzt.[56] Jedes Jahr gibt es tragische Todesfälle durch Alkoholvergiftungen, insbesondere bei jungen Menschen. Aber das ist noch nicht alles. Es gibt noch weitere dunkle Seiten des Alkohols, die oft übersehen werden.

Das Thema der Unterdrückung von Frauen und der Weiblichkeit im Zusammenhang mit Alkohol wird viel zu selten diskutiert und anerkannt. Seit langer Zeit weiß man von Geschichten von Männern, die ihre Frauen misshandeln, wenn sie Alkohol konsumieren. Dieser dominante Hass gegenüber

Frauen und die damit verbundene Unterdrückung und Abwertung haben dazu beigetragen, eine Kultur zu schaffen, in der negative Verhaltensweisen und ungesunde Machtstrukturen toleriert werden.

Die Alkoholindustrie hat oft auf ungesunde und unverantwortliche Weise Einfluss auf die Sexualität genommen, indem sie Bilder von sexueller Begierde mit übermäßigem Alkoholkonsum verknüpft hat. Diese problematische Verbindung hat dazu beigetragen, dass die Unterdrückung von Frauen und die Missachtung ihrer Rechte weiterhin fortbestehen. Zusätzlich wird Alkohol oft als Symbol für Status und Akzeptanz verwendet, was dazu führen kann, dass Menschen sich unter Druck gesetzt fühlen, ihn zu konsumieren. Dieser soziale Druck und die damit verbundenen negativen Auswirkungen von Alkohol machen es umso wichtiger, nach Alternativen zu suchen.

Die Integration von Psilocybin in soziale Anlässe kann dazu beitragen, den Alkoholkonsum zu reduzieren und ein angenehmeres Erlebnis zu schaffen. Psilocybin ist bekannt für seine geringe physiologische Toxizität und sein geringes Missbrauchspotenzial. Es bindet an Serotoninrezeptoren in unserem Gehirn und fördert die Neurogenese, was zu einer Reihe von Vorteilen führt, einschließlich eines Gefühls der Einheit, einer positiven Stimmung und einer erhöhten Selbstwahrnehmung. Zahlreiche Nutzer berichten, dass sie unter dem Einfluss von Psilocybin in Mikrodosierung weniger bis gar kein Verlangen nach Alkohol verspüren.

Historisch gesehen wurde Psilocybin in alten Kulturen als Sakrament verwendet und hat in den letzten zehn Jahren in der Therapie und in klinischen Studien positive Ergebnisse bei der Heilung von Depressionen, posttraumatischer Belastungsstörung (kurz PTBS oder PTSD nach der englischen Bezeichnung Post-traumatic Stress Disorder), Angstzuständen und mehr gezeigt. Diese historischen und klinischen Aspekte unterstreichen die Akzeptanz und Wirksamkeit von Psilocybin als Alternative zu Alkohol. Es geht darum, ein Gleichgewicht zu finden und bewusste Entscheidungen zu treffen, die unserer Gesundheit und der Gesellschaft zugutekommen. Wenn wir unsere sozialen Rituale und Gewohnheiten überdenken und alternative Wege des Konsums von Psychedelika wie Psilocybin erkunden, können wir eine positive Veränderung in der Welt bewirken – eine Veränderung, bei der wir Verantwortung übernehmen und bewusste Entscheidungen treffen, die uns mit anderen Menschen und unserer Umwelt verbinden. Es gibt sogar Theorien, die besagen, dass Psilocybin eine Rolle in der Geschichte von Adam und Eva gespielt haben könnte. Sie könnten interessante Momente miteinander geteilt haben, fernab von unkontrolliertem Handeln und einer betäubten Seele.

Wir könnten dieses Thema noch weiter vertiefen, aber jeder von uns ist in der Lage, selbstständig zu denken, und darauf bauen wir. Wenn wir die Vorteile von Psilocybin in sozialen Settings betrachten oder sogar erleben, erkennen wir, dass wir unseren sozialen Horizont erweitern und dabei das Risiko zu erkranken minimieren können. Unsere Interaktionen und Beziehungen könnten eine neue Tiefe erreichen und die Praxis des Microdosings eröffnet uns die Möglichkeit, schädliche Muster loszulassen und neue soziale Dynamiken zu schaffen, wenn wir uns auf die heilende Kraft der Pilze einlassen. Dies eröffnet den Raum für ein bewussteres und respektvolleres Miteinander, das die Gleichstellung und Wertschätzung aller unterstützt.

Wenn wir also Psilocybin als Alternative zu Alkohol betrachten und in unsere sozialen Rituale integrieren, haben wir die Möglichkeit, eine Kultur der Gleichberechtigung und des Respekts zu fördern. Let's do it!

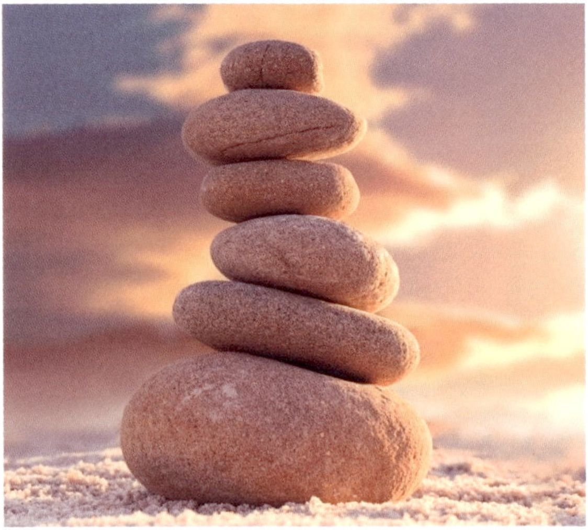

*Am Strand aufgetürmte Natursteine: Die sorgsam ausbalancierten Steine symbolisieren das harmonische Zusammenspiel von Körper, Geist, Seele und Bewusstsein und unterstreichen die Bedeutung mentaler Ausgeglichenheit und gesundheitlicher Praxis.*

## Franziskas Weg zu innerer Balance und der Bewältigung von Herausforderungen

Im Herbst 2021 stand ich kurz vor einem Nervenzusammenbruch. Ich lebe mit meinem Mann und drei Kindern in einer Patchworkfamilie zusammen. Das bedeutet viele Menschen mit vielen Bedürfnissen. Die Herausforderung, all diese Bedürfnisse zu berücksichtigen und dabei meine eigenen nicht aus den Augen zu verlieren, wurde für mich zunehmend unmöglich. Ich hatte das Gefühl, den Alltag mit all diesen Anforderungen nicht bewältigen zu können. Es war einfach zu viel. In dieser schwierigen Zeit entschied ich mich dazu, etwas für mich selbst zu tun. Ich wollte herausfinden, was ich brauche und wie ich wieder zu innerer Balance gelangen kann. Also begann ich mit dem Psilocybin-Microdosing in der Hoffnung, Antworten auf meine Fragen zu finden. Das Fazit war ein Blick nach innen und die Erkenntnis, dass ich Zeit für mich brauche, um allein zu sein. Ich entschied mich, mir eine Auszeit zu gönnen, ein paar Wochen ohne Familie und Freunde.

Während dieser Zeit kamen viele Emotionen in mir hoch, die ich zuvor unterdrückt hatte. Es war wichtig, diesen Gefühlen Raum zu geben. Es war ein Prozess des Loslassens und der Selbstreflexion. Im Sommer 2022 fühlte ich mich endlich bereit, professionelle Unterstützung zu suchen. Ich hatte das Gefühl, dass ich therapeutische Hilfe brauchte, um meine Herausforderungen anzugehen. Ich begab mich auf die Suche nach einem passenden Therapeuten. Microdosing hatte mir bereits neue Wege aufgezeigt, die ich einschlagen konnte, um meine alten Muster zu durchbrechen. Statt vor meinen Problemen wegzulaufen und sie in verschiedenen Rauschzuständen zu ertränken, wollte ich nun Verantwortung übernehmen und aktiv an Lösungen arbeiten. Nach langer Suche fand ich einen Therapeuten, der zu mir passte. Es war eine angenehme Überraschung, als er mir empfahl, Microdosing neben anderen therapeutischen Maßnahmen weiterzuführen. Es allein würde zwar nicht alle meine Probleme lösen, aber es gab mir die Motivation, den Mut und das Selbstvertrauen, nach Lösungen und Strategien zu suchen. Ich bin froh, dass ich diesen Weg eingeschlagen und mich nicht ausschließlich auf die Pharmaindustrie verlassen habe. Möglicherweise hätte er mit verschiedenen Antidepressiva geendet. Durch die Kombination aus professioneller Unterstützung und der fortgesetzten Einnahme habe ich einen Weg gefunden, der mich stärkt und mir dabei hilft, meine Herausforderungen zu bewältigen. Es ist ein Prozess, aber ich denke, ich bin auf dem richtigen Weg.

## Mayas persönliche Reise zu Klarheit, Glücksempfinden und erhöhter Kreativität

Psilocybin-Microdosing hat mir sehr, sehr gut geholfen in den letzten Monaten. Ich habe ein bisschen Freestyle dosiert, nach Bedarf, und hatte unterschiedliche Erfahrungen. An manchen Tagen habe ich kaum was gemerkt, hab eigentlich gar keinen Unterschied gemerkt, aber an manchen Tagen, besonders an Tagen, an denen ich die MD auf nüchternen Magen genommen habe und viele Stunden vorher nichts gegessen hatte, hatte ich einen größeren Effekt, im Sinne von mehr Klarheit meiner Gedanken, erhöhtem Glücksempfinden, Strukturiertheit, Euphorie, aber alles auf einem sehr »smoothen« Level, was total toll ist, weil ich immer das Gefühl hatte ... also, auch wenn ich sagen wir mal etwas mehr davon gemerkt habe, war ich immer noch in der Situation, arbeiten zu können, und in der keine Überforderung stattfand, ich sozusagen den Alltag weitermanagen konnte. Von daher bin ich sehr zufrieden und kann es super in meinen Alltag integrieren.

Ich nehme ein oder zwei Kapseln die Woche. Letzte Woche habe ich zwei auf einmal genommen und fand mich in einem Setting, wo ich auf das Meer schaute. Eine tolle Erfahrung. Ich habe auch schon einmal höher dosierte Pilze genommen, die intensiver waren, und ich sah mehr Farbkontraste, hatte also mehr visuelle Effekte. Bei den Kapseln habe ich das nicht, dafür empfinde ich mehr Klarheit. Ich kann mich ideal mit dem Atem verbinden, zeichne auch mal wieder und merke, dass ich kreativer bin.

## Sarah, Mutter von Teenager-Zwillingen, und ihre emotionale Heilung und wiedererlangte Stärke

Tatsächlich war ich gleich am ersten Tag, als ich die erste Kapsel genommen habe – auf dem Weg zu einem Gespräch mit einer Psychologin –, ziemlich in Tränen aufgelöst. Ich habe eine Ewigkeit nicht mehr geweint, obwohl es viele Anlässe gab. Ich habe den Weg dorthin gar nicht mehr gefunden, also den Weg zu meinen eigenen Tränen. Der war völlig verstellt. Und dann konnte ich bei dem Gespräch plötzlich sehr viel erzählen. Vom ersten Tag an hatte ich mich geöffnet. Also, die Tränen laufen dann, wenn sie laufen sollen und laufen müssen. Ich bin total glücklich, diese Tiefe wiederzuhaben, auch energetisch. Ich habe nicht mehr dieses Gefühl, irgendetwas nicht zu schaffen oder die Kraft nicht zu haben, das ist komplett vorbei. Die Motivation, die wird gut gestärkt, finde ich. Nur an der Gelassenheit meinen Teenagern gegenüber muss ich noch arbeiten, auch wenn das schon besser geworden ist.

Und ich war tanzen. Tanzen ist eine tolle Medizin und mit Psilocybin superschön. Ich weiß gar nicht, wie ich mich je zu einer chemischen Sache habe hinreißen lassen. Eigentlich habe ich schon sehr früh erkannt, dass es mit Psilocybin viel schöner ist, und darin wurde ich bestätigt.

Ja, ich mag auch die Tage dazwischen. Am Anfang habe ich immer gedacht: »Uurgh, immer diese Pause …«, aber nein, ich genieße, was der Körper dann daraus macht. Ich habe immer das Gefühl, das festigt eigentlich den Effekt. Und ja, ich bin nun wirklich gestärkt davon. Vor allem aber fühle ich mich in meiner emotionalen Ganzheit wirklich sehr, sehr unterstützt. Auch wenn die ersten zwei Kapseln etwas stark waren, sodass ich dachte, ich halbiere sie lieber, war das aber genau der Push, den ich gebraucht habe. Er hat wahnsinnig viel angestoßen. Ich habe in meinem Leben schon viel umgestellt und einfach endlich zugelassen, dass es so nicht weitergeht und ich das so nicht schaffe. Auch Corona war diesmal überhaupt kein Problem, ich bin da ganz leicht wieder rausgekommen.

KAPITEL 4

# DER SICHERE UMGANG MIT PSILOCYBIN

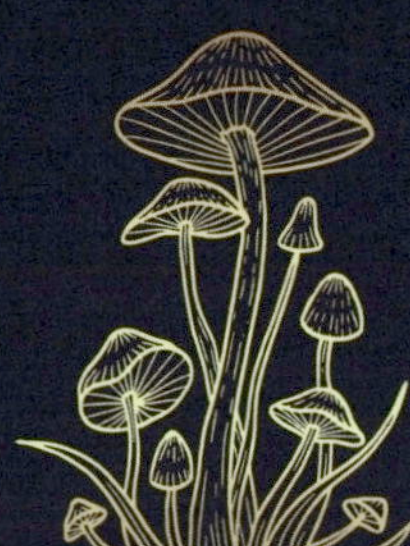

# RISIKEN UND NEBENWIRKUNGEN VON PSILOCYBIN – DER AKTUELLE STAND DER WISSENSCHAFT

Die wachsende Popularität von Psilocybin und Microdosing hat viele dazu veranlasst, die potenziellen Vorteile dieser Praktik zu erkunden. Doch wie bei jeder mächtigen Substanz, die tief in die Psyche eindringt, gibt es auch hier Risiken und unerwünschte Wirkungen, die nicht übersehen werden dürfen. Dieses Kapitel bietet einen umfassenden Überblick über die möglichen Gefahren, die mit der Einnahme von Psilocybin verbunden sind, sowie die aktuellen wissenschaftlichen Erkenntnisse zu diesem Thema. Sich sowohl der positiven als auch der negativen Aspekte bewusst zu sein, ist die Voraussetzung, um fundierte Entscheidungen über den eigenen Konsum und die Anwendung von Psilocybin zu treffen.

## Die relativ geringe Toxizität von Psilocybin

Psilocybin ist eine äußerst ungiftige Substanz. Im Tierversuch wurde die letale Dosis, kurz LD50 – also die Dosis, bei der die Hälfte der Versuchstiere stirbt –, von intravenös verabreichtem Psilocybin bestimmt. Sie lag deutlich über 250 Milligramm pro Kilogramm Körpergewicht (bei 250 Milligramm starb nur ein kleiner Teil der Versuchstiere). Zum Vergleich: Eine moderate bis hohe Dosis liegt bei 0,2 bis 0,4 Milligramm pro Kilogramm Körpergewicht, eine Mikrodose in der Regel unter 0,1 Milligramm. Für einen 70 Kilogramm schweren Menschen entspricht dies etwa 14 bis 28 Milligramm Psilocybin. Die tödliche Dosis für den Menschen wird auf etwa das 1000-Fache der effektiven Dosis geschätzt.[57] Das wäre eine Dosis von etwa 10 bis 20 Gramm Psilocybin, die eine Person zu sich nehmen müsste – eine Menge, die ein Mensch in Form von psilocybinhaltigen Pilzen wohl kaum in einem entsprechend kurzen Zeitraum zu sich nehmen könnte, denn wir sprechen von weit über zehn Kilogramm frischen *Psilocybe-cubensis*-Pilzen beziehungsweise einem Kilogramm getrockneter Pilze (der Gehalt an Psilocybin und Psilocin liegt in frischen

Pilzen bei 0,01 bis 0,2 Prozent und bei getrockneten Pilzen zwischen 0,1 und 2 Prozent). Da ist es tatsächlich einfacher, sich mit gewöhnlichem Trinkwasser umzubringen. Hier liegt die LD50 bei 90 Millilitern pro Kilogramm Körpergewicht. Sechs bis sieben Liter Wasser, in kurzer Zeit getrunken, sind für einen erwachsenen Menschen tödlich.

## Die vielfältige Studienlage zu Psilocybin-Microdosing

Die wissenschaftliche Erforschung von Psilocybin und insbesondere des Microdosings hat in den letzten Jahren erheblich zugenommen. Im Juni 2023 waren laut dem Register ClinicalTrials.gov knapp über 100 klinische Studien zu Psilocybin im Gange, wobei zusätzlich 29 bereits abgeschlossen wurden, und fünf davon befassen sich speziell mit dem Microdosing von Psilocybin. Vier Monate später (Oktober 2023) sind hier schon über 140 klinische Studien gelistet und weitere 3 sind mittlerweile abgeschlossen. Ein Blick auf SemanticScholar.org zeigt im Oktober 2023 insgesamt 116 Studien zum Thema Microdosing mit Psychedelika, wovon 61 Studien Psilocybin-Microdosing thematisieren.

Im Vergleich dazu gibt es zu diesem Zeitpunkt über 2000 Studien zu Psilocybin im Allgemeinen, davon sind über 1000 allein in den letzten drei Jahren erschienen. Diese Zahlen unterstreichen das wachsende Interesse und die Bedeutung der wissenschaftlichen Erforschung von Psilocybin und Microdosing in der medizinischen und psychologischen Gemeinschaft.

## Missbrauchspotenzial von Psilocybin – fast nicht vorhanden

Hinsichtlich eines etwaigen Substanzmissbrauchs können wir beruhigt sein. Eine der bemerkenswerten Eigenschaften von Psilocybin ist seine Fähigkeit, eine Toleranz zu erzeugen. Das bedeutet, dass bei wiederholter Einnahme über mehrere Tage die Wirkung der Substanz nachlässt, auch wenn die Dosis kontinuierlich erhöht wird. Abgesehen davon möchte man nach einer intensiven Psilocybin-Erfahrung in der Regel nicht gleich die nächste Runde auf der Achterbahn drehen. In der Regel! Außerdem macht Psilocybin im Gegensatz zu vielen anderen Substanzen nicht körperlich abhängig. Das bedeutet, dass der Körper nicht nach der Substanz »verlangt«, wenn sie nicht mehr eingenommen wird.

Im Zusammenhang mit Microdosing ist es allerdings aufgrund der regelmäßigen Einnahme wichtig, das Potenzial für eine psychische Abhängigkeit zu berücksichtigen. Es besteht die Möglichkeit, dass einige Personen beginnen, sich auf Psilocybin zu verlassen, um beispielsweise Stress zu bewältigen oder ihre Kreativität zu steigern. Sie könnten Schwierigkeiten haben, ohne die Substanz zurechtzukommen. Deshalb ist es entscheidend, Psilocybin mit Bedacht und Verantwortungsbewusstsein zu verwenden. Eine übermäßige Nutzung als Bewältigungsstrategie kann problematisch sein, auch wenn nach aktuellem Stand der Wissenschaft keinerlei Langzeitschäden zu erwarten sind. Es ist wichtig, Psilocybin als Hilfsmittel zu sehen, nicht als Allheilmittel. Es kann dir dabei helfen, Bereiche in deinem Leben zu identifizieren, die Verbesserung benötigen. Aber letztendlich liegt die Verantwortung für die Durchführung dieser Verbesserungen bei dir. Psilocybin kann den Weg weisen, aber den Weg gehen musst du selbst.

Die 2010 veröffentlichte Studie »Drug Harms in the UK«, auch bekannt als Nutt-Report, untersuchte die Schäden durch Freizeitdrogen in Großbritannien. Dabei wurden verschiedene Faktoren wie körperliche Gesundheitsschäden, Suchtpotenzial, soziale Auswirkungen und Auswirkungen auf Familien und Gemeinschaften berücksichtigt. Psilocybin wies unter den untersuchten Substanzen den geringsten Schaden auf, während Alkohol als gesellschaftlich akzeptierte Droge bei Weitem den größten individuellen und gesellschaftlichen Schaden verursachte, dicht gefolgt von Nikotin.[58]

## Nebenwirkungen als Hinweise und Aufforderung verstehen, Wechselwirkungen und Kontraindikationen beachten

Psilocybin kann in hohen Dosen eine Reihe unerwünschter Wirkungen oder Nebenwirkungen hervorrufen, darunter Pupillenerweiterung, Angst, Verwirrung, Schüttelfrost, schnelle Atmung, Übelkeit, Schwindel und Verlust der Muskelkontrolle. Auch bei der Einnahme geringer Mengen von Psilocybin können Nebenwirkungen oder unerwünschte Wirkungen wie Müdigkeit, Abgeschlagenheit, Schwindel und Kopfschmerzen, Schwierigkeiten, sich zu konzentrieren und strukturiert zu arbeiten, Verwirrung und Überforderung und sogar Angstzustände auftreten.[59] Es ist wichtig, diese unerwünschten Wirkungen nicht als rein negative Effekte zu betrachten, sondern als Indikatoren für Bereiche, in denen Selbstfürsorge erforderlich ist.

Beispielsweise könnte ein erhöhtes Ruhebedürfnis darauf hindeuten, dass mehr Schlaf benötigt wird, während Reaktionen wie Schwindel, Kopfschmerzen und Verwirrtheit auf eine unzureichende Flüssigkeitszufuhr hinweisen könnten. Insbesondere auftretende Angstzustände scheinen mit durch Microdosing zutage tretenden emotionalen Inhalten verknüpft zu sein und könnten in einem therapeutischen Kontext zu einer beschleunigten Heilung führen.[60] In diesem Sinne könnten diese und andere Nebenwirkungen als eine Art Weckruf dienen, der uns darauf aufmerksam macht, dass wir bestimmten Aspekten unserer Gesundheit und unseres Wohlbefindens, die wir im Alltagsstress oft vernachlässigen, mehr Aufmerksamkeit schenken müssen.

Wir möchten jedoch darauf hinweisen, dass jeder Mensch anders auf Psilocybin reagiert und dass die Erfahrungen sehr unterschiedlich sein können. Ebenso sollte die Einnahme von Psilocybin immer unter der Aufsicht eines qualifizierten Gesundheitsexperten erfolgen.

Bei Microdosing von LSD wird von sogenannten Tracern im Gesichtsfeld bei bestehender Rot-Grün-Schwäche berichtet, was einige Betroffene dazu veranlasst hat, das Mikrodosierungsprogramm abzubrechen. Ob dies auch für Psilocybin gilt, ist derzeit nicht bekannt. Tracer sind visuelle Phänomene, bei denen sich bewegende Lichtpunkte oder -linien wahrgenommen werden. Sie treten häufig im Zusammenhang mit der Einnahme psychedelischer Substanzen auf und äußern sich in Form von Nachzieheffekten bei sich bewegenden Objekten. Ihre genauen Ursachen und Funktionsweisen sind noch nicht vollständig verstanden, man vermutet jedoch, dass sie mit Veränderungen der Wahrnehmungsprozesse und der Informationsverarbeitung im visuellen System zusammenhängen, die durch die betreffenden Substanzen hervorgerufen werden. Tracer-Effekte treten in der Regel vorübergehend und individuell unterschiedlich ausgeprägt auf und verschwinden nach Abbau der Substanz wieder.

### Kann Psilocybin Psychosen und Schizophrenie auslösen?

Immer wieder hört und liest man, dass »klassische« Psychedelika wie Psilocybin oder LSD latente Psychosen und Schizophrenie auslösen können. Tatsächlich gibt es eine Handvoll dokumentierter Fälle, in denen hohe Dosen dieser Substanzen zu lang anhaltenden psychotischen Zuständen geführt haben. Ein Beispiel dafür ist ein junger Mann aus unserem persönlichen Umfeld, der als junger Mensch von Anfang 20 nach der Einnahme einer hohen Dosis Psilocybin-Trüffel eine mehrmonatige schizophrene Episode erlitt, die eine stationäre psychiatrische Behandlung erforderlich machte. Glücklicherweise hat er sich vollständig erholt und seit dem Vorfall vor mehr als 20 Jahren keine weiteren Episoden erlitten.

Trotz dieser beunruhigenden Geschichten sind solche Extremfälle eher die Ausnahme als die Regel. Umfangreiche Studien, die auf Daten des US National Survey on Drug Use and Health basieren, konnten keinen direkten Zusammenhang zwischen dem Konsum klassischer Psychedelika und einem erhöhten Risiko für psychische Gesundheitsprobleme wie Schizophrenie, Psychosen, Depressionen, Angststörungen oder Suizidversuche feststellen. Eines der ermutigenden Ergebnisse dieser Studien war sogar, dass der Konsum von LSD und Psilocybin mit niedrigeren Raten von Selbstmordgedanken und -versuchen im Laufe des Lebens verbunden war.[61]

Dies sollte jedoch nicht dazu verleiten, mögliche Risiken zu ignorieren. Die Autoren der Studien betonen, dass ihre Ergebnisse nicht ausschließen, dass in Einzelfällen negative Effekte auftreten können, wie zum Beispiel die Halluzinogen-induzierte persistierende Wahrnehmungsstörung (Hallucinogen Persisting Perception Disorder, kurz HPPD). Dieser Zustand, der durch anhaltende visuelle Störungen gekennzeichnet ist, kann sich wie ein dauerhafter Rauschzustand anfühlen.

Wenn es in deiner Familie Fälle von Psychosen oder Schizophrenie gibt oder wenn du selbst solche Erfahrungen gemacht hast, raten wir dir dringend davon ab, Psychedelika zu konsumieren. Auch wenn das Risiko insgesamt gering zu sein scheint, ist es wichtig, immer auf der sicheren Seite zu bleiben und im Zweifelsfall professionellen Rat einzuholen. Deine Gesundheit und dein Wohlbefinden stehen immer an erster Stelle.

## Wechselwirkungen: Microdosing und Medikamente

Du fragst dich vielleicht, ob Microdosing sicher mit anderen Medikamenten kombiniert werden kann. Das ist eine oft gestellte Frage im Bereich der psychedelischen Forschung. Leider sind die derzeit verfügbaren Informationen begrenzt. Insbesondere Wechselwirkungen mit Antidepressiva vom Typ der selektiven Serotonin-Wiederaufnahmehemmer (SSRIs) sind im Microdosing-Kontext von Bedeutung, da diese genauso wie Psilocybin und andere Psychedelika das serotonerge System beeinflussen beziehungsweise sich auf den Serotoninhaushalt im Gehirn auswirken.

Es gibt begrenzte Forschungsergebnisse zur Bewertung der potenziellen Auswirkungen von Microdosing auf Personen, die gleichzeitig SSRIs einnehmen. Eine systematische Metastudie anhand der derzeit verfügbaren wissenschaftlichen Erkenntnisse lässt darauf schließen, dass die Kombination von Psilocybin mit den meisten gängigen psychiatrischen Medikamenten, insbesondere dem SSRI Escitalopram, wenn überhaupt, dann nur minimale Sicherheitsrisiken aufweist.[62] Interessant in diesem Zusammenhang sind Berichte, die darauf hinweisen, dass Escitalopram die halluzinogenen Eigenschaften von Psilocybin reduziert, was allerdings für den Microdosing-Bereich keine Bedeutung hat. Wer hingegen eine intensive Erfahrung machen möchte und Escitalopram einnimmt, müsste eine höhere Dosis einkalkulieren. Weiterhin gibt es eine Studie, die berichtet, dass Escitalopram in Kombination mit einer hohen Dosis Psilocybin Nebenwirkungen und unerwünschte Effekte von Psilocybin reduzieren konnte, wie etwa Ängstlichkeit und Herzrasen, ohne dabei die stimmungsaufhellenden Effekte zu beeinträchtigen.[63] Einzig von der gleichzeitigen Verwendung von Lithium wird dringend abgeraten, da es zu Krampfanfällen führen kann.[64]

Neben den dünn gesäten klinischen Studien gibt es allerdings unzählige Erfahrungsberichte von Microdosern, die im Rahmen groß angelegter Befragungen ihre persönlichen Erfahrungen mit Microdosing-Wechselwirkungen zu Protokoll gegeben haben. Dr. James Fadiman und Sophia Korb haben hieraus im Rahmen ihrer umfangreichen Forschungsarbeit eine Liste von Medikamenten, Nahrungsergänzungsmitteln und Drogen zusammengestellt, die nach ihren Erkenntnissen keine negativen Wechselwirkungen mit Microdosing zu haben scheinen. Grundlage ihrer Liste sind Daten, die sie im Rahmen einer Langzeitstudie mit Hunderten von Personen gesammelt haben, die vor allem mit Substanzen wie Psilocybin und LSD mikrodosiert haben. Wir weisen jedoch darauf hin, dass diese Liste keine Garantie für die Sicherheit oder verantwortungsvolle Nutzung von Microdosing in Kombination mit den aufgeführten Substanzen darstellt. Die Liste befindet sich am Ende des Buches im Anhang.

Generell empfehlen wir, wenn du SSRIs oder andere Medikamente einnimmst, dass du, bevor du mit Microdosing beginnst, deinen behandelnden Arzt konsultierst und deine Medikamente nicht eigenständig absetzt oder die Dosis ohne Absprache mit deinem Arzt änderst. Beachte, dass das Gebiet der Mikrodosierung noch relativ neu ist und dass derzeit niemand über ausreichend Erfahrung verfügt, um endgültige Aussagen über die Wechselwirkungen zwischen der Mikrodosierung psychedelischer Substanzen und bestimmten Medikamenten machen zu können. Wenn du in Erwägung ziehst, deine Medikation zu reduzieren oder abzusetzen, weil du der Meinung bist, dass Microdosing eine bessere Alternative sein könnte, konsultiere immer deinen Arzt und wäge die möglichen Vor- und Nachteile gründlich ab!

# MEDIKAMENTE, NAHRUNGSERGÄNZUNGSMITTEL UND DROGEN, DIE MIT MICRODOSING KOMPATIBEL SIND

In der folgenden Liste findest du Medikamente, Nahrungsergänzungsmittel und Drogen, die nach aktuellen Forschungen von Dr. James Fadiman und Sophia Korb keine negativen Wechselwirkungen mit Mikrodosierungen von Substanzen wie Psilocybin und LSD aufweisen.[65] Diese Liste basiert auf Daten aus einer Langzeitstudie mit Hunderten von Mikrodosierern. Bitte beachte, dass diese Liste keine Garantie für die Sicherheit oder verantwortungsvolle Nutzung von Mikrodosierung in Kombination mit den aufgeführten Substanzen darstellt. Wir haben diese ursprünglich aus den USA stammende Liste der mit Microdosing kompatiblen Medikamente an den europäischen Arzneimittelmarkt angepasst. Amerikanische Medikamente, die in Europa nicht erhältlich sind, haben wir durch wirkstoffgleiche Alternativen ersetzt, die auf dem europäischen Markt erhältlich sind.

| Wechselwirkungsfreie Medikamente, mit denen Microdosing kombiniert werden kann | |
|---|---|
| **Alkoholentzugsmedikamente** | Acamprosat (Campral), Naltrexon (Nalorex) |
| **Antazida** | Ranitidin |
| **Antibiotika** | Clindamycin, Doxycyclin, Minocyclin, Penicillin |
| **Antidepressiva** | Bupropion (Elontril), Citalopram (Cipramil), Desvenlafaxin (Desveneurax), Doxepin (Aponal), Duloxetin (Cymbalta), Escitalopram (Cipralex), Mirtazapin (Remergil), Paroxetin (Paroxat), Sertralin (Zoloft), Venlafaxin (Trevilor) |

| | |
|---|---|
| **Antiepileptika (Antikonvulsiva)** | Baclofen (Lioresal), Carbamazepin (Timonil), Gabapentin (Neurontin), Lamotrigin, Primidon Liskantin), Valproat-Natrium (Orfilril, Ergenyl), Tizanidin (Sirdalud), Topiramat (Topamax) |
| **Antihistaminika** | Cetirizin (Zyrtec), Loratadin, Ranitidin |
| **Antimykotika** | Fluconazol |
| **Antiparasitika** | Nitazoxanid |
| **Anxiolytika, weitere** | Etizolam |
| **Benzodiazepine (Angstzustände, Schlaf, Anfälle)** | Alprazolam (Tafil), Clonazepam (Rivotril), Diazepam, Flurazepam (Dalmadorm), Lorazepam (Tavor) |
| **Bronchodilatatoren (Asthma, COPD)** | Beclometason (Ventolair), Montelukast (Singulair), Salbutamol (Sultanol) |
| **Cholesterinsenker** | Atorvastatin (Sortis), Rosuvastatin (Cresor), Simvastatin (Inegy), Statine (z. B. Lovostatin) |
| **DHEA (Dehydroepiandrosteron, Steroidhormon)** | Spironolacton (Aldactone) |
| **Diabetesmedikamente** | Metformin (Siofor) |
| **Entzündungshemmer** | Mesalazin (Claversal) |
| **Erektile Dysfunktion** | Tadalafil (Cialis) |
| **Freizeitdrogen** | Alkohol, Amphetaminsalze (Speed), Heroin, Koffein, Kratom, Marihuana (Cannabis), Nikotin |
| **GERD (gastroösophageale Refluxkrankheit)** | Esomeprazol (Nexium), Omeprazol (Omep), Pantoprazol (Pantozol), Ranitidin |

| | |
|---|---|
| **Herz-/Bluthochdruck-medikamente** | Amiodaron (Cordarex), Hydrochlorothiazid (Amlodipin, Bisoprolol, Candesartan, Atacand), Lisinopril, Losartan, Ramipril (Delix, Tonotec, Delmuno), Spironolacton, Telmisartan (Micardis), Valsartan, Propranolol (Dociton) |
| **Hormone und Steroide** | Dexamethason (Fortecortin und andere), Estradiol (Femoston, Cliovelle), Levothyroxin (L-Thyroxin, Euthyrox), Norethindron, Östrogen, Prednison (Decortin), Progesteron, Testosteron |
| **Immunsuppressiva** | Hydroxychloroquin (Quensyl) |
| **Konzentration (ADHS/ADS), Medikamente zur Steigerung der** | Amphetamin, Bupropion, Dexamfetamin (Dextroamphetamin), Lisdexamfetamin (Elvanse), Methylphenidat (Medikinet, Ritalin), Modafinil |
| **Nahrungsergänzungs-mittel** | 5-HTP, Albizia, Ashwagandha, B100, BCAAs, Biotin, Brahmi, Bromelain, Cayenne, Chaga, Chlorophyll, Cholin, CILTEP, CoQ10, Cordyceps, Eisen, Eleuthero, EPA/DHA, Fischöl, Ginseng, Glucosamin, Helmkraut, Jod, Johanniskraut, Kalzium, Kelp, Kreatin, Kurkuma (Curcumin), L-Theanin, Löwenmähne (Igelstachelbart), Maca, Magnesium, Mariendistel, MCT, Melisse, Methylsulfonylmethan (MSM), Multivitamine, Omega-3-/6-/9-Fettsäuren, Passionsblume, Phosphatidyl, Probiotika, Pycnogenol, Reishi, Rhodiola rosacea, Schmetterlingstramete (Coriolus), Selen, Shatavari, Taurin, Tulsi, Vitamin $B_3$, $B_6$, $B_{12}$, C, $D_2$, $D_3$, K, $K_2$, Zink |
| **Nootropika/Antidementiva** | Aniracetam, Phenylpiracetam, Piracetam (Nootrop) |
| **Parkinson-Medikamente** | Levodopa (Madopar, Stalevo), Pramipexol (Sifrol, Mirapexin) |
| **Schilddrüsenmedikation** | Methimazol, Thiamazol, siehe auch Hormone |
| **Schlafmittel** | Melatonin, Zolpidem, Zopiclon, Diphenhydramin (Medicon, Vivinox) |

| | |
|---|---|
| **Schmerzmittel** | Aspirin, Codein, Dihydrocodein (Paracodin), Hydrocodon, Ibuprofen, Naproxen (Dolormin), Paracetamol<br><br>**Kontraindiziert:** Tramadol (nicht mit Microdose kombinieren) |
| **Stimmungsstabilisatoren und Antipsychotika** | Aripiprazol (Abilify), Buspiron, Quetiapin (Seroquel)<br><br>**Kontraindiziert:** Lithium (nicht mit Microdose kombinieren) |
| **Verhütungsmittel** | Hormonelle Antibabypillen (Aubra, Marvelon), Mirena, Nuvaring, Ortho Tri-Cyclen |

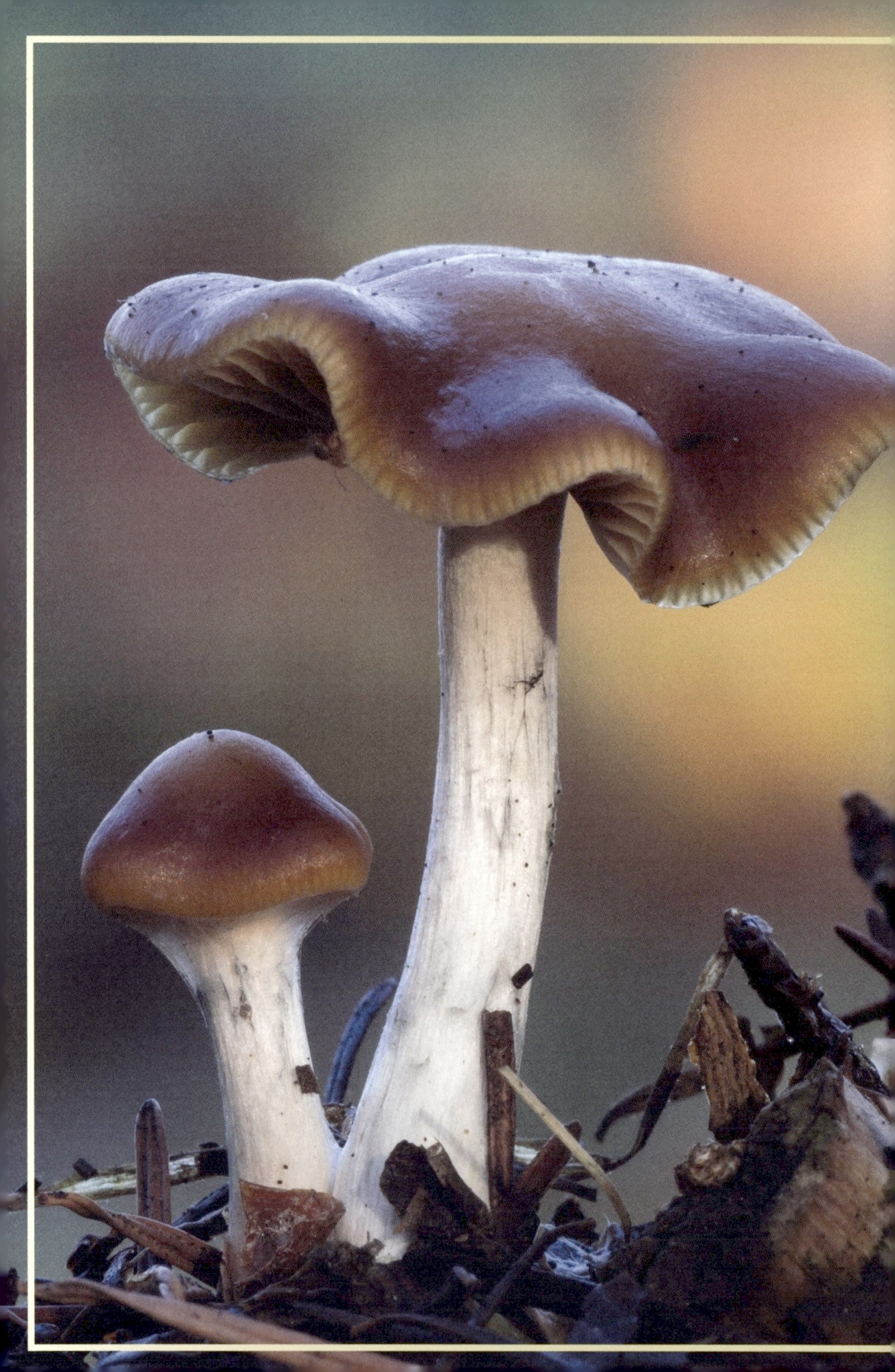

# TEIL 3

# MICRODOSING IN DER PRAXIS: PERSPEKTIVEN, ANWENDUNGEN UND PROTOKOLLE

KAPITEL 5

# DIE PSYCHOLOGIE DES MICRODOSINGS

# DIE KRAFT DER INTENTION

Dieses Kapitel richtet sich an all jene, die wissen oder erahnen können, dass wir Menschen ein hochgradig komplexes System sind und neugierig auf unsere psychologischen Mechanismen sind und diese mit Microdosing von Psilocybin beleuchten, erfassen und für das eigene Wohlbefinden nutzen wollen. Hier erfährst du, welche Bedeutung Set und Setting haben und wie die Kraft der Intention und Selbstreflexion sowie Heilungswiderstände in diesem Kontext zusammenwirken. Ebenso erfährst du, wie du durch Microdosing-Beratung und psychologische Begleitung von deiner Praxis profitieren und sie für deine persönliche Entwicklung nutzen kannst. Wir werden unser Augenmerk auf die erstaunliche Kraft der Intention lenken. Wir möchten die Bedeutung von bewusst ausgerichteten Absichten unterstreichen und wie diese die Effizienz von Microdosing beeinflussen können. Das Setzen einer Intention ist im Wesentlichen das Formulieren einer klaren Absicht und eines Ziels, die Richtung, in die wir uns bewegen möchten. Anders ausgedrückt sind Intentionen psychologische Konstrukte, die unsere Handlungen und Erwartungen beeinflussen. Dies könnte eine Tagesintention sein, dein persönliches Ziel für den Tag, wie zum Beispiel »Fokus« oder »guter Schlaf«. Es könnte aber auch eine längerfristige Intention sein, wie emotionale Stabilität, verbesserte Stimmung, innere Ruhe und so weiter. Die innere Einstellung, die wir wählen, formt maßgeblich unsere Erfahrungen.

Die Idee, dass unsere Intention unsere Erfahrungen beeinflusst, ist keineswegs neu. Im metaphysischen und philosophischen Bereich erleben wir vielerlei Phänomene dieser Art. In der Wissenschaft werden sie dann beispielsweise als Placeboeffekt (positive Erwartungen) oder Nocebo-Effekt (negative Erwartungen) bezeichnet. Stell dir vor, du leidest unter chronischen Schmerzen und entscheidest dich, Microdosing mit Psilocybin als Teil deiner Behandlungsstrategie auszuprobieren. Neben der genauen Dosierung und der Qualität der Pilze kann auch deine Intention einen wichtigen Einfluss auf deine Erfahrungen haben. Wenn du dich vor jeder Einnahme bewusst darauf konzentrierst, wie du Linderung von deinen Schmerzen erfahren wirst und dass das Microdosing dir dabei helfen soll, deine Beschwerden zu lindern, ist es wahrscheinlich, dass sich die positiven Effekte verstärken.

Betrachten wir zur Verdeutlichung die Vorstellungskraft von Sportlern. Sportler nutzen oft Visualisierungstechniken, um ihre Leistung zu verbessern. Indem sie sich vorstellen, wie sie erfolgreich sind und ihre Ziele erreichen, schaffen sie eine starke mentale Verbindung zu ihren körperlichen Fähigkeiten. Selbst Muskelaufbau ist allein über die Kraft der Intention oder Gedanken schon möglich. Das zeigt eine Studie aus dem Jahr 2004,[66] die darlegt, dass mentale, also nur imaginierte, Muskelkontraktionen die Kraft in einem bestimmten Bereich um 35 Prozent steigern konnten. Das ist erstaunlich und sehr interessant, da es eindrucksvoll zeigt, wie sehr Gedanken über biochemische Abläufe Körpermaterie formen können.

Die Studie »Microdosing as a response to the meaning crisis: a qualitative analysis« (Microdosing als Antwort auf die Sinnkrise: eine qualitative Analyse) von Rotem Petranker und seinen Kollegen untersucht darüber hinaus die Motivationen und Erfahrungen von Personen, die Psychedelika als Microdosing nutzen, um mit der »Sinnkrise« besser zurechtzukommen – einem Gefühl der Unverbundenheit oder Sinnlosigkeit im Leben. Im Rahmen der Studie wurden 98 Personen befragt, die Mikrodosen von Psilocybin zur Steigerung von Wohlbefinden, Kreativität und Spiritualität einsetzen. Die Ergebnisse zeigten, dass die Mikrodosierung dieses Wirkstoffs das Sinnempfinden der Teilnehmer positiv beeinflusste und oft zu einer intensiveren Selbstwahrnehmung sowie einer stärkeren Verbundenheit mit anderen und der Umwelt führte. Dennoch wird in der Studie die Notwendigkeit weiterer Forschung betont, um Risiken, Vorteile und ethische Aspekte des Microdosings umfassender zu beleuchten.[67]

## Wenn die Intention magisch wird

In der Arbeit mit Magic Mushrooms hat der Bereich der Magie ebenfalls eine große Bedeutung. Menschen, die magische Praktiken anwenden, glauben ebenso an die Macht der Intention. Wenn sie Rituale oder Zeremonien durchführen, nutzen sie oft absichtsvolle Gedanken, um ihre Handlungen zu verstärken und ihre Ziele zu erreichen. Das Microdosing mit Psilocybin kannst du ganz wunderbar in deine magischen Praktiken mit einbauen, indem du beispielsweise nach der Einnahme eine Meditation durchführst und nach circa 20 bis 30 Minuten, wenn die Wirkung der Mikrodose einsetzt, dein Ritual durchführst und dich dabei auf deine Absicht konzentrierst und sie visualisierst. Diese Form der Praxis lehrt Tom Hatsis in seinem Buch *A Psychedelic Spellbook*. Näheres dazu erfährst du im Kasten auf Seite 110.

Du könntest dir zum Beispiel mit allen Sinnen vorstellen, wie du dich nach der Einnahme des Wirkstoffes fühlst: entspannt, klar, fokussiert und voller Energie oder ruhig und voller Vertrauen, dass deine Erfahrungen dich an diesem Tag oder in der zukünftigen Zeit dem Kern deiner Persönlichkeit, deines Wesens näherbringen. Male dir in deinem Geist lebhaft aus, wie du diese positiven Veränderungen in deinem Alltag erlebst. Visualisiere dich selbst in Situationen, in denen du deine Ziele erreicht hast oder deine Symptome gelindert sind. Indem du dir diese positiven Bilder, Eindrücke und Gefühle immer wieder vorstellst und dabei bewusst deine Absicht benennst, verankerst du diese positiven Erfahrungen in deinem Unbewussten und ermöglichst es deinem Geist und Körper, auf diese Weise zu handeln. Das ist der »magische« Teil des Microdosings, welcher in der Wissenschaft als Neurogenese bezeichnet wird, da dabei neue Verknüpfungen und neue Nervenzellen im Gehirn entstehen.

Mit dem Setzen deiner Intention sorgst du also für das harmonische Zusammenspiel deines Körpers und Geistes und verstärkst die neurogene Wirkung im Gehirn mit der Unterstützung des Psilocybins. Wie wir gelernt haben, fördert Psilocybin die Neuroplastizität und erhöht die Konnektivität im Gehirn, was dazu führt, dass du starres Denken auflösen kannst und flexibler, offener und kreativer wirst. Ob du nun deine Schmerzen lindern möchtest, deine körperliche oder mentale Leistung verbessern möchtest oder einfach nur einen ruhigeren, fokussierteren Geisteszustand anstrebst, das bewusste Setzen einer Intention nimmt positiven Einfluss auf dein Ergebnis. Es geht nicht darum, negative Gedanken oder Emotionen zu verdrängen oder zu leugnen, sondern darum, eine positiv formulierte Ausrichtung zu wählen, um dich auf deinem Weg zu stärken. Es kann auch eine positive Ausrichtung sein, sich mit den Schattenseiten befassen zu wollen und schwierige Emotionen zulassen zu wollen.

## Microdosing Magic: Tom Hatsis' Ansatz zur Entfaltung des menschlichen Potenzials

Tom Hatsis, ein visionärer Intellektueller, Okkultist und Befürworter von Psychedelika aus Portland, Oregon, USA, bringt eine einzigartige Sichtweise auf das Microdosing und dessen Beziehung zur Magie ein. In seinem 2018 erschienenen Buch *Microdosing Magic: A Psychedelic Spellbook* präsentiert er die These, dass Microdosing mit Psilocybin nicht nur eine Methode zur Steigerung der kognitiven Fähigkeiten ist, sondern auch ein Werkzeug, das das menschliche Potenzial zur »Magie« freisetzen kann. Er betrachtet die Kombination von Microdosing und Magie als eine mächtige Methode, die weit mehr bewirken kann als jede der beiden Techniken allein.

Für Hatsis ist Magie keine übernatürliche Kraft, sondern vielmehr eine Form des »Mind Hacking«, des Reframings und der Neurogenese. Er argumentiert, dass diese Fähigkeiten jedem Menschen innewohnen und durch Techniken wie das Microdosing aktiviert und genutzt werden können. Microdosing betrachtet er als ein Werkzeug, das Menschen dabei unterstützt, einen Zustand kindlicher Genialität zu erreichen, der Kreativität fördert und neue Perspektiven eröffnet. Sein Buch dient als Sammlung von Vorlagen, die den Menschen dabei helfen sollen, ihren individuellen Weg im Umgang mit Psychedelika zu finden. Dabei bietet er Einblicke und Techniken an, ohne den Menschen vorzuschreiben, was sie tun sollen.

In *Microdosing Magic* stellt Hatsis außerdem »die vier Geschenke« vor, wie er sie nennt: Intellekt, Emotion, Wille und Aktion. Sie legen den Grundstein seines persönlichen magischen Systems. Dieses System zielt darauf ab, diese vier Aspekte in Einklang zu bringen, um reine Magie zu wirken. Nach Hatsis' Ansicht führt der Konsum von psilocybinhaltigen Pilzen in Kombination mit Löwenmähne (Lions Mane, *Hericium erinaceus*) und Reishi (*Ganoderma lucidum*) zu einer Art innerer Transformation, die zu Neurogenese, besserer Feuerkraft und Reframing im Gehirn einer Person führt, was die Fähigkeit zur »Magie« weiter verstärkt.

Und denk daran, dass die Kraft der Intention nicht nur auf die magische Welt der Magic Mushrooms beschränkt ist. Du kannst sie in allen Bereichen deines Lebens anwenden, um positive Veränderungen zu fördern und deine Ziele zu erreichen. Also, warum nicht heute damit beginnen, deine Intentionen bewusst zu setzen und zu sehen, wohin sie dich führen? Alles ist möglich in der Idee, unser Leben selbst zu gestalten und zu kreieren. Der Trick ist es, die Intention in Bewegung zu setzen.

## SET UND SETTING – DIE RAHMENBEDINGUNGEN

In der Welt der Psychedelika begegnen uns häufig die Begriffe »Set« und »Setting«. Doch bei genauerer Betrachtung erweist sich dieses Konzept als universell gültig – von der Art und Weise, wie und wo wir arbeiten, über die Erziehung unserer Kinder bis hin zu unserer Schlafumgebung. Kurz gesagt sind »Set« und »Setting« Begriffe, die oft in der psychedelischen Literatur verwendet werden, um die innere Einstellung und die äußere Umgebung zu beschreiben, in der eine Erfahrung stattfindet. »Set« bezieht sich dabei auf den aktuellen mentalen und emotionalen Zustand einer Person (zum Beispiel vor einer Psilocybin-Erfahrung), einschließlich ihrer Absichten, Erwartungen und Überzeugungen. Es umfasst die individuelle psychische Verfassung und die mentale Vorbereitung, während sich »Setting« auf die Umgebung bezieht, in der eine Erfahrung stattfindet. Dazu gehören der Ort, an dem sich die Person befindet, die Atmosphäre und die Anwesenheit anderer Personen. Das Setting umfasst auch das Vertrauen und das Gefühl der Sicherheit, die in dieser Umgebung empfunden werden. In der Arbeit mit hoch dosierten Psychedelika sind Set und Setting von besonderer Bedeutung, da die individuelle Anpassung den größten Nutzen bringt. Wenn Set und Setting stimmig sind, öffnen sich die Türen zu unseren inneren Welten.

Auch beim Microdosing von Psilocybin ist eine stabile Grundvoraussetzung hilfreich. Selbst wenn du keine außergewöhnlichen Erlebnisse anstrebst, ist es sinnvoll, dich in eine gute Ausgangsposition zu bringen, um den größtmöglichen Nutzen zu erzielen. Durch die Schaffung einer positiven mentalen Einstellung (Set) und einer unterstützenden Umgebung (Setting) optimierst du deine Alltagserfahrungen und steigerst dein Wohlbefinden. Das kann eine morgendliche Routine wie Meditation, Yoga, Sport oder ein gesundes Frühstück sein. Eine zusätzliche Reduzierung von schädlichen Gewohnheiten wie Rauchen, übermäßigem Alkohol- und Kaffeekonsum oder Überforderung am Arbeitsplatz wirkt sich positiv aus, ebenso wie stabile Bindungen zu geliebten Menschen oder Haustieren.

Microdosing kann dir helfen, immer bewusster und klarer zu erkennen, was für deinen Körper, deinen Geist und deine Seele wichtig, richtig und gut ist. Auch hier geht es um den übergeordneten Gedanken, das eigene Leben aktiv zu gestalten und nicht nur auf die Wirkung der Medizin zu bauen. Natürlich ist es generell kaum möglich, für ein optimales Set und Setting zu sorgen, insbesondere wenn du deinen Schmerz, sei er nun körperlicher oder seelischer Natur, Angstzustände oder deine Depression behandeln möchtest. Als lebendige Wesen in einer dynamischen Welt ist es oft herausfordernd oder gar unmöglich, auf Abruf einen stabilen psychischen Zustand oder ein unterstützendes Umfeld hochzufahren. Du kannst jedoch einiges dazu beitragen und dafür sorgen, dass es in die richtige Richtung geht.

Selbst wenn wir diese Faktoren nicht immer direkt kontrollieren können, gibt es doch Möglichkeiten, sie zu beeinflussen und unsere Wahrnehmung zu formen. Die Reise beginnt also schon vor der Einnahme der Substanz mit der Vorarbeit – mit dem Setzen deiner Intention und mit der regelmäßigen Einnahme der Mikrodose, möglichst zur gleichen Zeit. Wenn du dich zusätzlich auf gesunde Gewohnheiten und ein unterstützendes soziales Umfeld konzentrierst und dich bewusst für eine positive und unterstützende innere Einstellung entscheidest, hast du schon viel dazu beigetragen, den Rahmen so zu gestalten, dass du eine gute und bereichernde Erfahrung mit der Mikrodose machen kannst. Außerdem kann die regelmäßige Einnahme von Psilocybin in Mikrodosen auch dazu beitragen, deine Grundstimmung zu verbessern und ein größeres Bewusstsein für dich selbst und deine Umgebung zu fördern. Mit der Zeit kann dies die Gestaltung deines Sets und Settings positiv beeinflussen und zunehmend vereinfachen.

In klinischen Studien zu Microdosing wird selten über das Set und Setting berichtet, geschweige denn, dass es bei der Interpretation der Ergebnisse berücksichtigt wird – möglicherweise, weil diese Faktoren im Zusammenhang mit Microdosing nicht als wichtig erachtet werden. Die Erfahrung zeigt jedoch, dass diese Annahme falsch ist. Set und Setting spielen in der Microdosing-Praxis eine größere Rolle, als man meinen könnte. Individuelle Faktoren wie unsere Stimmung, unsere Absichten und unsere Umgebung können die Wirkung von Microdosing beeinflussen. Ein positives und unterstützendes Set und ein angenehmes Setting können das Gefühl des Wohlbefindens und die erwünschten Effekte des Microdosings verstärken, wohingegen ein unnatürliches Set und Setting ohne Einbezug des Alltagsgeschehens und/oder gar eine sterile Krankenhausatmosphäre, wie sie häufiger bei klinischen Studien vorzufinden sind, dazu führt, dass keine nennenswerten Effekte nachgewiesen werden können. Die Studie »Mikroevidenz für Microdosing mit Psilocybin-Pilzen« lässt dies schon im Titel erahnen.[68]

Hinsichtlich unserer Ausführungen zu Set und Setting könnte man die Ergebnisse solcher Studien hinsichtlich Validität und Evidenz sicher dahingehend kritisch hinterfragen. Von Ido Hartogsohn und Rotem Petranker (2022)[69] haben wir dazu einen wissenschaftlichen Artikel gefunden, der diese Aspekte diskutiert. In ihrem Artikel »Set and setting in microdosing: an oft-overlooked principle« heben sie die Bedeutung von Set und Setting für das Microdosing hervor. Sie argumentieren, dass kontextuelle Faktoren wie Erwartungen, Absichten und die sensorische und soziale Umgebung eine entscheidende Rolle bei der Wirkung psychedelischer Substanzen spielen. Obwohl diese Faktoren weithin anerkannt sind, wird in klinischen Studien zum Microdosing selten über Set und Setting berichtet. Die Autoren argumentieren, dass Set und Setting auch beim Microdosing berücksichtigt werden sollten, und zeigen auf, wie diese Faktoren die Effekte des Microdosings beeinflussen können. Durch die Berücksichtigung und Berichterstattung von Set und Setting in Microdosing-Studien könnten die Ergebnisse zuverlässiger und konsistenter werden.

# SELBSTREFLEXION, SELBSTERKENNTNIS, SELBSTWIRKSAMKEIT – DIE SÄULEN PERSÖNLICHER ENTWICKLUNG

In den letzten Jahren hat sich das Konzept des Microdosings bei vielen Anwendern als eine vielversprechende Methode zur Steigerung des persönlichen Wachstums und der mentalen Klarheit herauskristallisiert. Hier möchten wir eine erweiterte Perspektive auf Psilocybin-Microdosing vorstellen, die über die bekannten kognitiven Vorteile wie gesteigerte Kreativität und Fokus hinausgeht. Sie konzentriert sich auf die tiefere Ebene der Erfahrung, die durch Microdosing mit Psilocybin im Kontext der Selbstreflexion, Selbsterkenntnis und Selbstwirksamkeit entdeckt werden kann.

In der Psychologie sind Selbstreflexion, Selbsterkenntnis und Selbstwirksamkeit grundlegende Säulen der persönlichen Entwicklung und des Selbstverständnisses. Die Selbstreflexion, der Prozess des Innehaltens und Nachdenkens über unsere Gedanken, Gefühle und Handlungen, ist das Fundament dieser Triade. Sie ermöglicht es uns, unsere Erfahrungen zu analysieren und tiefere Einsichten in unsere Motive und Handlungen zu gewinnen. Dieses Nachdenken dient als Katalysator für die Selbsterkenntnis, ein tieferes Verständnis und Wissen über uns selbst, einschließlich unserer Eigenschaften, Werte, Ziele sowie Stärken und Schwächen. Mit zunehmender Selbsterkenntnis können wir bewusstere und authentischere Entscheidungen treffen, die unsere persönlichen Werte und Ziele widerspiegeln. Der dritte Pfeiler, die Selbstwirksamkeit, beschreibt unser Vertrauen in unsere Fähigkeiten, Aufgaben zu bewältigen und Ziele zu erreichen. Sie beeinflusst, wie wir Herausforderungen angehen und mit Schwierigkeiten oder Rückschlägen umgehen. Je größer unsere Selbstwirksamkeit wird, desto mehr glauben wir daran, Kontrolle über unsere Lebensumstände zu haben und positive Veränderungen herbeiführen zu können.

Zu Beginn muss erwähnt werden, dass eine längerfristige Einnahme hier von großem Nutzen ist, um die oben beschriebenen gewünschten Effekte zu erzielen. Wenn du dich für diesen Weg entscheidest, sei dir bewusst, dass es ein Lebensweg ist, bei dem dir deine Ziele als Kompass dienen, der aber immer weitergeht. Am Anfang hast du vielleicht Schwierigkeiten, dich auf neuen Pfaden durchs Dickicht zu kämpfen, doch nach und nach wird es leichter, und deine Beharrlichkeit zahlt sich aus. Es ist ein fortwährender Prozess und auch wenn es eine Menge Arbeit ist, ist sie notwendig und auch wunderschön, da sie dich wahrhaftig und authentisch mit deinem Leben verbindet. Sie bereichert deine Beziehungen und je besser du dich selbst kennenlernst, desto freier wirst du.

Selbstreflexion, Selbsterkenntnis und Selbstwirksamkeit sind drei grundlegende Elemente der persönlichen Entwicklung und des persönlichen Wachstums. Diese Konzepte sind eng miteinander verbunden und können eine transformative Wirkung auf unser Leben haben. Wissenschaftlich ausgedrückt schwächt das Psilocybin vorübergehend das Default Mode Network (DMN) im Gehirn, das mit selbstbezogenem Denken und autobiografischer Erinnerung verbunden ist. Wenn das DMN reduziert ist, erleben Menschen oft einen Zustand der Offenheit, in dem sie ihre eigenen Gedanken und Muster objektiver betrachten können. Dies schafft die Grundlage für eine tiefere Selbstreflexion und das Aufbrechen festgefahrener Denkmuster.

Ein interessantes Beispiel, das die oben beschriebenen drei Prinzipien der Selbstreflexion, der Selbsterkenntnis und der Selbstwirksamkeit veranschaulicht, ist die Anwendung von Microdosing mit Psilocybin zur Erforschung und Überwindung hinderlicher Glaubenssätze. Diese Glaubenssätze könnten zum Beispiel lauten: »Ich bin nicht gut genug«, »Ich werde immer scheitern« oder »Andere sind besser als ich«. Diese Glaubenssätze sind weitverbreitet in unserer leistungsorientierten Welt. Wenn du dir also die Zeit nimmst, dich selbst zu reflektieren, nimmst du dir bewusst Zeit, um über deine Gedanken, Gefühle, Überzeugungen und Verhaltensweisen nachzudenken. Es ist wichtig, ehrlich zu dir selbst zu sein und dich objektiv zu betrachten, dich also nicht zu bewerten.

Selbsterkenntnis ist der Schlüssel zur Selbstreflexion. Wenn du erkennst, dass hinderliche Glaubenssätze dein Denken und Handeln beeinflussen, kannst du damit beginnen, diese Muster zu hinterfragen und nach neuen unterstützenden Überzeugungen zu suchen. Wenn du also hinderliche Glaubenssätze identifiziert und ihre Quellen verstanden hast, kannst du an der

Entwicklung neuer Denkmuster arbeiten. Hier kommt die Selbstwirksamkeit ins Spiel. Indem du dich bewusst dafür entscheidest, alte Überzeugungen loszulassen und neue, unterstützende Glaubenssätze aufzubauen, stärkst du deine Selbstwirksamkeit.

In Bezug auf unser Beispiel könnten diese heißen: »Ich bin gut genug und habe wertvolle Stärken und Talente«, »Ich kann aus meinen Erfahrungen lernen und wachse stetig« oder »Ich bin einzigartig und habe einzigartige Fähigkeiten, die ich mit anderen teilen kann«. Indem du diese neuen Überzeugungen entwickelst und wiederholst, stärkst du deine Selbstwirksamkeit und ermöglichst dir, dein volles Potenzial zu entfalten. Indem du dich bewusst dafür entscheidest, alte Überzeugungen loszulassen und neue, unterstützende Glaubenssätze aufzubauen, stärkst du deine Selbstwirksamkeit.

Diese drei Konzepte sind eng miteinander verflochten und beeinflussen sich gegenseitig. Eine regelmäßige Selbstreflexion fördert die Selbsterkenntnis und erweitert dein Bewusstsein für dein eigenes Verhalten. Diese Erkenntnisse stärken wiederum die Selbstwirksamkeit, da wir mit klarerem Verständnis unserer Stärken und Schwächen bessere Strategien zur Erreichung unserer Ziele entwickeln können. Ebenso kann ein hohes Maß an Selbstwirksamkeit die Bereitschaft zur Selbstreflexion und Selbsterkenntnis erhöhen, da wir mehr Vertrauen in unsere Fähigkeiten gewinnen, uns selbst zu verstehen und positive Veränderungen herbeizuführen. Daher sind diese Prozesse wesentliche Bestandteile jeder Phase der persönlichen Weiterentwicklung und des psychologischen Wachstums. Das Microdosing mit Psilocybin kann diesen Prozess unterstützen, indem es dir einen erweiterten Zugang zu deinem Geist und neue Perspektiven ermöglicht. Im Rahmen eines therapeutischen Prozesses kann dir eine Begleitperson bei der Entwicklung neuer Denkmuster und derer Verwurzelung sicher zusätzlich hilfreich sein.

Während des gesamten Prozesses der Selbstreflexion, Selbsterkenntnis und Selbstwirksamkeit ist es wichtig, dass du geduldig und liebevoll mit dir umgehst. Die Veränderung von tief verwurzelten Glaubenssätzen erfordert Zeit und Kontinuität. Sei offen für neue Erkenntnisse und sei bereit, alte Überzeugungen loszulassen, die dir nicht länger dienlich sind. Insgesamt bietet die Kombination aus Selbstreflexion, Selbsterkenntnis und Selbstwirksamkeit mit Microdosing von Psilocybin ein unterstützendes Tool, eine einzigartige Möglichkeit, dein volles Potenzial zu erkennen und zu entfalten und dich auf eine tiefgreifende innere Reise zu begeben. Nutze diese Möglichkeit, um dich selbst besser kennenzulernen, hinderliche Glaubenssätze zu überwinden und ein erfülltes und authentisches Leben zu führen. Du hast die Fähigkeit, positive Veränderungen in deinem Leben herbeizuführen, und Microdosing mit Psilocybin kann dir dabei helfen, diesen Weg zu gehen.

**»Es wurde gesagt, dass der Geist, sobald er durch eine Idee oder ein Konzept erweitert wurde, niemals zu seiner ursprünglichen Denkweise zurückkehren kann.«**

Dolores Cannon (1931–2014), amerikanische Hypnotherapeutin und Schriftstellerin

## WAS EINER UMFASSENDEN HEILUNG ENTGEGENSTEHEN KANN

Der Begriff »Heilungswiderstand« ist ein Konzept aus der Psychotherapie, der sich auf unbewusste Abwehrmechanismen bezieht, die eine Person davon abhalten können, sich auf den heilenden Prozess einzulassen. Diese Widerstände können sich in diversen Formen ausdrücken, wie beispielsweise Verleugnung, Rationalisierung oder projektive Identifikation. Diese Widerstände können dazu führen, dass eine Person Schwierigkeiten hat, im Rahmen ihrer Therapie Fortschritte zu erzielen. Doch auch außerhalb der Psychotherapie haben diese Abwehrmechanismen ihre Kraft. Sie dienen dazu, uns vor Schmerz, Konflikten oder unerträglichen Wahrheiten zu schützen, und hindern uns oft daran zu sehen, was nötig ist, um echte Fortschritte und persönliches Wachstum zu ermöglichen und Verantwortung für uns und unser Leben zu übernehmen. Hier ein kurzes Beleuchten der Abwehrmechanismen.

Unter dem Begriff »Verleugnung« verstehen wir, dass eine Person sich weigert anzuerkennen, dass sie ein Problem hat, wobei Symptome und Verhaltensweisen, die deutlich auf eine Beeinträchtigung hindeuten, heruntergespielt oder als normal empfunden werden. Wir fügen hier ein gängiges und aktuelles Thema ein, welches sich über alle Kontinente erstreckt und ein Großteil aller Menschen betrifft: die Sucht. Sucht bedeutet nicht nur die Abhängigkeit von bestimmten körperlich wirksamen Substanzen, sondern bezieht sich auf alle riskanten, missbräuchlichen und abhängigen Verhaltensweisen in Bezug auf legale und illegale Suchtmittel und schließt nichtstoffgebundene Verhaltensweisen wie beispielsweise Spielsucht, Kaufsucht und pathologischen Internetgebrauch mit ein.

Die Betroffenen wollen ihr Suchtverhalten häufig nicht anerkennen. Sowohl die Tatsache als auch die Schwere der Erkrankung werden geleugnet und sie weigern sich, Hilfe zu suchen und anzunehmen. Als Schlüssel zur Veränderung dient den meisten nur der Leidensdruck. Ist dieser nicht groß genug, findet auch keine Veränderung statt. Resultierende Beschwerden, Erkrankungen und Leid werden verdrängt und in den Alltag integriert und allzu oft leiden auch Angehörige und Freunde darunter.

Glücklicherweise ist dieses Verhalten nicht bei jedem gefährdeten Menschen so extrem ausgeprägt, weder die Sucht noch die Reise in die Not. Dieses Verhalten von Verleugnung kann ein Zeichen für Heilungswiderstand sein. In der Regel liegt dem die Angst vor Veränderung zugrunde, die Befürchtung, ohne die Sucht mit dem Leben nicht umgehen zu können, oder auch soziale Ängste. Beispielsweise verleugnet ein depressiver Mensch vielleicht seine Symptome, um in einer leistungsorientierten Gesellschaft und vor sich selbst nicht als schwach und nutzlos dazustehen, obwohl er sich innerlich leer und traurig fühlt. Die Liste der möglichen Gründe für Verleugnung ist lang, und wenn wir ehrlich mit uns sind, kennen wir das Verleugnungsverhalten ganz gut – entweder von uns selbst oder von Menschen aus unserem Umfeld.

Die Rationalisierung kann ein weiterer Hinweis auf Heilungswiderstand sein. Hierbei werden individuelle Handlungen, Gedanken und Gefühle mit logisch klingenden Gründen erklärt oder gerechtfertigt, obwohl die tatsächlichen Motive oft von einer emotionalen Ebene stammen und möglicherweise weniger akzeptabel oder selbstbewusst sind. Bleiben wir bei dem Beispiel der Suchterkrankung. Hier werden die toxischen Gewohnheiten als »normal« betrachtet und bagatellisiert, wodurch der Wunsch nach Veränderung und Heilung vermindert wird. Betroffene behaupten, dass ihr schädigendes Verhalten kein Problem darstellt und sie jederzeit aufhören können, was in vielen Fällen jedoch nicht der Realität entspricht. Die Rationalisierung kann dazu dienen, Schuldgefühle oder Verantwortung abzulehnen und somit ein tieferes Auseinandersetzen mit der Sucht und vor allem dem zugrunde liegenden Selbstbild und den damit verbundenen schmerzhaften Emotionen zu vermeiden.

In Bezug auf die Depression können Betroffene zum Beispiel ihre depressive Symptomatik als vorübergehend bezeichnen oder normalisieren und diese nicht als ernsthaftes Problem betrachten. Hier kann die Rationalisierung dazu dienen, Verantwortung sich selbst gegenüber abzulehnen und die Ursachen der Depression zu bagatellisieren oder nicht anerkennen zu wollen. Dadurch kann eine tiefere Reflexion über die eigenen Gedanken und Gefühle verhindert werden, was den Heilungsprozess behindern kann. Bei der projektiven Identifikation in Bezug auf den Heilungswiderstand handelt es sich um einen Abwehrmechanismus, bei dem unerwünschte oder unangenehme Gefühle, Wünsche oder Aspekte der eigenen Persönlichkeit auf eine andere Person projiziert werden. Die Person identifiziert sich dann mit dieser äußeren Projektion, als ob diese unerwünschten Aspekte tatsächlich Eigenschaften der anderen Person wären. Oder die eigenen inneren Konflikte werden auf die Umgebung projiziert, was zu dem Glauben führt, dass andere für die eigenen Probleme verantwortlich sind. Dieser Mechanismus läuft unbewusst ab und dient unter anderem dazu, ein positiveres Selbstbild aufrechtzuerhalten. Ein konkretes Beispiel verdeutlicht diesen Mechanismus: Stell dir vor, jemand kämpft mit dem Verlangen nach Süßigkeiten und hat Schwierigkeiten, diese Sucht zu überwinden. Anstatt die eigenen inneren Konflikte und Gelüste anzuerkennen, projiziert diese Person die Schuld auf ihren Partner, indem sie behauptet, dass der Partner ständig Süßigkeiten im Haus habe und somit für die Sucht verantwortlich sei.

Die projektive Identifikation kann auch bei anderen psychischen Herausforderungen eine Rolle spielen. Wenn jemand zum Beispiel unter Depressionen leidet, kann diese Person ihre eigenen Gefühle von Traurigkeit, Wertlosigkeit oder Selbstkritik auf andere Personen projizieren. Stellen wir uns vor, eine Person fühlt sich innerlich sehr unzulänglich und glaubt, dass ihre Freunde sie nicht mögen. In Wirklichkeit spiegelt dies jedoch ihre eigene negative Selbstwahrnehmung wider. Dies kann dazu führen, dass die Person ihre Freunde als abweisend oder distanziert wahrnimmt, obwohl dies möglicherweise nicht der Fall ist. Diese Projektion kann es der Person erschweren, ihre eigenen negativen Emotionen und Gedankenmuster zu erkennen und zu bearbeiten. Dieses Beispiel verdeutlicht die Bedeutung von Bewusstheit und Selbstreflexion im Genesungsprozess bei vielen psychischen und körperlichen Erkrankungen wie beispielsweise bei der Depression.

Solche projektiven Identifikationsmuster zu erkennen und sich mit den ihnen zugrunde liegenden Gefühlen auseinanderzusetzen ist entscheidend, um einen gesünderen Umgang mit positiven und negativen Emotionen zu erlernen und den Zustand der Depression zu überwinden. Letztlich ist die projektive Identifikation ein Versuch, innere Unruhe und Stress zu bewältigen, indem schwierige Selbstaspekte auf andere Personen projiziert werden. Dieser Mechanismus ermöglicht es, das Unbehagen nach außen zu verlagern und die eigene psychische Belastung zu reduzieren. Dies führt jedoch häufig zu Beziehungsproblemen und behindert den persönlichen Wachstumsprozess.

Doch warum erzählen wir dir das alles? Weil das Verstehen und die Bewältigung unserer inneren Abwehrmechanismen und Heilungswiderstände entscheidend ist, um persönliches Wachstum und Heilung zu erreichen. Microdosing mit Psilocybin kann dabei als hilfreicher Verbündeter dienen, indem es uns hilft, tief verwurzelte Muster der Verleugnung, Rationalisierung und projektiven Identifikation zu erkennen und kritisch zu hinterfragen. Es verstärkt unsere Fähigkeit zur Selbstreflexion und schafft die Möglichkeit, uns selbst und unser Verhalten aus neuen, ungewohnten Perspektiven zu betrachten. Dies ermöglicht es uns, die oft verborgenen Muster, die unseren Fortschritt blockieren, zu erkennen und notwendige Schritte einzuleiten, um diese zu überwinden.

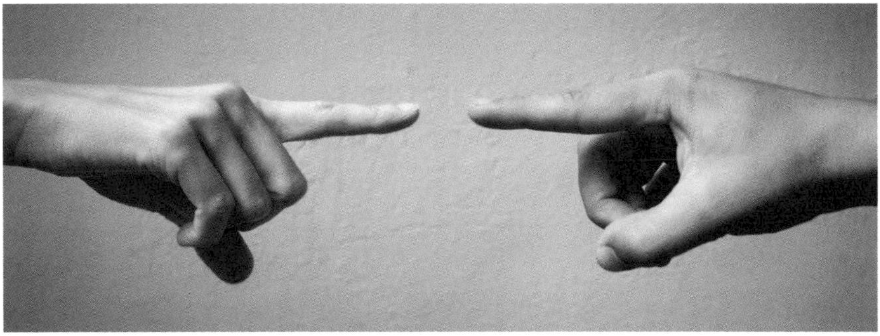

*Im Tanz der Projektionen weist eine Hand auf die andere und damit auf das Gegenüber, das oft im Zentrum der Wahrnehmung steht.*

Die Möglichkeiten des Microdosings mit Psilocybin gehen jedoch über die individuelle Ebene hinaus und können auch auf kollektiver Ebene beachtliche Auswirkungen haben. Indem wir unser Selbstverständnis verbessern und unsere persönlichen Heilungswiderstände überwinden, können wir auch dazu beitragen, eine gesündere, bewusstere und empathischere Gesellschaft zu formen. In einer Welt, die immer mehr von Stress, Angst und seelischen Belastungen geprägt ist, können uns Techniken wie das Microdosing mit Psilocybin dabei helfen, eine tiefere Verbindung zu uns selbst und zu anderen herzustellen und eine stärkere, widerstandsfähigere Gemeinschaft aufzubauen. Das ist der Grund, warum wir diese Informationen teilen – in der Hoffnung, dass sie uns allen dabei helfen, unsere eigenen Hindernisse zu überwinden und zu unserem besten Selbst zu werden, zu einer ausgeglichenen Persönlichkeit, die in der Lage ist, sich selbst und die Gemeinschaft zu stärken.

## WARUM KRANKHEIT AUCH GEFÜHLTE VORTEILE HABEN KANN

Der Begriff »Krankheitsgewinn« ist ein gängiger und auch fraglicher Begriff in der Psychologie. Er bietet eine interessante Perspektive, insbesondere im

Kontext psychischer Störungen. Er steht für die möglichen Vorteile, die ein Mensch bewusst oder unbewusst aus seiner Krankheit zieht. Dies können soziale Vorteile sein wie erhöhte Aufmerksamkeit oder Fürsorge von Angehörigen und Freunden oder auch interne Vorteile wie die Vermeidung von unangenehmen Aufgaben oder Situationen. In einigen Fällen kann der Krankheitsgewinn sogar so stark sein, dass er den Heilungswiderstand fördert.

Inmitten der wachsenden Popularität von Microdosing mit Psilocybin als mögliche Methode zur Steigerung kognitiver Leistung und emotionalen Wohlbefindens darf das Konzept des Krankheitsgewinns nicht vernachlässigt werden. Psilocybin und ähnliche psychedelische Substanzen haben das Potenzial, profunde Einblicke in die eigene psychische Landschaft zu bieten, die wiederum hilfreich sein könnten, um Widerstände gegen den Heilungsprozess zu überwinden. Jedoch ist Vorsicht geboten: Ein unbewusster Krankheitsgewinn könnte in solchen Fällen als eine Art therapeutische Falle wirken. Anstatt den Weg zur Heilung zu ebnen, könnte das Microdosing von Psilocybin paradoxerweise dazu verwendet werden, die aus der Krankheit resultierenden »Vorteile« aufrechtzuerhalten und dadurch den eigentlichen Heilungsprozess zu untergraben. Das bedeutet, dass das Aufrechterhalten eines Zustands der Krankheit in gewissem Maße einen »sicheren Hafen« für den Betroffenen darstellen kann. Also könnte einerseits die Substanz die Fähigkeit zur Introspektion erhöhen und so zur Überwindung von hinderlichen Verhaltensmustern beitragen. Andererseits könnten die potenziellen Vorteile des Microdosings wie gesteigerte Kreativität, verbesserte Stimmung und höhere emotionale Resilienz dazu genutzt werden, den Krankheitsgewinn und damit die eigentliche Ursache der Symptomatik zu verschleiern. Hier ein anschauliches Beispiel für die soziale Angststörung.

Soziale Angststörungen können dazu führen, dass Betroffene soziale Kontakte meiden, um kurzfristige »Sicherheit« zu erleben, was jedoch die langfristigen Angstsymptome verschärft. Der Einsatz von Psilocybin in Mikrodosen birgt sowohl Chancen als auch Risiken. Zwar kann es Angstgefühle vorübergehend abschwächen, aber diese temporäre Erleichterung könnte den Fehlglauben fördern, dass kein weiterer therapeutischer Einsatz nötig sei. Dies könnte diese Menschen von der Suche nach einer umfassenderen Behandlung ihrer

Angststörung abhalten und so den Eindruck einer schnellen Lösung durch das Microdosing verstärken, die die Grundursachen der Angst jedoch nicht behandelt. In diesem Fall wäre eine begleitende Psychotherapie hilfreich. Die Kombination von Psilocybin-Microdosing und einer gut strukturierten therapeutischen Begleitung könnte somit eine synergistische Wirkung haben und den Betroffenen helfen, den Heilungswiderstand effektiv zu identifizieren und zu überwinden und dauerhaft gesündere Verhaltensmuster zu etablieren.

## SPIRITUAL BYPASSING – WENN SPIRITUALITÄT ZUR FLUCHT WIRD

In den 1980er-Jahren führte der Psychologe John Welwood (1943–2019) einen Begriff ein, der das Phänomen beschreibt, bei dem spirituelle Praktiken oder Überzeugungen eingesetzt werden, um schmerzhafte Emotionen, ungelöste Wunden und grundlegende psychologische Bedürfnisse zu vermeiden oder zu überdecken: »Spiritual Bypassing«.[70] Anstatt sich den tieferen, oft schmerzhaften Aspekten ihrer Psyche zu stellen, flüchten sich manche Menschen in spirituelle Aktivitäten, um sich von ihren Problemen zu distanzieren und die harte Arbeit der emotionalen Heilung zu vermeiden. Ein klassisches Beispiel für Spiritual Bypassing[71] ist jemand, der gerade eine schmerzhafte Trennung erlebt hat und, anstatt Schmerz und Trauer zu verarbeiten, lange meditiert und behauptet, »über den Dingen zu stehen« oder »alles loszulassen«. Ein weiteres Beispiel wäre jemand, der nach einer traumatischen Erfahrung behauptet, »alles vergeben« zu haben, obwohl er innerlich noch Wut und Schmerz empfindet. Heilungswiderstand und Krankheitsgewinn (siehe oben) können oft unbewusste Gründe dafür sein, dass jemand Spiritual Bypassing betreibt.

Authentische spirituelle Entwicklung erfordert eine tiefe Beschäftigung mit dem Selbst, einschließlich seiner dunklen und schmerzhaften Seiten. Diese Aspekte unter dem Vorwand der Spiritualität zu übergehen, kann letztlich den Heilungsprozess behindern und zu weiteren Komplikationen führen. Die Gefahren des Spiritual Bypassing sollten nicht unterschätzt werden. Die Vermeidung von Schmerz und Trauma durch diese Methode kann zu chronischen psychischen Erkrankungen, Beziehungsproblemen und sogar körperlichen Gesundheitsproblemen führen. Manchmal wird Spiritual Bypassing sogar von spirituellen Gemeinschaften oder Lehrern gefördert, die nicht ausreichend psychologisch oder therapeutisch geschult sind.

Um festzustellen, ob man selbst Spiritual Bypassing betreibt, ist es hilfreich, sich regelmäßig selbst zu reflektieren und sich folgende Fragen zu stellen: Benutze ich meine spirituelle Praxis, um bestimmte Gefühle oder Erfahrungen zu vermeiden? Fühle ich Unbehagen oder Abwehr, wenn ich mit meinen eigenen Schatten oder »dunklen Seiten« konfrontiert werde? Habe ich Schwierigkeiten, mit meinem eigenen Schmerz oder dem Schmerz anderer umzugehen? Ein Weg, Spiritual Bypassing zu überwinden, ist die Praxis des Selbstmitgefühls. Anstatt sich selbst für das Erleben von Schmerz oder Trauma zu verurteilen, kann man sich selbst Freundlichkeit, Fürsorge und Verständnis entgegenbringen.

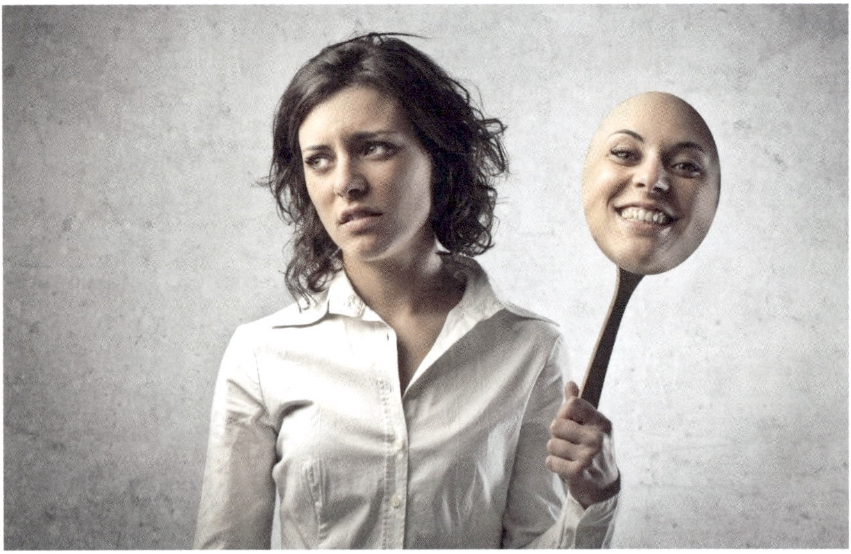

*Hinter aufgesetzter Spiritualität kann sich das Vermeiden echter emotionaler Arbeit verbergen, bekannt als »Spiritual Bypassing«.*

Microdosing bietet in diesem Zusammenhang ein interessantes Potenzial. Es kann helfen, das Bewusstsein zu erweitern und den Zugang zu tieferen Ebenen des Selbst zu erleichtern. Es kann helfen, Tendenzen des Spiritual Bypassing zu erkennen und sich authentisch mit den eigenen Emotionen und Erfahrungen auseinanderzusetzen. Auf der anderen Seite besteht die Gefahr, dass Microdosing als ein weiteres Mittel zum Bypassing verwendet wird, indem es als schnelle Lösung oder kurzfristige Flucht anstelle eines Werkzeugs für echte, tiefgreifende Transformation verwendet wird. Daher ist es von entscheidender Bedeutung, dass diejenigen, die sich für Microdosing interessieren, dies mit einer klaren Intention tun und sich der potenziellen Fallstricke bewusst sind. In Kombination mit therapeutischer Begleitung oder achtsamkeitsbasierten Praktiken kann Microdosing ein kraftvolles Instrument sein, um echte Heilung und Selbstentwicklung zu fördern, ohne in die Falle des Spiritual Bypassing zu tappen. Spiritualität und Psychologie sind übrigens keine Gegensätze. Ein integrierter Ansatz, der sowohl spirituelle Praktiken als auch psychologische Heilung beinhaltet, kann am effektivsten sein.

## GUIDANCE – EIN RAHMEN FÜR DIE PERSÖNLICHKEITSENTWICKLUNG

Eine professionelle und fachkundige Orientierung bildet den Kern einer qualifizierten Microdosing-Beratung. Diese wichtigen Faktoren stärken das Vertrauen in die Methode und den persönlichen Prozess. Durch eine verlässliche Ansprechperson, die während des Microdosing-Zyklus und nachfolgend für Fragen und Informationen zur Verfügung steht, können Ängste und Unsicherheiten abgebaut werden. Dadurch wird sichergestellt, dass das volle Potenzial von Microdosing ausgeschöpft und die Methode effektiv und verantwortungsvoll angewendet wird.

Die Microdosing-Beratung bietet insbesondere für Menschen mit wenig oder keiner Erfahrung mit Psychedelika Sicherheit, Perspektiven und interessante Informationen. Oft empfinden Neulinge auf diesem Gebiet eine neugierige Freude daran, von anderen Erfahrungen zu hören, und sie können sich in den berichteten Gründen für die Entscheidung des Microdosings, den Zielen und Herangehensweisen wiederfinden. Doch auch erfahrene Anwender von Psychedelika profitieren von der Beratung, da sie durch das Microdosing eine erweiterte Form der Selbstreflexion erfahren und weitere Wachstumspotenziale erforscht werden können. In beiden Fällen kann eine Beratung Klarheit, Struktur, Vertrauen und Zuversicht schaffen und wertvolle Unterstützung bei Fragen und Unsicherheiten bieten.

Die Arbeit mit Psychedelika ist eine ganz besondere und lebt seit jeher davon, dass wir uns austauschen, unsere Erfahrungen miteinander teilen, um die Integrationsarbeit zu erleichtern oder erst zu ermöglichen. Ein offenes Ohr zu haben, wenn es um die eigenen Themen und eingebetteten Ziele geht, ohne bewertet zu werden, macht eine gute Beratung und Begleitung aus. Während des Prozesses der Einnahme von Psychedelika können emotionale Themen an die Oberfläche kommen, die man vielleicht nicht unbedingt mit Freunden oder mit der Familie teilen möchte. Wenn du ein unterstützendes Netzwerk hast, in dem du dich verstanden und gut aufgehoben fühlst, empfehlen wir selbstverständlich den Austausch mit Freunden und Familie. Nichts geht über Authentizität und ein stabiles soziales Umfeld, das natürlich davon lebt, dass wir uns begegnen, uns austauschen und ehrlich mit unseren Gefühlen umgehen. Wenn dir dieses Netzwerk jedoch fehlt, ist die Microdosing-Beratung eine wunderbare Möglichkeit, deinen Erfahrungsschatz zu teilen und zu erweitern und dich der Integration deiner Erfahrungen hinzugeben. Beides parallel zu nutzen, ist ebenso empfehlenswert, da eine Beratung über weitaus mehr Inhalte verfügt, die dir auf deinem Weg nützlich sein können.

Einen wichtigen Beitrag zur Beratung liefert die unvoreingenommene Perspektive des Beraters. Diese ermöglicht es dir, dein Erlebnis objektiv einzuordnen und neue Einsichten zu gewinnen. Du kennst das vielleicht: Wenn dir dein Partner oder ein Familienmitglied dazu rät, mehr für deine Entspannung oder Gesundheit zu tun, löst das in der Regel Abwehrmechanismen aus. Du fühlst dich möglicherweise unter Druck gesetzt, verbunden mit dem Gefühl, etwas tun zu »müssen« oder nicht gut genug zu sein. Den gleichen Rat von einer außenstehenden Person zu bekommen, löst weitgehend die

Grundabwehr. Das liegt zum einen daran, dass du dich selbst für diese Beratung entschieden hast, also deinen eigenen Weg gegangen bist und dir damit selbst den Auftrag zur Heilung gegeben hast, und zum anderen entsprechende Empfehlungen vonseiten des Beraters von Emotionen und Fürsorge entkoppelt sind. Dies gibt dir die Möglichkeit, klarer auf das zu schauen, was dich in deinem Prozess unterstützen kann, und entsprechende Entscheidungen für deinen Weg für dich zu treffen, also für dich zu sorgen. Deine eigene Entscheidung für das Microdosing ist der Wegweiser auf diesem Weg!

Regelmäßige Sitzungen können dich motivieren, weiter an deiner persönlichen Entwicklung zu arbeiten, mögliche Rückschläge und Herausforderungen zu meistern und deine Ziele nicht aus den Augen zu verlieren. Ein verantwortungsbewusster Gebrauch von Psychedelika steht im Fokus der Beratung. Während in der Microdosing-Beratung Fragen gestellt werden können, um Unsicherheiten zu klären, wird auch vermittelt, wie Psilocybin funktioniert, wie es richtig angewendet, dosiert und wann es eingenommen wird. Du wirst dazu ermutigt, einen respektvollen Umgang mit dieser Substanz zu pflegen und den richtigen Kontext für ihre Verwendung zu schaffen. Zudem werden Bewältigungsstrategien und Techniken vermittelt, um negative Reaktionen oder unangenehme Erfahrungen während des Microdosings zu bewältigen. Es können individuelle Pläne und Strategien entwickelt werden, um das Microdosing optimal zu gestalten, denn natürlich können positiv verlaufende Prozesse ebenfalls unterstützt werden, um den größtmöglichen Nutzen zu erfahren.

Die Beratung hilft auch dabei, mögliche Nebenwirkungen zu vermeiden und über Wechselwirkungen mit anderen Medikamenten zu informieren. Ebenso trägt sie zur Psychoedukation bei. Sie klärt Mythen und Missverständnisse über Psychedelika und Microdosing auf und schafft eine fundierte und sachliche Grundlage für deine Entscheidungen. Erfahrene Microdosing-Berater und -Beraterinnen sind oft auf dem neuesten Stand der Forschung und können daher aktuelle Erkenntnisse und Innovationen in ihre Beratung einfließen lassen. Dies ermöglicht es dir, von den neuesten Entwicklungen in diesem Bereich zu profitieren und auf dem Weg des Microdosings informiert zu bleiben.

Die Begleitung bietet nicht nur Unterstützung während des eigentlichen Microdosing-Zyklus, sondern auch darüber hinausgehend. Eine Beratung kann dir dabei helfen, die langfristigen Auswirkungen und Vorteile des Microdosings zu erkennen und in dein Leben zu integrieren. Dies ermöglicht es dir, die gewonnenen Erkenntnisse langfristig zu nutzen und nachhaltige Veränderungen herbeizuführen. Oft genügt ein informatives Gespräch, um die Entscheidung für das Psilocybin-Microdosing zu festigen und den nötigen Anstoß für dein Ja zu geben. Wenn du jedoch feststellst, dass deine Angst vor dem Microdosing zu groß ist, überprüfe zunächst deine Heilungswiderstände. Wenn dennoch deine Angst vor dem Microdosing nicht nachlässt, solltest du dich nicht dafür entscheiden, diesen Weg zu gehen. Die Beratung bietet keinen Ersatz für eine psychotherapeutische Behandlung. Berater oder Beraterinnen sind nicht zwangsläufig erfahrene Psychotherapeuten, sondern Experten auf dem Gebiet des Microdosings, die dir Informationen, Anleitung und Unterstützung bieten können. Es ist ratsam, zusätzlich professionelle psychotherapeutische Unterstützung in Anspruch zu nehmen, wenn eine psychische Erkrankung vorliegt.

Letztendlich ist die Microdosing-Beratung eine Möglichkeit, Sicherheit, Orientierung und Unterstützung auf deinem individuellen Weg des Microdosings zu finden. Sie bietet professionelle Expertise, unvoreingenommene Perspektiven, Bewältigungsstrategien, langfristige Unterstützung, aktuelle Forschungsinformationen, Psychoedukation und fördert einen verantwortungsbewussten Gebrauch von Psychedelika. Der Berater oder die Beraterin sind Partner auf deiner Reise, er oder sie hilft dir, Klarheit, Struktur, Vertrauen und Zuversicht zu gewinnen, während du deine persönliche Entwicklung und Integration vorantreibst.

## VERTIEFUNG UND BEREICHERUNG PSYCHOTHERAPEUTISCHER BEHANDLUNGEN

In diesem Abschnitt richten wir den Fokus auf die enormen Möglichkeiten, die eine psychologische Begleitung beim Microdosing mit Psilocybin eröffnen kann. Während eine Microdosing-Beratung dir einen sicheren und verantwortungsbewussten Gebrauch gewährleisten kann, bietet die psychologische Begleitung einen zusätzlichen Vorteil, der nicht weniger nennenswert ist, insbesondere dann, wenn du an einer psychischen Erkrankung leidest. Wie bereits ausführlich dargelegt, zeigt das Microdosing mit Psilocybin auch in spezifischen Kontexten der Behandlung bestimmter Störungen wie Depressionen, Angststörungen und posttraumatischen Belastungsstörungen vielversprechende Ergebnisse. Jüngste Studien zeigen auf, dass eine hoch dosierte Verabreichung von Psilocybin, eingebettet in einen psychotherapeutischen Prozess, vielversprechende Erfolge bei der Behandlung von bestimmten psychischen Erkrankungen, wie beispielsweise bei der schweren Depression, erzielen kann.[72] Weitere Studien erforschen speziell die Auswirkungen von Psilocybin auf den psychotherapeutischen Prozess selbst und wie es therapeutische Interventionen verbessern kann.[73] Während hoch dosiertes Psilocybin intensiv bei der Traumabewältigung helfen oder tiefgreifende Prozesse in Gang setzen kann, bewegen wir uns im Bereich der Mikrodosierung eher subtil.

Das Microdosing mit Psilocybin eröffnet in der Psychotherapie sowohl für Klienten als auch für Therapeuten ein völlig neues Feld therapeutischer Möglichkeiten, weil es in Kombination mit verschiedenen therapeutischen Ansätzen sehr effektiv sein kann. So können zum Beispiel die erhöhte emotionale Zugänglichkeit und die Fähigkeit, tiefe persönliche Einsichten zu fördern, therapeutische Interventionen wirksam unterstützen und den Heilungsprozess beschleunigen. Folglich kann es dazu beitragen, einen »therapiefähigen Zustand« überhaupt erst einmal zu fördern, in dem der Klient bereit und in der Lage ist, sich auf den therapeutischen Prozess einzulassen.

Interessant ist in diesem Zusammenhang auch die Rolle des Therapeuten. Durch die Anwendung von Microdosing mit Psilocybin beim Klienten kann auch der Therapeut von einer intensiveren therapeutischen Beziehung profitieren. Die erhöhte emotionale Zugänglichkeit und Offenheit des Klienten kann es dem Therapeuten ermöglichen, tiefer in die Dynamiken und Herausforderungen des Klienten einzutauchen und effektivere Interventionen zu planen. Nicht zuletzt kann der erhöhte Bewusstseinszustand des Klienten auch den Therapeuten dazu inspirieren, seine eigene Praxis und Methoden zu reflektieren und gegebenenfalls zu optimieren. Somit kann Microdosing nicht nur zum Nutzen des Klienten, sondern auch zur kontinuierlichen Verbesserung und Weiterentwicklung der therapeutischen Praxis beitragen.

Microdosing mit Psilocybin kann helfen, die gemeinsame Arbeit zu vertiefen, zu bereichern und neue Wege der persönlichen Entwicklung und Genesung zu eröffnen, und ist daher eine wunderbare Ergänzung zur traditionellen Psychotherapie, ersetzt diese aber keinesfalls. Im Folgenden möchten wir einige psychotherapeutische Praktiken hervorheben, von denen wir glauben, dass sie von Psilocybin-Microdosing profitieren können.

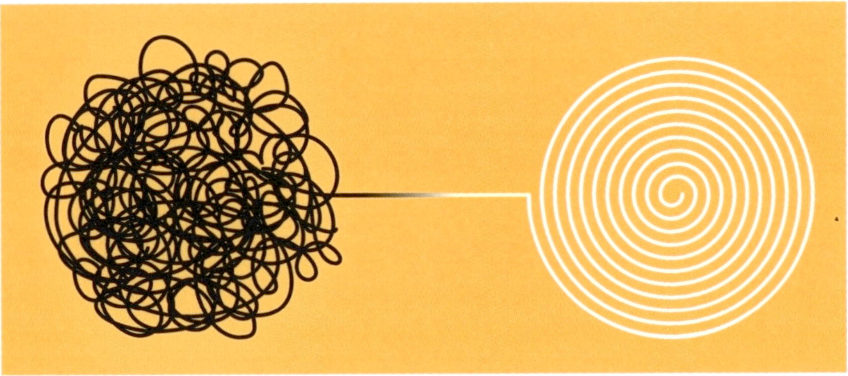

*In den verwickelten Labyrinthen des Geistes dienen uns Psychologie und Psychotherapie als Leitfaden zur Entwirrung und Selbstentdeckung.*

## EMDR – Eye Movement Desensitization and Reprocessing

Als Autoren dieses Buches sind wir verwundert, dass der Zusammenhang zwischen der Konnektivität des Gehirns und Microdosing mit Psilocybin in Verbindung mit Eye Movement Desensitization and Reprocessing (EMDR) – die Desensibilisierung und Verarbeitung durch Augenbewegungen – noch nicht erforscht wurde. Unserer Ansicht nach harmonieren diese beiden Bereiche wie Noten in einer Symphonie miteinander und könnten die Behandlung psychischer Erkrankungen revolutionieren.

EMDR ist eine Therapiemethode, die sich auf die Verarbeitung traumatischer Erfahrungen konzentriert.[74] Sie kombiniert Augenbewegungen, Klopfen oder Töne mit der Wahrnehmung emotional belastender Erinnerungen. Während des EMDR-Prozesses werden bestimmte Hirnregionen aktiviert, die für die Verarbeitung von Emotionen und Erinnerungen zuständig sind. Wie bereits erwähnt legen frühere Studien nahe, dass Psilocybin die Konnektivität im Gehirn erhöhen kann, indem es die Aktivität in verschiedenen Hirnregionen reguliert und so neue neuronale Verbindungen schafft. Diese Veränderungen können dazu beitragen, die Verarbeitung von Emotionen und Erinnerungen zu verbessern, was wiederum die Wirksamkeit von EMDR erhöhen könnte. Die Bezeichnung »EMDR« für dieses wirksame Psycho-Tool ist im Übrigen ausgebildeten Psychologen vorbehalten. Unter dem Namen »Wing-Wave« wird die gleiche Methode auch von Coaches angeboten.

## Hakomi-Methode

Eine effiziente körperorientierte Psychotherapie, die auf den Prinzipien der Achtsamkeit, des nonverbalen Gewahrseins und der somatischen (körperlichen) Intelligenz basiert, ist die Hakomi-Methode. Sie wurde von Ron Kurtz entwickelt und verbindet Elemente aus der Gestalttherapie, der Körperpsychotherapie und der systemischen Therapie. Das Ziel der Hakomi-Methode ist es, unbewusste Glaubenssysteme, Erinnerungen und Muster, die im Körpergedächtnis gespeichert sind, aufzudecken und zu transformieren.[75]

Die Kombination der Hakomi-Technik mit Psilocybin-Microdosing ist ein interessantes und vielversprechendes Thema, zu dem es bisher jedoch nur wenig wissenschaftliche Forschung gibt, um nicht zu sagen: gar keine. Daher handelt es sich bei den folgenden Informationen um spekulative Überlegungen und theoretische Möglichkeiten:

Psilocybin kann die Achtsamkeit und Körperwahrnehmung vertiefen und den Zugang zu unbewussten Inhalten erleichtern. In Verbindung mit der Hakomi-Technik, die auf Achtsamkeit, Körperarbeit und der Aufdeckung unbewusster Muster basiert, könnte Microdosing mit Psilocybin dazu beitragen, dass Klienten tiefer in den gegenwärtigen Moment eintauchen, ihre emotionalen Erfahrungen intensiver verarbeiten und neue Perspektiven gewinnen. Diese Kombination könnte zu einem intensiveren Bewusstsein unbewusster Muster, einer tieferen emotionalen Verarbeitung und einem leichteren Zugang zu tieferen Schichten des Unbewussten führen, wodurch neue Perspektiven gewonnen und alte Muster und Überzeugungen losgelassen werden können.

## Achtsamkeitspraktiken

Die Kombination von Microdosing mit Psilocybin und Achtsamkeitspraktiken kann verschiedene Vorteile bieten.[76] Das Psilocybin-Microdosing kann dazu beitragen, die Achtsamkeit zu erhöhen und ein tieferes Bewusstsein für den gegenwärtigen Moment zu schaffen. Durch die Integration von Achtsamkeitspraktiken wie Meditation, Atemübungen oder Yoga kann die Fähigkeit zur Achtsamkeit weiter gestärkt werden.

Diese Kombination kann zu einer verbesserten emotionalen Regulation führen, da das Microdosing mit Psilocybin dazu beitragen kann, eine größere Bandbreite von Emotionen zu erleben und eine tiefere Verbindung zu ihnen herzustellen. Achtsamkeitspraktiken bieten die Möglichkeit, Emotionen bewusst wahrzunehmen und zu akzeptieren, was zu einer gesünderen Regulation von Emotionen führen kann. Ebenso wird die Mikrodosierung von Psilocybin mit gesteigerter Kreativität und dem Zugang zu neuen Perspektiven in Verbindung gebracht. Durch die Integration von kreativen Achtsamkeitspraktiken wie Kunst, Musik oder Schreiben kann die kreative Inspiration weiter gefördert werden.

Schließlich kann die Kombination von Microdosing mit Psilocybin und Achtsamkeitspraktiken zu erhöhter Selbstreflexion und Selbsterkenntnis führen. Microdosing kann dabei helfen, verborgene Aspekte des Selbst zu erforschen, während Achtsamkeitspraktiken das Bewusstsein für das eigene Innere und eine tiefere Verbindung zum Selbst fördern.

## Kognitive Verhaltenstherapie

Die Kombination von Microdosing mit Psilocybin und kognitiver Verhaltenstherapie (KVT) kann verschiedene positive Effekte hervorrufen. Die kognitive Verhaltenstherapie ist eine etablierte psychotherapeutische Praxis, die darauf abzielt, schädliche Denk- und Verhaltensmuster zu identifizieren und zu verändern, um das psychische Wohlbefinden zu fördern. Microdosing mit Psilocybin, das dafür bekannt ist, die Konnektivität des Gehirns zu erhöhen, kann als unterstützendes Element in der kognitiven Verhaltenstherapie eingesetzt werden, was verschiedene Vorteile mit sich bringt.

Ein Aspekt der Psilocybinwirkung ist die Fähigkeit, Offenheit für neue Perspektiven zu fördern und die Bereitschaft zur Veränderung zu erhöhen. Dies könnte dem Klienten helfen, neue Denk- und Verhaltensweisen innerhalb der kognitiven Verhaltenstherapie schneller zu akzeptieren und anzuwenden. Zusätzlich dazu kann Psilocybin zu einer vertieften Selbstwahrnehmung beitragen, indem es die Selbstreflexion und das Verständnis der eigenen Gedanken, Gefühle und Verhaltensweisen fördert. Ebenso erhöhen die neuroplastischen Eigenschaften des Gehirns, die durch Microdosing mit Psilocybin gefördert werden, die Möglichkeit einer effektiven Umstrukturierung negativer Denk- und Verhaltensmuster innerhalb der kognitiven Verhaltenstherapie. Die aktuelle Forschung zur Integration von Psilocybin in psychotherapeutische Kontexte zeigt, dass die kognitive Verhaltenstherapie am stärksten von Psilocybin profitiert.[77]

Am Ende unserer Reise durch die Psyche, auf dem Pfad des Microdosings mit Psilocybin, erkennen wir, dass die größten Entdeckungen oft in den tiefsten Teilen unseres Selbst gemacht werden. Mögen diese Erkenntnisse zu einem besseren Verständnis für uns und zu einer tieferen Verbindung mit der Welt um uns herum führen.

KAPITEL 6

# MICRODOSING IN DER PRAXIS

# AUF DER SUCHE NACH PSILOCYBIN: BEZUGSWEGE UND BESCHAFFUNGSMÖGLICHKEITEN

Nachdem dir nun klar geworden ist, dass Microdosing zum einen für dich infrage kommt und du zum anderen deine Beweggründe und Absichten herauskristallisiert hast, kannst du dich nun mit dem Wie beschäftigen. Wir beginnen damit, dir Beschaffungsmöglichkeiten von Psilocybin aufzuzeigen, machen weiter mit dem Festlegen deiner Dosis und der Art und Dauer der Einnahme. Anschließend stellen wir dir eine Reihe verschiedener Microdosing-Protokolle und Methoden vor, die du als Rahmen für deine Erfahrung nutzen kannst.

Wenn du mit der Mikrodosierung von Psilocybin beginnen möchtest, gibt es verschiedene Möglichkeiten, an das benötigte Material zu kommen. Du solltest in jedem Fall aber bedenken, dass die Legalität von Psilocybin von der lokalen Gesetzgebung abhängt. Während einige Länder den Besitz, Verkauf und Konsum komplett verbieten, gibt es in anderen Ländern eine Grauzone oder es ist sogar der medizinische und/oder wissenschaftliche Gebrauch erlaubt. Daher hier erneut der Hinweis, dass es wichtig, ist, dich über die Gesetzeslage in deinem Land zu informieren, bevor du versuchst, psilocybinhaltiges Material zu erwerben, herzustellen oder zu konsumieren.

Eine Möglichkeit ist das Sammeln von Pilzen in der Natur. In manchen Gegenden wachsen psilocybinhaltige Pilze wild. Diese Methode erfordert jedoch Fachwissen, da verschiedene Arten von Pilzen Psilocybin enthalten und es entscheidend ist, die richtigen zu erkennen. Online sind umfangreiche Anleitungen zur Identifikation von Psilocybinpilzen zu finden.

Eine weitere Möglichkeit besteht darin, deine eigenen Pilze zu Hause zu züchten. Dafür sind Online-Anleitungen und Zuchtsets erhältlich, die dir bei diesem Prozess helfen können. Hier wäre auch der Einsatz von Growkits eine Überlegung wert. Ein Growkit ist eine komplette Zuchtbox für Pilze, die du online bestellen kannst. Diese Kits enthalten in der Regel alles, was du für die Pilzzucht benötigst. Ein spezielles Zuchtverfahren stellt dabei die PF-Tek-

Methode (*Psilocybe-fanaticus*-Technik-Methode) dar, eine besonders für Anfänger geeignete Methode zur Pilzzucht.

Der Online-Kauf ist eine dritte Möglichkeit. Es gibt verschiedene Websites, die psilocybinhaltige Produkte verkaufen. Einige davon bieten Trüffel an, die Psilocybin enthalten und in einigen Ländern wie zum Beispiel den Niederlanden legal sind. Andere hingegen verkaufen sogar psilocybinhaltige Microdose-Kapseln.

Einige Länder oder Regionen haben Psilocybin entkriminalisiert oder legalisiert, wie zum Beispiel Jamaika, Nepal, Samoa, Brasilien und bestimmte Teile der USA. In Jamaika ist Psilocybin vollkommen legal und es gibt dort auch Retreats und Therapiezentren, die Psilocybin-Behandlungen anbieten. Ebenso besteht die Möglichkeit in diesen Ländern, dir Psilocybin legal zu beschaffen. Wenn du in der Lage bist, dorthin zu reisen, könntest du das tun, allerdings stehst du dann bei deiner Rückkehr, wenn du aus Deutschland kommst, vor dem Problem der unerlaubten Einfuhr. Daher wäre es ratsam, für die Dauer deines Microdosing-Programms dort zu bleiben. Schließlich gibt es für manche Menschen die Möglichkeit, Psilocybin auf medizinischem Weg zu erhalten. In Kanada und seit Juni 2023 auch in Australien zum Beispiel kann Psilocybin von Ärzten zur Behandlung bestimmter psychischer Erkrankungen verschrieben werden.

Hast du erst einmal psilocybinhaltige Pilze zur Hand, besteht die Möglichkeit, deine eigenen Microdosen herzustellen. Hierfür findest du zahlreiche

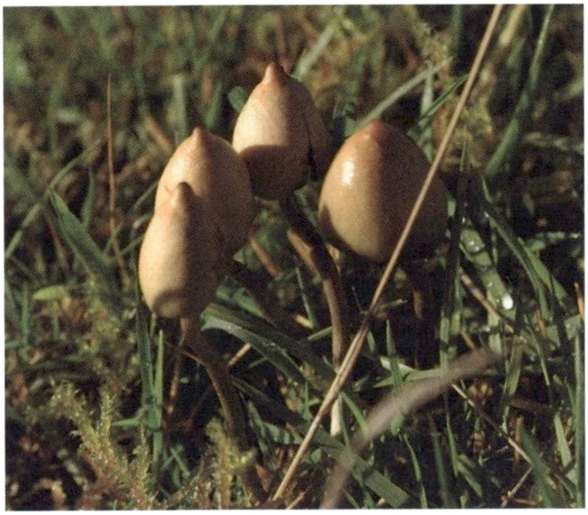

*Der spitzkeglige Kahlkopf* (Psilocybe semilanceata) *gedeiht auch auf heimischen Weiden, wo im Herbst seine Anwesenheit oft durch zahlreich gesichtete gebückte Gestalten zwischen Kühen und Pferden verraten wird.*

Anleitungen online, die erklären, wie man Pilze trocknet, pulverisiert und dann in geeignete Dosen abfüllt. Beachte dabei stets die Sicherheitshinweise und rechtlichen Bestimmungen. Zum richtigen Trocknen von Pilzen gibt es ebenfalls ausführliche Anleitungen im Internet.

## WIE FINDE ICH MEINE DOSIS?

Es gibt einige wichtige Aspekte, die du beachten solltest, um eine konsistente Dosis und damit ein gleichbleibendes Microdosing-Erlebnis zu gewährleisten. Der Psilocybingehalt variiert von Pilz zu Pilz, von Charge zu Charge,[78] zwischen verschiedenen Arten, und sogar zwischen verschiedenen Kulturlinien derselben Art. Wenn du etwa während deines Microdosing-Protokolls verschiedene Sorten von Psilocybin-Pilzen einnimmst, wird es schwierig, einen konstanten Effekt zu bekommen, da du mit jeder Art von Pilz unterschiedliche Mengen an psychoaktiver Substanz einnimmst. Hinzu kommt, dass die verschiedenen Pilzarten auch unterschiedliche Mengen an weiteren psychoaktiven Verbindungen enthalten, was zu unterschiedlichen Wirkungsprofilen führen kann (siehe dazu die Box in Kapitel 2: »Mehr als Psilocybin: Eine Übersicht über die Alkaloide in Psilocybin-Pilzen« auf Seite 52). Daher ist es am besten, sich für eine bestimmte Pilzart zu entscheiden. Der Wirkstoffgehalt ändert sich auch in den verschiedenen Entwicklungsstadien eines Pilzes. Kleine Minipilze, die nicht vollständig entwickelt sind, sogenannte Pinheads (deutsch: Stecknadelköpfe), können pro Gramm Gewicht um einiges stärker sein als größere Pilze. Kappen und Stiele enthalten zudem unterschiedliche Mengen an Psilocybin.[79]

Auch wenn die Vorstellung, zum morgendlichen Kaffee ein Stück Pilz zu kauen, organisch romantisch anmutet, empfehlen wir, die Pilze getrocknet zu einem feinen Pulver zu mahlen, um einen möglichst homogenen Wirkstoffgehalt zu erreichen, der eine gleichmäßige Dosierung ermöglicht. In einer Studie konnte gezeigt werden, dass die Kappen der Pilze im Durchschnitt geringfügig stärker sind als die Stiele und dass es mitunter auch Teile vom Stiel geben kann, die kaum Psilocybin enthalten.

## Wie Trocknung das Gewicht und die Potenz von Psilocybin-Pilzen beeinflusst

Die meisten psilocybinhaltigen Pilze bestehen zu etwa 90 Prozent aus Wasser, was im Umkehrschluss bedeutet, dass getrocknete Pilze mehr oder weniger 10 Prozent ihres frischen Gewichts auf die Waage bringen. Das ist aber nur ein genereller Richtwert, denn je nach Pilzart und Umweltfaktoren wie Luftfeuchtigkeit und Feuchtigkeit des Substrats, auf dem der Pilz gewachsen ist, kann das Verhältnis schwanken. Wichtig zu wissen ist, dass die Wirkung der frischen Pilze aufgrund ihres höheren Psilocingehalts nicht diesem Verhältnis folgt. Erfahrungsgemäß fällt die Wirkung frischer Pilze der verbreiteten Art *Psilocybe cubensis* etwa doppelt so stark aus, als man anhand des Gewichtsverhältnisses vermuten würde. Beim Trocknungsprozess geht nämlich ein Großteil des im Pilz enthaltenen Psilocins verloren, während das Psilocybin erhalten bleibt.

Wenn du mit Psilocybin-Trüffeln microdosen möchtest, solltest du beachten, dass getrocknete Trüffel oft weniger Psilocybin enthalten als die gleiche Menge getrocknete Pilze. Es ist viel weniger problematisch, die Substanz unterzudosieren, als versehentlich eine zu hohe Dosis zu sich zu nehmen. Es ist nicht nur unproduktiv, sondern kann auch zu unangenehmen Angstzuständen führen, wenn statt des erhofften Flows auf einmal die Wände im Büro zu zerfließen beginnen und sich deine Arbeitskollegen in seltsame Hobbits verwandeln.

**»Start slow, go low.«**

Paul Austin, Unternehmer, Autor und Coach für Microdosing

## Psilocybin-Trüffel und wie sie sich von Pilzen unterscheiden

Natürliche Quellen für Psilocybin sind nicht nur Pilze, sondern auch sogenannte Psilocybin-Trüffel. Obwohl sie ähnliche Wirkungen haben, gibt es einige wichtige Unterschiede zwischen den beiden. Psilocybin-Trüffel, auch Zaubertrüffel oder Philosophensteine genannt, bestehen eigentlich aus dem Myzel bestimmter Pilzarten, zum Beispiel *Psilocybe mexicana* und *Psilocybe tampanensis*. Sie wachsen unterirdisch und bilden eine kompakte Masse, sogenannte Sklerotien. Im Gegensatz dazu sind Pilze die Fruchtkörper, die oberirdisch wachsen und der Fortpflanzung dienen. Die Pilzarten, die Trüffel ausbilden können, tun dies, um widrige Umweltbedingungen zu überdauern. Sie können – natürlich unter geeigneten Umständen – auch Fruchtkörper bilden.

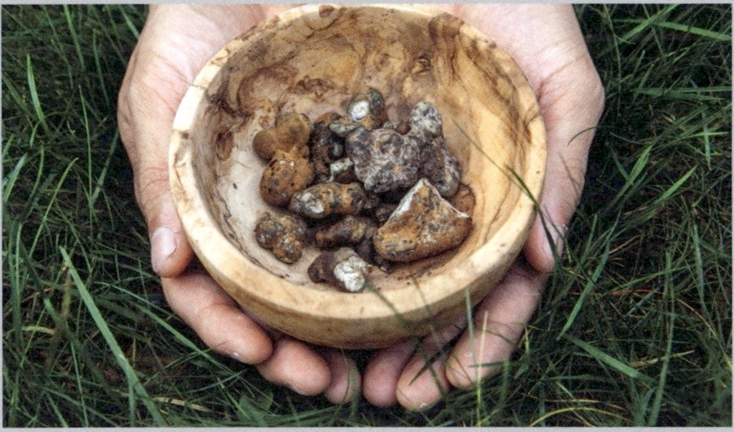

*Sowohl Trüffel, hier* Psilocybe tampanensis, *als auch die oberirdischen Psilocybinpilze entstehen aus dem unterirdischen Myzelgeflecht. Während die Pilze als oberirdische Geschlechtsorgane fungieren, sind die Trüffel spezielle Überdauerungsstrukturen, bekannt als Sklerotien, die sich unter der Erde bilden.*

Im Übrigen ist die geläufige Bezeichnung »Trüffel« für die Sklerotien eigentlich nicht korrekt, denn die unter Feinschmeckern begehrten »echten« Speisetrüffel sind wiederum unterirdische Fortpflanzungsorgane und bilden Sporen, sie sind also Fruchtkörper. Pilze sind kompliziert … Auch hinsichtlich des Gehalts an Psilocybin und Psilocin gibt es Unterschiede zwischen Trüffeln und Pilzen. Während die Konzentration dieser Substanzen in getrockneten Pilzen oft höher ist, können Trüffel dennoch eine starke psychoaktive Wirkung haben. Die genaue Konzentration kann jedoch von Art zu Art und sogar von Trüffel zu Trüffel variieren. Ein weiterer Unterschied besteht in der Legalität der beiden Formen. In einigen Ländern, wie den Niederlanden, sind psilocybinhaltige Trüffel legal, während psilocybinhaltige Pilze verboten sind. Dies ist auf eine Gesetzeslücke zurückzuführen, die Trüffel nicht ausdrücklich verbietet, da sie technisch gesehen keine Pilze sind.

## Die Bedeutung der Schwellendosis im Microdosing

Wie groß sollte eine Microdose denn jetzt ausfallen? Nun, das ist gar nicht so leicht zu beantworten. Generell ist die genaue Dosierung von Person zu Person unterschiedlich und hängt von verschiedenen Faktoren ab, wie von deiner Zielsetzung, deinem Körpergewicht und deiner individuellen Verträglichkeit. Ziel ist es, eine Dosis zu finden, die niedrig genug ist, um keine starken psychedelischen Effekte hervorzurufen, aber hoch genug, um subtile Veränderungen, beispielsweise in Stimmung, Wahrnehmung und Kreativität, hervorzurufen. Es herrscht allerdings Uneinigkeit darüber, wo dieser Sweet Spot genau auf der Dosis-Wirkungs-Kurve liegt. Das mag daran liegen, dass, während die einen die Definition einer Microdose ernst nehmen und unterhalb der Wahrnehmungsschwelle dosieren wollen, die anderen gerne einen leichten Törn verspüren wollen, während sie noch in der Lage sind, ihren Alltag zu meistern. Wobei das Spüren der Microdose nicht im Sinne des Erfinders liegt. Hinzu kommt außerdem, dass die gleiche Dosis individuell unterschiedlich stark wirkt. Die einen reagieren sehr empfindlich, die anderen brauchen einfach mehr. Es ist daher wichtig, für sich selbst herauszufinden, wie viel von dem verfügbaren psilocybinhaltigen Pilzmaterial genommen werden muss. Üblicherweise liegt eine typische Microdose bei zwischen 0,05 und 0,5 Gramm Pilzmaterial in getrockneter Form, wenn wir die Pilzart *Psilocybe cubensis* als Grundlage annehmen, die circa ein Prozent Psilocybin in getrockneter Form enthält. An dieser Stelle möchten wir dir ein neues und sehr nützliches Tool vorstellen: den Psilo-Q-Test von Miraculix, den du unter www.miraculix-lab.de findest. Entwickelt wurde er von Psilocybinforscher Felix Blei. Dieses Tool bestimmt präzise den Psilocybingehalt von getrockneten Pilzen und Trüffeln und unterstützt bei der Dosierung für Microdosing. Der Test ist kostengünstig, einfach anzuwenden und liefert in 30 Minuten Ergebnisse. Er erkennt 0,1 bis 2 Prozent Wirkstoffgehalt mit nur 150 Milligramm Material. Die Auswertung erfolgt visuell mit einer Bewertungsskala. Der Test misst den Gesamtalkaloidgehalt einschließlich Psilocybin und Psilocin.

Nachdem du nun einen Einblick in die Bedeutung der Schwellendosis erhalten hast, zeigen wir dir im nächsten Abschnitt, wie du deine persönliche Schwellendosis bestimmen kannst. Dieser Prozess heißt Kalibrierung.

## Wie du dich auf deine persönliche Microdose einstellst

Die Kalibrierung ermöglicht dir zu verstehen, wie sich unterschiedliche Dosierungen auf deine Wahrnehmung, deine Sozialkompetenz und andere Lebensinhalte auswirken, und hilft dir so, die für dich optimal funktionierende Dosis zu finden. Und so führst du sie durch:

- **Tag 1:** 50 bis 100 Milligramm Trockenmaterial von *Psilocybe cubensis*
- **Tag 2:** Pause
- **Tag 3:** Pause
- **Tag 4:** 150 bis 200 Milligramm Trockenmaterial von *Psilocybe cubensis*

Beobachte genau, wie sich die unterschiedlichen Dosis-Level auf dein Wohlbefinden und deine Interaktionen mit Menschen in deinem Umfeld, deiner

Arbeit oder dem, was du sonst so alltäglich machst, auswirken. Schreibe auf, welche Dosis du genommen hast und was du daraufhin an dem jeweiligen Tag bemerkst, siehe hierzu auch den Abschnitt »Mood Tracking und Tagebuch führen« auf Seite 189. Paul Austin empfiehlt, das Ganze mindestens zwei bis drei Wochen durchzuziehen, um ein Gefühl für deine persönliche Dosis-Wirkungs-Kurve zu bekommen. Wenn du bei 200 Milligramm noch keine Änderungen bemerkt hast, erhöhe die Dosis in 100-Milligramm-Schritten, bis du eine deutliche Wirkung verspürst, die über Microdosing-Effekte hinausgeht. Dann gehe zurück zu der zuletzt eingenommen Dosis, bei der du dich noch alltagstauglich gefühlt hast. Das ist dann deine optimale Microdose. Reagierst du tendenziell sensibel, fängst du am besten mit 50 Milligramm an und steigerst das Ganze in 50-Milligramm-Schritten, bis du deine Dosis gefunden hast.

## DAS GEEIGNETE MICRODOSING-PROTOKOLL FINDEN

Wir raten unbedingt dazu, nach einem Einnahmeschema vorzugehen. Es gibt zahlreiche verschiedene Microdosing-Protokolle, die mit verschiedenen Zielstellungen konzipiert wurden. So richtet sich zum Beispiel das Fadiman-Protokoll eher an Anfänger, während das Stamets-Stack-Protokoll die Nervengesundheit in den Vordergrund stellt und das Nightcap-Protokoll auf die Verbesserung des Schlafs abzielt. Microdosing-Protokolle sind nicht schwer umzusetzen, sie erfordern jedoch eine gewisse Achtsamkeit, damit Veränderungen im Verlauf deiner Microdosing Erfahrung wahrgenommen werden können. Achte stets auf deinen momentanen körperlichen und geistigen Zustand und spüre in dich hinein, was du verbessern könntest und was verändert werden muss. Allen Protokollen gemeinsam sind regelmäßige Einnahmepausen. Diese dienen unter anderem dazu, möglicher Toleranzbildung vorzubeugen. Die Frage, ob durch Microdosing eine Psilocybin-Toleranz aufgebaut werden kann, lässt sich mit einem vorsichtigen »Jein« beantworten: Während bei höheren Dosierungen definitiv eine Toleranz entsteht, die rasch dazu führt, dass die psychedelischen Effekte von Psilocybin ausbleiben, wird die Toleranzbildung beim Microdosing bis dato kontrovers diskutiert. Im Folgenden stellen wir nun die wichtigsten Protokolle vor, die sich in der Praxis bewährt haben.

## Das Fadiman-Protokoll

Das mit Abstand bekannteste Microdosing-Protokoll ist das von James Fadiman entwickelte und nach ihm benannte Fadiman-Protokoll. Falls du die Einleitung dieses Buches übersprungen hast, um gleich zur Sache zu kommen: James Fadiman ist ein renommierter amerikanischer Psychologe und Autor, der wesentlich dazu beigetragen hat, das Konzept des Microdosings in der Öffentlichkeit bekannt zu machen. Sein Protokoll zielt darauf ab, den Einstieg ins Microdosing zu erleichtern, und wird deswegen auch »Beginner's Protocol« (Anfängerprotokoll) genannt. Dieses Protokoll eignet sich am besten, um die Unterschiede zwischen »On«- und »Off«-Tagen zu erfassen, und hilft dir so, ein gesundes Verständnis dafür zu entwickeln, wie deine momentane Dosierung dich beeinflusst und ob du die Wirkungen verspürst, auf die du hinausgezielt hast. Du kannst so gut bestimmen, ob deine Dosis zu hoch oder zu niedrig eingestellt ist. Im Abschnitt »Wie finde ich meine Dosis?« (ab Seite 137) gehen wir noch näher darauf ein, wie du das Fadiman-Protokoll nutzen kannst, um deine optimale Dosis zu ermitteln.

Dieses auch oft als »ein Tag on, zwei Tage off« beziehungsweise »one day on, two days off« bezeichnete Einnahmeschema sieht vor, dass alle drei Tage eine Mikrodosis einer psychedelischen Substanz wie Psilocybin oder LSD eingenommen wird. Konkret sieht das Schema wie folgt aus:

- **Tag 1:** Einnahme der Microdose
- **Tag 2:** Pause. Du nimmst nichts ein und beobachtest mögliche Nachwirkungen der Dosis vom Vortag. Dieser Tag wird oft als Übergangstag oder »Afterglow-Tag« bezeichnet.
- **Tag 3:** Pause. Du nimmst wieder nichts ein, um Körper und Geist eine Ruhephase zu gönnen. Dein Körper kehrt zu seinem gewohnten »Betriebsklima« zurück.
- **Tag 4:** Einnahme der zweiten Microdose – der nächste Zyklus beginnt.

Fadiman empfiehlt eine Dauer von einigen Wochen bis zu einigen Monaten, je nach deinen individuellen Bedürfnissen und Zielen. Üblicherweise wird das Protokoll für vier bis acht Wochen durchgeführt und anschließend zwei bis vier Wochen mit dem Microdosing pausiert. Der Zyklus setzt sich so lange fort, wie du das Microdosing-Programm durchführen möchtest. Während dieses gesamten Prozesses empfiehlt Fadiman, ein Tagebuch zu führen, um Veränderungen des Wohlbefindens, der Stimmung, der Kreativität und anderer Aspekte des täglichen Lebens festzuhalten, um dir später die Veränderungen vor Augen führen zu können, die du nicht gleich selbst bemerkt hast. Mehr dazu findest du im Abschnitt »Mood Tracking und Tagebuch führen« auf Seite 189.

Eine Abwandlung des Fadiman-Protokolls ist das »Zwei-Tage-die-Woche«-Protokoll. Jeden dritten Tag eine Microdose einzunehmen, bedeutet nämlich, dass die Microdosing-Tage jeweils auf einen anderen Wochentag fallen. Manche Menschen bevorzugen vielleicht ein festes Schema, das mit einer wöchentlichen Routine bei der Arbeit oder bei sozialen Aktivitäten übereinstimmt. In diesem Fall empfehlen wir, zwei feste Tage in der Woche zu wählen, die am besten zu deinem Zeitplan passen, und die »off«-Tage entsprechend dazwischen zu legen. Zwischen den einzelnen Microdosing-Tagen sollte immer mindestens ein Tag liegen. Das könnte zum Beispiel so aussehen, dass du am Montag und am Donnerstag deine Microdosing-Tage einlegst und die Tage dazwischen pausierst.

## Das Microdosing-Institute(MDI)-Protokoll

Dieses Protokoll wurde vom Microdosing Institute entworfen und basiert auf der Erfahrung von Microdosing-Beratern, dass es bei manchen Menschen zu besseren Ergebnissen führt, wenn sie jeden zweiten Tag Microdosen einnehmen. Das kann die Effektivität insbesondere für Menschen erhöhen, die aus medizinischen Gründen Microdosing betreiben wollen, etwa um Depressionen, ADHS, Angststörungen oder Migräne und Clusterkopfschmerzen zu lindern. Dieses Protokoll ist mitunter ein wenig herausfordernd und sollte generell therapeutisch begleitet werden. Genauso wie beim Fadiman-Protokoll wird der Zyklus für vier bis acht Wochen fortgesetzt, gefolgt von einer zwei- bis vierwöchigen Pause.

## Das Schlafmützen-Protokoll (Nightcap-Protokoll)

Eigentlich ist das Nightcap-Protokoll gar kein eigenständiges Protokoll, vielmehr ist es jeweils eine Variante der beiden vorangegangenen Protokolle, die darin besteht, die Microdose jeweils zur Nacht einzunehmen. Dies fügt der Erfahrung andere Qualitäten hinzu. Manche Menschen reagieren auf die in den üblichen Protokollen am Morgen eingenommene Microdose mit einer leichten Müdigkeit, die sie vielleicht bei der Bewältigung des Alltags als störend empfinden. Wenn du einer dieser Menschen bist, könnte diese Variante vorteilhaft für dich sein. Menschen, die ihre Microdose zur Nacht einnehmen, berichten von intensiveren Träumen und davon, dass sie sich morgens nach dem Aufwachen frischer und fitter fühlen, als sie es waren, bevor sie ihr Microdosing-Programm begannen.

## Das Stamets-Stack-Protokoll

Der bekannte Mykologe Paul Stamets (*1955) entwickelte ebenfalls ein Protokoll, das nach ihm benannt wurde. Hier handelt es sich um eine Form des Mikrodosings, bei der verschiedene Pilzarten und Mikronährstoffe kombiniert werden, um spezifische Wirkungen zu erzielen. Es wird ein sogenannter Entourage- oder Synergieeffekt ausgenutzt, bei dem eine insgesamt stärkere Wirkung aller Einzelkomponenten beobachtet wurde. Das Protokoll besteht aus drei Komponenten: Psilocybin, Löwenmähne *(Hericium erinaceus)* und Niacin (Vitamin $B_3$). Diese Kombination wirkt als starkes Nootropikum (Mittel, was sich positiv auf das Nervensystem auswirkt), das die Nervengesundheit, das Gedächtnis, die Konzentration, die Kreativität und die geistige Klarheit verbessern kann.[80] Stamets geht sogar so weit zu behaupten, dass dieses Protokoll das Potenzial besitzt, durch seine potenten neurologischen Effekte den nächsten (und dringend erforderlichen) Evolutionssprung in der Bewusstseinsentwicklung der Menschheit zu bewirken.

Das Besondere an diesem Protokoll ist, dass hier eine »Nebenwirkung« (wir halten es da mit James Fadiman, der sagt: »Es gibt keine Nebenwirkungen, nur Wirkungen!«) von Niacin ausgenutzt wird, die eine drastisch verbesserte Verteilung der Wirkstoffe im Körper zur Folge hat. Die Niacin-Flush-Reaktion tritt auf, wenn eine hohe Dosis Niacin eingenommen wird. Sie ist durch das plötzliche, kurzzeitige Auftreten von Rötung, Hitzegefühl und Kribbeln im Gesicht, im Nacken und im oberen Körperbereich gekennzeichnet, manchmal auch durch Brennen und Jucken. Die Reaktion beginnt in der Regel innerhalb weniger Minuten nach der Einnahme und hält etwa eine Dreiviertelstunde an, manchmal sogar mehrere Stunden. Dies ist ein vorübergehendes Phänomen und ungefährlich, obwohl es für einige Menschen unangenehm sein kann; genau darum geht es hier jedoch. Die Reaktion beruht auf einer Erweiterung der Blutgefäße, was nicht nur zur verbesserten Entgiftung des Körpers beitragen kann,[81] sondern auch dafür sorgt, dass normalerweise schlecht durchblutete Gewebe durchblutet werden und so die Wirkstoffe aus der Löwenmähne und den psilocybinhaltigen Pilzen auch an Orte gelangen, wo sie normalerweise nicht wirken. Stamets erklärt, dass deren Wirkung normalerweise auf das zentrale Nervensystem, sprich, Gehirn und Rückenmark, beschränkt bleibt. Mit dem Niacin-Flush jedoch erreichen sie darüber hinaus das periphere Nervensystem, also die Nervenstränge in äußeren Körperbereichen wie den Gliedmaßen. Das ist von besonderer Bedeutung für Menschen mit neurodegenerativen Beschwerden wie zum Beispiel Polyneuropathie, eine Erkrankung, bei der die Reizweiterleitung in den äußeren Nerven gestört ist. Aber nicht nur für Erkrankte ist dieser Effekt interessant. Es gibt Erfahrungsberichte, die von einer spontanen Verbesserung in der Feinmotorik und der Körperkoordination berichten. In diesem Fall konnte ein Kampfsportler, nachdem er das Protokoll angewendet hat, spontan komplizierte Jiu-Jitsu-Bewegungsabläufe ausführen, an denen er vorher jahrelang im Training gescheitert war.[82] Eine Studie konnte zeigen, dass die Kombination aus Psilocybin, Hericium und Niacin insbesondere bei älteren Menschen zu psychomotorischen Verbesserungen geführt hat.[83] Obendrein führt die Flush-Reaktion von der gewohnten Kognition weg und lenkt das Bewusstsein auf den Körper. Man kann gar nicht anders, als sich in die gegenwärtigen Körperempfindungen zu begeben.

Menschen mit Histaminunverträglichkeit sollten jedoch Vorsicht walten lassen und möglicherweise niedrigere Dosen von Niacin verwenden oder alternative Formen von Vitamin B3 wie Niacinamid ausprobieren, welche zwar keine Flush-Reaktion verursachen, aber dennoch positiv zur Nervengesundheit beitragen.[84] Wenn du dir unsicher bist, empfehlen wir, mit einem Arzt oder Ernährungsberater zu sprechen, um die geeignete Dosierung und Supplementierungsmethode zu bestimmen, die deinen individuellen Bedürfnissen gerecht wird.

Die Wirkstoffe aus den Pilzen sollten bereits im Blut zirkulieren, wenn die Niacin-Flush-Wirkung einsetzt. Daher ist entscheidend, dass Hericium und Psilocybin zusammen eingenommen werden, und etwa 15 bis 20 Minuten später erst das Niacin. So ist gewährleistet, dass die Wirkstoffe aus den Pilzen bereits im Blut zirkulieren, wenn die Niacin-Flush-Wirkung einsetzt.

Stamets empfiehlt folgende Dosierungen:

- **Psilocybin:** 1 bis 10 Milligramm (entspricht 0,1 bis 1,0 Gramm Pulver von *Psilocybe cubensis*)
- **Hericium:** 5 bis 20 Gramm Pilzpulver (entspricht 0,5 bis 2 Gramm Hericium-Extrakt)
- **Niacin:** 100 bis 200 Milligramm (bei empfindlichen Personen reichen schon 50 Milligramm), Einnahme 15 bis 20 Minuten zeitlich versetzt nach den ersten beiden Komponenten

Das Einnahmeschema des Stamets-Stack-Protokolls sieht vor, dass an vier aufeinanderfolgenden Tagen eine Mikrodosis eingenommen wird und dann drei Tage lang pausiert wird. Dieses Schema wird in der Regel einen Monat lang fortgesetzt, kann bei Bedarf jedoch auch länger erfolgen.

Uns erscheint das Protokoll von Paul Stamets besonders für Menschen geeignet, die sich seit langer Zeit in einer mentalen Starre befinden und sich weder vorwärts noch rückwärts bewegen können. Für Menschen mit Depressionen kann die deutlich körperlich spürbare Wirkung des Flush insofern von Vorteil sein, als ein Gefühl der Veränderung und des Fortschritts erlebt werden kann. Vor allem auf der mentalen Ebene profitieren Menschen, die das Gefühl einer Wirkung brauchen, um an die Heilkraft einer Substanz zu glauben.

Achtung, die psychoaktive Wirkung von Psilocybin kann durch die Niacinwirkung verstärkt werden und aus einer angedachten Microdose mehr werden lassen. Die Dosierung nach dem Stamets-Stack-Protokoll ist eine intensive Erfahrung und sollte an Werktagen nur mit einer geringen Dosis Psilocybin und einem Zeitpuffer von mindestens zwei Stunden durchgeführt werden. Bei höheren Dosierungen empfehlen wir freie Tage.

## Weitere Stacking-Protokolle mit Heilpilzen

Das Stamets-Stack-Protokoll ist eine leistungsstarke Methode zur Verbesserung der kognitiven Funktion und der allgemeinen Gesundheit. Aber es ist nicht die einzige Möglichkeit, die Vorteile von Psilocybin mit anderen Heilpilzen zu kombinieren. Abhängig von deinen individuellen Gesundheitszielen kannst du das Stamets-Stack-Protokoll mit anderen Vitalpilzen kombinieren, um spezifische Wirkungen zu erzielen.

- Wenn du zum Beispiel deine Energie und Ausdauer steigern möchtest, kannst du Psilocybin mit Cordyceps kombinieren. Cordyceps ist bekannt für seine Fähigkeit, Energie und Ausdauer zu steigern, was sowohl deine geistige als auch deine körperliche Leistungsfähigkeit verbessern könnte.
- Wenn du dein allgemeines Wohlbefinden und deine Stressresistenz verbessern möchtest, kannst du Psilocybin mit Reishi kombinieren. Reishi ist ein Pilz, der für seine beruhigenden und immunstärkenden Eigenschaften bekannt ist.
- Wenn du dein Immunsystem stärken und deine allgemeine Gesundheit verbessern möchtest, könntest du Psilocybin mit Chaga kombinieren. Chaga ist ein Pilz, der für seine antioxidativen und entzündungshemmenden Eigenschaften bekannt ist.

Für weitere Informationen über die gesundheitsfördernde Wirkung von Vitalpilzen und wie man sie am besten einsetzt, empfehlen wir das Buch *Gesund mit Heilpilzen* von Philip Rebensburg und Dr. med. Andreas Kappl,[85] welches ebenfalls im riva Verlag erschienen ist. Es bietet eine umfassende Anleitung zur Verwendung von Heilpilzen für eine Vielzahl von gesundheitlichen Bedürfnissen.

## Intuitive Einnahme

Dies ist ein Protokoll für Fortgeschrittene, die sich bereits durch ihr erstes Microdosing-Protokoll durchgearbeitet haben und ihre Praxis auf ein fortgeschritteneres Niveau heben möchten. Wenn du bereits gut mit Microdosing vertraut bist und schon verschiedene Protokolle ausprobiert hast, wirst du wahrscheinlich schon erfahren haben, dass andere Dosierungen zu anderen Effekten führen, und kannst einschätzen, für welche Zwecke sich welche Dosis am besten eignen wird. Du könntest nun damit beginnen, kleine Veränderungen in deiner Microdosing-Routine einzubauen und sie dabei intuitiv an deine spezifischen Lebensumstände, deine körperlichen Bedürfnisse und deine individuellen Ziele anzupassen.

In seinem Buch *Mastering Microdosing* erläutert Paul Austin, dass das »Meistern« der Mikrodosierung darin besteht, die Vielfalt der möglichen Erfahrungen intuitiv zu begreifen und auf dieser Basis eine Dosis zu wählen, die deine Absichten für den jeweiligen Tag optimal unterstützt. Er betont, dass eine intuitive Mikrodosierung den Aufbau einer Beziehung zu den Substanzen (wie Psilocybin und LSD) auf verschiedenen Dosierungsebenen voraussetzt. Mit anderen Worten: Es geht darum, zu verstehen, welcher Dosierungslevel welche Intentionen unterstützt. »Sobald du deine Dosis intuitiv an deiner Intention für den Tag kalibrieren kannst, erreichst du ein gewisses Level an Manifestations-Meisterschaft.«[86]

Die intuitive Mikrodosierung geht über die strikte Einhaltung eines Schemas von »On«- und »Off«-Tagen hinaus. Sie zielt darauf ab, eine individualisierte Praxis zu entwickeln, die sich an deine spezifischen Lebensumstände, körperlichen Bedürfnisse und persönlichen Ziele anpasst.

Nehmen wir zum Beispiel an, du planst einen Tag voller kreativer Arbeit. Basierend auf deiner bisherigen Erfahrung könntest du entscheiden, dass eine etwas höhere Mikrodosis als üblich besser geeignet ist, um deinen kreativen Prozess zu fördern. Umgekehrt könntest du an einem Tag, an dem du dich mehr auf Routineaufgaben oder administrative Arbeit konzentrieren musst, eine geringere Dosis wählen, um die Fokussierung zu erleichtern.

KAPITEL 7

# DIE POSITIVE WIRKUNG VON MICRODOSING AUF VERSCHIEDENE KRANKHEITSBILDER

# TRAUMATA ALS URSACHE VON KRANKHEIT

Trauma, Heilung und die Rolle des Microdosings hat zunehmendes Interesse als mögliche Unterstützung bei der Behandlung verschiedener Krankheitsbilder geweckt. Insbesondere bei Depressionen, Angststörungen und neurologischen Erkrankungen zeigen sich positive Auswirkungen, die wir im Folgenden genauer betrachten wollen.

Doch bevor wir beginnen, möchten wir auf den bekannten kanadischen Arzt und Schriftsteller Gabor Maté (*1944) zu sprechen kommen, der uns hilft, den gegenwärtigen Zustand unserer Welt besser zu verstehen, indem er uns zu der Erkenntnis führt, dass persönliche Traumata und globale Probleme eng miteinander verbunden sind. Maté ist für seine Arbeit in den Bereichen Neurologie, Psychiatrie und Psychologie bekannt. In seinen Augen reflektiert die Gesellschaft als Ganzes die traumatischen Erfahrungen und den Schmerz vieler Einzelpersonen, was zu globalen Krisen wie Krieg, Umweltzerstörung, sozialer Ungerechtigkeit und Sucht führt. Er sieht in unserer von Leistung geprägten westlichen Kultur demnach einen treibenden Faktor, der Traumata hervorbringt und verstärkt. Besonders betroffen sind unsere Kinder, die in ihrer Entwicklung und ihrem Wohlbefinden durch diese Bedingungen beeinträchtigt werden. Angesichts der Tatsache, dass sie die Zukunft der Menschheit in ihren Händen tragen, ist das problematisch.

Maté definiert Trauma als seelische Wunde, die das psychische Wachstum und die Entwicklung beeinträchtigt: »Trauma ist nicht das, was dir jetzt passiert, sondern es ist das, was in deinem Inneren geschieht, aufgrund von dem, was dir passiert ist. Trauma ist die Narbenbildung, die dich starrer und unflexibler macht. Sie führt dazu, dass du weniger fühlst und dich mehr in eine Verteidigungsposition begibst.«[87] Die Narben, die Maté beschreibt, können dazu führen, dass jemand sich emotional abschottet und weniger flexibel auf die Welt reagiert. Sie prägen das Verhalten einer Person, oft, ohne dass diese sich dessen bewusst ist, und können so ihr ganzes Leben bestimmen. Diese Art von emotionaler Abschottung kann zu einem Zustand der emotionalen Taubheit führen, bei dem jemand Schwierigkeiten hat, seine eigenen Gefühle wahrzunehmen oder auf die Gefühle anderer zu reagieren.

Wichtig für das allgemeine Verständnis ist, dass Maté den Begriff »Trauma« breiter definiert als in der klinischen Psychologie üblich. Ein traumatisierendes Ereignis wiegt immer individuell und muss nicht notwendigerweise einen lebensbedrohenden Charakter haben, um weitreichende Folgen auf unser Leben zu haben. Nehmen wir als Beispiel ein Baby, das nur alle fünf Stunden gestillt wird, unabhängig von seinem tatsächlichen Hunger oder Bedürfnis nach Trost. Tatsächlich gibt es heute noch Ärzte, die Müttern zu so etwas raten. Das Kind erhält damit eine Botschaft, dass seine Bedürfnisse nicht wichtig sind oder dass die Welt ein unsicherer Ort ist. Dies zieht eine unsichere Bindung nach sich und das Kind wird auch im Erwachsenenalter noch Schwierigkeiten haben, Vertrauen zu anderen Menschen aufzubauen oder sich in stressigen Situationen zu beruhigen. Aus dieser Perspektive wird deutlich, dass frühkindliche Traumatisierung einen prägenden Einfluss auf unsere Persönlichkeitsentwicklung und die Entstehung psychischer Erkrankungen hat.

Aufgrund der vielfältigen Formen traumatischer Erfahrungen können wir davon ausgehen, dass sowohl die Gesellschaft als auch Individuen mehr oder weniger stark traumatisiert sind. Fast alle psychischen Störungen können auf vorausgegangene Traumata zurückgeführt werden, die einen Menschen unflexibler, ängstlicher und schmerzempfindlicher gemacht haben. Hier ist die erhöhte Empfindlichkeit gegenüber Stress oder emotional belastenden Situationen gemeint, die bei traumatisierten Personen häufig zu beobachten ist. Diese erhöhte Empfindlichkeit äußert sich in einer verstärkten Reaktion auf Schmerz oder in einem Zustand ständiger Angst. Unser ganzes Leben kann – oft unbewusst – von dem Versuch geprägt sein, diesen Schmerzen und Ängsten zu entkommen. Der bewusste Umgang mit unseren individuellen und kollektiven Traumata ist entscheidend, wenn wir Heilung und Veränderung zulassen wollen. Psilocybin kann uns helfen, das Theater zu erkennen und zu durchschauen, was wir gerne spielen oder veranstalten, um unsere Wunden vor uns selbst und anderen zu verbergen.

An dieser Stelle möchten wir die Theorie des deutschen Arztes und Psychotherapeuten Ruediger Dahlke erwähnen, der in seinem Konzept »Krankheit als Weg« davon ausgeht, dass Krankheiten nicht zufällig entstehen, sondern Ausdruck eines seelischen Ungleichgewichts sind. Er sieht Krankheiten als Botschaften unserer Seele, die uns zeigen, wo wir in unserem Leben aus dem Gleichgewicht geraten sind. In diesem Sinne könnten die von Maté beschriebenen Traumata und die daraus resultierenden seelischen Verletzungen als Ursache für eine Vielzahl von Krankheitsbildern angesehen werden, die letztendlich durch ein Ungleichgewicht in unserem inneren Seelenleben entstehen.

Im Hinblick darauf kann Psilocybin als ein vielversprechendes therapeutisches Werkzeug eingesetzt werden, das unter anderem hilft, die traumatische »Wunde« zu erkennen und den Heilungsprozess zu fördern. Psilocybinhaltige Pilze werden schon seit grauen Urzeiten für ihre heilenden Eigenschaften auf den Geist verwendet. Durch Microdosing mit Psilocybin können wir introspektive Prozesse anregen, die uns helfen, die durch Traumata verursachte Erstarrung zu überwinden und eine bewusstere Wahrnehmung des eigenen Gefühlszustands zu entwickeln. Dadurch kann der Heilungsprozess gefördert und die Lebensqualität verbessert werden. Auch wenn wir mental und körperlich gesund sind, kann Psilocybin uns hilfreich sein, die Verbindung mit unserem Innersten wiederherzustellen und unsere Persönlichkeitsentwicklung zu fördern.

Wir teilen die Überzeugung, dass in der Bewusstwerdung und Verarbeitung unserer individuellen Traumata und in der Wiederverbindung mit dem Kern unseres Seins und der Natur die Heilung liegt, nicht nur für uns selbst, sondern für unseren gesamten Planeten.

## ADHS – Aufmerksamkeitsdefizit-/Hyperaktivitätsstörung

Weitverbreitet und für Betroffene unglaublich herausfordernd ist die Aufmerksamkeitsdefizit-/Hyperaktivitätsstörung (ADHS), da sie ihre Fähigkeit beeinträchtigt, sich zu konzentrieren und Aufgaben zu erledigen. Darüber hinaus haben Menschen mit ADHS aufgrund ihrer Symptome oft Schwierigkeiten, soziale Beziehungen aufrechtzuerhalten und angemessen zu kommunizieren. Viele sind impulsiv, haben Schwierigkeiten, sich auf Gespräche zu konzentrieren, und neigen dazu, Dinge zu vergessen oder zu verlegen. Dies kann dazu führen, dass sie sich unverstanden oder abgelehnt fühlen, selbst wenn sie sich bemühen, in sozialen Situationen angemessen zu handeln, und dies kann soziale Isolation nach sich ziehen. Viele Menschen denken fälschlicherweise, dass ADHS eine Ausrede für mangelnde Selbstdisziplin oder Faulheit ist, was für Betroffene sehr frustrierend sein kann, da es sich eindeutig um eine neurologische Störung handelt, die sich schwerwiegend auf ihre Fähigkeit auswirken kann, den Alltag zu meistern.

Während die Fachwelt ADHS weiterhin als vererbbare Krankheit betrachtet, gibt es zunehmend auch Stimmen, die ADHS als so etwas wie eine Anpassungsstörung an eine kranke Gesellschaft sehen. Der kanadische Arzt Dr. Gabor Maté, ein ausgewiesener Experte zu den Themen Sucht, Stress und kindliche Entwicklung, zeigt in seiner Arbeit ein neues Erklärungsmodell für ADHS auf.[88] Seiner (und unserer) Auffassung nach handelt es sich bei ADHS nicht um eine Erkrankung im engeren Sinne, sondern um eine maladaptive Copingstrategie, also eine nicht länger dienliche Bewältigungsstrategie in Bezug auf frühkindliche Belastungssituationen. Diese Strategie äußert sich darin, dass der Geist sich als Stressreaktion von der belastenden Situation abkoppelt und auf Wanderschaft geht. Demnach sind die typischen Merkmale von ADHS – wie Schwierigkeiten, Aufmerksamkeit zu zollen, Impulsivität und Hyperaktivität – frühkindlich geprägte Reaktionen des Gehirns auf Stress, emotionale Herausforderungen und Überforderung.

Herkömmliche Medikamente zur Behandlung von ADHS wie Stimulanzien (zum Beispiel Methylphenidat) und Nicht-Stimulanzien (zum Beispiel Atomoxetin) können zwar wirksam sein, haben jedoch oft unerwünschte Nebenwirkungen wie Schlafstörungen, Übelkeit und Verlust des Appetits. Nebenbei besteht bei längerer Einnahme das Risiko einer Abhängigkeit und eines Missbrauchs. Zudem haben Studien gezeigt, dass die Langzeitanwendung von Stimulanzien bei ADHS zu emotionalen Veränderungen führen kann, einschließlich erhöhter Angst, Reizbarkeit oder Depression, was nicht zuletzt auch mit dem durch die Substanzen gestörten Schlafzyklus zusammenhängt.

Es gibt nur sehr begrenzte Forschung zu ADHS und Psilocybin-Mikrodosierung, auch hier lebt das Microdosing von Erfahrungsberichten. User haben berichtet, dass sie als Folge der Mikrodosierung von Psychedelika ein Gefühl verringerter Ablenkbarkeit und erhöhter Konzentration erfahren.

## Mikrodosierung mit Psychedelika zur Selbstmedikation bei ADHS-Symptomen

Eline Haijen, Petra Hurks und Kim Kuypers untersuchten in ihrer Studie »Microdosing with psychedelics to self-medicate for ADHD symptoms in adults: a prospective naturalistic study«[89] (Mikrodosierung von Psychedelika zur Selbstmedikation von ADHS bei Erwachsenen: eine prospektive naturalistische Studie) die Wirksamkeit der Mikrodosierung von Psychedelika als Behandlung von ADHS-Symptomen bei Erwachsenen. ADHS bei Erwachsenen wird häufig übersehen, was sich negativ auf das Wohlbefinden der Betroffenen auswirkt. Während erste pharmakologische Interventionen bei vielen ADHS-Patienten wirksam sind, brechen einige diese Behandlungen ab oder sprechen nicht darauf an. Daher müssen alternative Behandlungsmöglichkeiten erforscht werden.

Eine retrospektive Befragungsstudie berichtete bereits, dass Mikrodosierungen (MD) klassischer Psychedelika bei ADHS wirksamer sind als konventionelle Behandlungen. Ziel dieser Prospektivstudie war es daher, die Wirkung von Mikrodosierungen auf die ADHS-Symptomatik, das Wohlbefinden und das Zeitempfinden bei Erwachsenen mit ADHS zu messen, die beabsichtigten, auf eigene Initiative mit Psychedelika in Mikrodosierungen zu experimentieren, um ihre Symptome selbst zu behandeln.

Die Studienergebnisse zeigten eine Abnahme der ADHS-Symptome und eine Zunahme des Wohlbefindens nach vier Wochen Mikrodosierungspraxis. 78 Prozent der Teilnehmer nutzen hierbei Psilocybin, die anderen Teilnehmer überwiegend LSD. Die Leistung bei einer Aufgabe zur Zeitwahrnehmung verbesserte sich jedoch nicht. Die Wirkung von Psychedelika in Mikrodosierung auf die ADHS-Symptomatik und das Wohlbefinden nach vier Wochen wurde nicht beeinflusst, wenn die Probanden zusätzlich zur Einnahme konventioneller Medikamente Psychedelika in Mikrodosierung ergänzten. Auch das Vorhandensein von Komorbiditäten wurde durch eine zusätzliche Einnahme von Psychedelika in Mikrodosen nicht beeinflusst.[90]

Eine individuelle Erfahrung beschreibt beispielsweise Michael Pollan in seinem Buch *How to Change Your Mind*. Pollan erzählt, dass er seit vielen Jahren unter Aufmerksamkeitsproblemen und Schwierigkeiten beim Schreiben leidet und dass er während seines Experiments mit Psilocybin-Mikrodosierung eine Verbesserung seiner Konzentration und Kreativität bemerkte. Er beschreibt seine Erfahrungen als »fließenderen Zustand« und als ein »vollständig in die Arbeit eintauchen«.

Die Vorteile des Psilocybin-Microdosings bei ADHS könnten eine Verbesserung der Konzentration, Reduktion von Angst und Depressionen, eine Steigerung der kognitiven Flexibilität sowie eine erhöhte Motivation umfassen. Im Gegensatz zu traditionellen ADHS-Medikamenten kann Microdosing mit Psilocybin langfristig eingesetzt werden, ohne dass es zu einer Abhängigkeit kommt. Es bleibt zu hoffen, dass weitere Forschung auf diesem Gebiet dazu führt, dass Substanzen wie Methylphenidat oder Amphetaminsalze weniger relevant werden. Dadurch könnte vermieden werden, dass Menschen auf solche suchterzeugenden Medikamente angewiesen sind, die im Verdacht stehen, Langzeitschäden im Gehirn zu verursachen, und nachweislich Psychosen auslösen können.[91]

## Angststörungen

Zu den häufigsten psychischen Störungen gehören sogenannte Angststörungen. Sie betreffen viele Menschen auf der ganzen Welt. Die betroffenen Personen leiden oft unter starken und lang anhaltenden Gefühlen der Angst, Sorge oder Panik, die in vielen Situationen auftreten können. Diese Ängste sind oft kaum zu kontrollieren und die Betroffenen können ihren Alltag nur schwer bewältigen. Die Wahl der Behandlung hängt von der Art und Schwere der Angststörung ab und ist meistens eine Kombination aus Psychotherapie, Entspannungsverfahren, sportlichen Aktivitäten und Medikamenteneinnahme. Häufig werden Medikamente wie Benzodiazepine oder selektive Serotonin-Wiederaufnahmehemmer (SSRI) verschrieben, um Symptome zu lindern. Obwohl diese Medikamente wirksam sein können, haben sie oft auch unerwünschte Nebenwirkungen und können langfristig zu Abhängigkeit (SSRI machen nicht abhängig, Benzodiazepine schon) und Toleranz führen.

## Wie Ulli seine Panikattacken in den Griff bekommen hat

Ich litt lange unter Panikattacken und nahm zur Behandlung Escitalopram, ein Antidepressivum, ein. Trotz der Medikation verringerten sich die Panikattacken jedoch nicht. In meiner Suche nach weiteren Lösungen stieß ich auf Microdosing mit Psilocybin. Da ich mich nicht traute, das Escitalopram abzusetzen, begann ich parallel dazu mit dem Microdosing. Mit der klaren Intention »Vertrauen, innere Ruhe und Klarheit« startete ich diese zusätzliche Behandlung. Schon nach einigen Wochen bemerkte ich, dass die Abstände zwischen den Panikattacken länger wurden. Trotz des spürbaren positiven Einflusses des Microdosings nahm ich keinen therapeutischen Support in Anspruch, da ich mich durch die aktuelle Gesetzeslage in Bezug auf Psilocybin unsicher fühlte. Das Microdosing hilft mir dennoch, besser mit Stress umzugehen, und dadurch kann ich mich auch besser konzentrieren. Es brachte mir innere Ruhe und ich bemerke, dass ich achtsamer mit mir selbst umgehe. Nicht zuletzt bin ich fest davon überzeugt, dass das Vertrauen in den Prozess eine wesentliche Rolle dabei spielt, dass es mir besser geht und ich mich freier fühle. Das Microdosing hat mein Leben positiv beeinflusst.

**Bitte beachte:** Wenn du in therapeutischer Behandlung bist und Medikamente einnimmst, dich aber zusätzlich mit Psilocybin-Microdosing unterstützen möchtest, raten wir dir, dies nur in Absprache mit deinem Therapeuten zu tun. Der Erfahrungsbericht von Ulli findet auch in der aktuellen Forschungslage Widerhall. In einer neueren Studie[92] wurde beispielsweise untersucht, wie Psilocybin im Vergleich zu Escitalopram das Grübeln und das Unterdrücken von (negativen) Gedanken beeinflusst. Dabei kam heraus, dass die Probanden unter der Einnahme von Psilocybin weniger grübelten und weniger negativen Gedankenmustern anhingen, die oft mit Depressionen und Angststörungen in Verbindung gebracht werden, während Escitalopram keine solche Wirkung zeigte.

Microdosing mit Psilocybin könnte mit seinen angstlösenden Eigenschaften eine vielversprechende Alternative sein. Studien zeigen, dass Psilocybin die Aktivität im Mandelkern (Amygdala) reduzieren kann, der für die Verarbeitung von Angst und Stress verantwortlich ist. Psilocybin kann auch die Stimmung verbessern, die Achtsamkeit erhöhen, soziale Ängste reduzieren und die Fähigkeit zur zwischenmenschlichen Kommunikation verbessern. Im Gegensatz zu traditionellen Medikamenten besteht bei Microdosing mit Psilocybin kein Risiko einer Medikamentenabhängigkeit. Durch die angstlösenden Eigenschaften des Psilocybins können Menschen unter anderem therapierfähiger werden und die Lebensqualität der Betroffenen verbessert sich. Dennoch möchten wir darauf hinweisen, dass bei der Einnahme von Psilocybin in Microdosen unerwünschte Wirkungen auftreten können. Dazu gehören Schwindel und Kopfschmerzen, aber auch Verwirrung und Überforderung sowie Angstzustände.[93] Mehr dazu findest du im Abschnitt »Nebenwirkungen als Hinweise und Aufforderung verstehen, Wechselwirkungen und Kontraindikationen beachten«.

## Depressionen

Depressionen zählen zu den häufigsten psychischen Erkrankungen und haben oft schwerwiegende Auswirkungen auf das Leben der Betroffenen. Die Symptome reichen von Hoffnungslosigkeit und Traurigkeit bis zu fehlender Motivation, was den Alltag erheblich beeinträchtigen kann. Neue wissenschaftliche Erkenntnisse deuten darauf hin, dass Entzündungsprozesse im Körper eine der Hauptursachen für Depressionen sein können. Immer mehr Studien bestätigen die Entzündungstheorie der Depression. Sie besagen, dass es einen Zusammenhang zwischen bestimmten depressiven Störungen und chronischen, oft stressbedingten Nervenentzündungen im Gehirn (Neuroinflammation) gibt. Was unter anderem passiert, ist, dass der Körper zu viele Zytokine (körpereigene Eiweiße, die der Signalübertragung zwischen Zellen dienen und deren Wachstum und deren Differenzierung steuern) freisetzt, die wiederum an den psychischen Problemen beteiligt sind. Bei einer bevölkerungsbezogenen Querschnittsstudie mit über 14 000 Teilnehmern fand man bei depressiven Personen im Schnitt um 31 Prozent erhöhte CRP-Werte.[94] CRP (C-reaktives Protein) ist ein Entzündungsmarker im Blut und zeigt an, dass im Körper entzündliche Prozesse stattfinden. Neben alternativen Stressbewältigungstechniken, Psychotherapie, gesunder Ernährung und ausreichend Schlaf kann Psilocybin aufgrund seiner entzündungshemmenden und stressreduzierenden Eigenschaften dabei unterstützen, Entzündungsprozesse im Körper zu vermindern und das allgemeine Wohlbefinden zu verbessern.

Die Wirksamkeit herkömmlicher Antidepressiva ist nicht garantiert und sie gehen häufig mit unerwünschten Nebenwirkungen wie Gewichtszunahme, Übelkeit, Schlafstörungen und sexueller Dysfunktion einher. Interessanterweise haben Studien gezeigt, dass Antidepressiva wie Fluoxetin (Prozac) nicht wirksamer sind als ein Placebo.[95] In diesem Zusammenhang kann Microdosing mit Psilocybin eine Alternative zur Behandlung von Depressionen sein, da es ein niedriges Nebenwirkungspotenzial aufweist. Zusätzlich zur Entzündungshemmung kann Microdosing mit Psilocybin durch die Stimulation von Serotoninrezeptoren die Stimmung verbessern und zu einer erhöhten Empathie und Verbundenheit mit anderen führen. Dies kann besonders für Menschen mit Depressionen von Vorteil sein, da sie sich oft isoliert und einsam fühlen. Dank der veränderten Stimmungslage durch Psilocybin kann der psychotherapeutische Prozess durch das Erkennen und Bearbeiten tief verwurzelter Emotionen und Traumata gefördert werden, und Menschen können tiefer in ihre emotionalen Erfahrungen eintauchen und diese besser verstehen, was zu schnelleren Fortschritten in der Therapie führen kann.

## Chris' Weg aus der Depression

Microdosing hat für mich persönlich sehr viel verändert. Seit über zehn Jahren leide ich an schwerer Depression. Über die Jahre habe ich vieles versucht, aber ohne allzu große Erfolge. Durch Microdosing geht es mir merklich besser. Ich bin offener, habe weniger Angstzustände und spüre eine bessere Verbindung zu mir selbst und zu meiner Umwelt. Ich wünschte, ich hätte Microdosing schon früher kennengelernt.

Während das Microdosing mit Psilocybin aufgrund seines geringen Nebenwirkungspotenzials eine Alternative darstellt, bietet die Verwendung von hoch dosiertem Psilocybin zusätzliche Vorteile. Klinische Studien zeigen positive Ergebnisse bei der Behandlung von therapieresistenten Depressionen mit Psilocybin. In einer offenen Studie erhielten 20 Patienten zwei hohe Dosen Psilocybin im Abstand von einer Woche. Es wurde eine signifikante Reduktion der depressiven Symptome beobachtet, die bis zu sechs Monate nach der Behandlung anhielt. Die Verträglichkeit war gut und keiner der Patienten suchte innerhalb von fünf Wochen nach der Behandlung einen Arzt auf, um sich konventionelle Antidepressiva verschreiben zu lassen.[96] Es gibt auch Hinweise darauf, dass hoch dosiertes Psilocybin bei suizidgefährdeten Personen mit schwerer Depression positive Auswirkungen auf den Lebenswillen hat und suizidale Gedanken verhindern kann.[97]

## Selbstverabreichung von Psilocybin bei therapieresistenter Depression

Patienten, die an einer schweren depressiven Störung (MDD – Major Depressive Disorder) leiden und auf zwei oder mehr Antidepressiva nicht ansprechen, gelten oft als therapieresistent. Viele der aktuellen Behandlungsoptionen für eine therapieresistente Depression sind ineffektiv, haben erhebliche Nebenwirkungen, sind teuer und schwer zugänglich. In den letzten Jahren gab es eine Wiederbelebung der psychedelischen Forschung, die vielversprechende Ergebnisse in der Behandlung von therapieresistenten Depressionen zeigt.

Eine Fallstudie, veröffentlicht von Ashley Lyons im Jahr 2022 im Fachjournal *Innovations in Clinical Neuroscience*, untersucht die Selbstverabreichung von Psilocybin bei einem Patienten mit therapieresistenter Depression (TRD).[98] In dieser Studie wird der Fall eines 43-jährigen Mannes mit therapieresistenter Depression vorgestellt. Die Symptome dieser Depression beeinträchtigten stark sein Leben. Er durchlief psychologische Tests, Labortests, Versuche mit zahlreichen Medikamenten, transkranielle Magnetstimulation (TMS) und Elektrokrampftherapie – alles ohne ausreichende Linderung seiner Symptome. Schließlich begann der Patient mit einem Mikrodosierungsregime von Psilocybin und erlebte eine signifikante Verbesserung der MDD-Symptome, wie durch die Hamilton Depression Rating Scale (HDRS) charakterisiert.

In den letzten Jahren haben mehrere randomisierte, kontrollierte Studien den Nutzen von Psilocybin bei der Behandlung verschiedener Arten von Depressionen gezeigt. Eine Studie verglich Psilocybin und Escitalopram bei Behandlungen für Depressionen, und Psilocybin erwies sich als überlegen.

Dieser Fall deutet auf den möglichen Nutzen von Psilocybin im Rahmen von therapieresistenten Depressionen hin, wie in der jüngsten Forschung skizziert. Weitere Forschung, um diese Beobachtungen zu bestätigen, ist nicht nur nötig, sie findet aktuell auch statt. Die ersten klinischen Studien haben im Jahr 2023 die dritte Phase erreicht.[99]

Obwohl noch weitere Forschung nötig ist, liefern bisherige Studien bahnbrechende Ergebnisse bei der Linderung schwerer, therapieresistenter Depressionen. Eine Hochdosiserfahrung kann und will nicht jeder machen. Hier bietet die regelmäßige Einnahme von Psilocybin im Minidosierungsbereich (ab Seite 59) möglicherweise eine sanfte, aber dennoch wirkungsvolle Alternative, die viele Vorteile der Hochdosis ohne die Notwendigkeit einer intensiven, begleiteten Erfahrung mitbringt. So berichtete der Psychotherapeut Ingo Komenda (1970–2022) von einer bemerkenswerten Verbesserung der depressiven Symptomatik bei chronisch depressiven Menschen durch die Einnahme von Minidosierungen, also Dosierungen, die leicht oberhalb der Wahrnehmungsschwelle liegen, im Microdosing-Einnahmeschema. Neben der Energiegewinnung durch die Pilze, Fokussierung auf die zu bearbeitenden

Themen und dem »Sortieren des Lebens« macht das Minidosing (Wirkungsbereich wie ab Seite 59 beschrieben) nach seinen Angaben eine Reduktion der Symptome von 20 bis 30 Prozent aus.

## Zwangsstörungen

Menschen, die an einer Zwangsstörung leiden, fühlen sich durch ihre oft quälenden und zwanghaften Gedanken und Handlungen in ihrem Alltag stark beeinträchtigt. Viele haben das Gefühl, in einem endlosen Kreislauf unerwünschter Gedanken und Handlungen gefangen zu sein, aus dem es keinen Ausweg gibt. Obwohl konventionelle Behandlungsmethoden wie Antidepressiva und Psychotherapie für einige Betroffene hilfreich sein können, gibt es Menschen, die keine ausreichende Linderung erfahren. In solchen Fällen könnte Microdosing mit Psilocybin eine vielversprechende Alternative sein.

Die entzündungshemmenden und stressreduzierenden Eigenschaften von Psilocybin können bei Zwangsstörungen von Vorteil sein. Es kann Entzündungsprozesse im Körper reduzieren und das allgemeine Wohlbefinden verbessern. Zusätzlich besitzt Psilocybin antidepressive und angstlösende Eigenschaften, die dazu beitragen können, die Stimmung zu verbessern und obsessive Gedanken und Ängste zu reduzieren. Ein weiterer wichtiger Aspekt ist, dass das Microdosing die Selbstwahrnehmung verbessert. Es ermöglicht Menschen, ihre Denkmuster besser zu verstehen und zu reflektieren, was dazu beitragen kann, negative Denkmuster und Verhaltensweisen, die häufig bei Zwangsstörungen auftreten, zu erkennen und zu verändern. So zeigte eine Studie, dass aktuelle und ehemalige Mikrodosierer im Vergleich zu Kontrollpersonen niedrigere Werte für dysfunktionale Einstellungen und negative Emotionalität sowie höhere Werte für Weisheit, Aufgeschlossenheit und Kreativität aufwiesen.[100] Microdosing mit Psilocybin kann auch den psychotherapeutischen Prozess unterstützen, indem es Menschen offener und empfänglicher für therapeutische Interventionen macht. Es ermöglicht ein tieferes Eintauchen in emotionale Erfahrungen und fördert eine effektivere Nutzung psychotherapeutischer Sitzungen. Leider gibt keine spezifischen Studien zu Microdosing mit Psilocybin und Zwangsstörungen, jedoch untersuchten Moreno et al. in einer Studie

die Sicherheit, Verträglichkeit und Wirksamkeit von hoch dosiertem Psilocybin bei neun Patienten mit Zwangsstörungen. Die Patienten erhielten eine einzige Dosis von Psilocybin, gefolgt von einer unterstützenden Psychotherapie. Die Ergebnisse zeigten signifikante Verbesserungen bei den Symptomen der Zwangsstörung sowie bei der Lebensqualität der Patienten.[101]

## Anorexia nervosa

Die Essstörung Anorexia nervosa (Magersucht) ist eine sehr komplexe und belastende Erkrankung, die sowohl körperliche als auch psychische Auswirkungen haben kann. Die Betroffenen kämpfen häufig mit starren Denkmustern, einer verzerrten Körperwahrnehmung und starken Gedanken- und Esszwängen. Die zugrunde liegenden emotionalen und mentalen Herausforderungen können sehr schwer zu bewältigen sein.

Obwohl es nur wenige Studien gibt, die sich speziell mit Anorexia nervosa und Psilocybin befassen, können die Ergebnisse von Studien zu Depression, Angst und Suchtverhalten Hoffnung für die Behandlung der Erkrankung geben. Eine Fallstudie aus dem Jahr 1959 zeigt eine sofortige und anhaltende Besserung bei einer 35-jährigen Patientin mit Anorexia nervosa nach Verabreichung von Psilocybin, allerdings in hohen Dosen.[102] Psilocybin kann bei Menschen mit Anorexia nervosa einen sogenannten Mindset-Shift bewirken, der zu einem veränderten Selbstbild und einer Erweiterung des Bewusstseins führt. Es kann helfen, eine verzerrte Wahrnehmung des Körpers und der Bedürfnisse zu überwinden und eine bessere Verbindung zum eigenen Körper herzustellen. Die Mikrodosierung von Psilocybin kann das Wohlbefinden steigern, das Selbstwertgefühl verbessern und positive Gefühle wie Freude und Dankbarkeit verstärken. Dies spielt eine wichtige Rolle bei der Genesung von Anorexia nervosa, da viele Betroffene unter einem niedrigen Selbstwertgefühl und einem Gefühl der Machtlosigkeit leiden. Psilocybin-Microdosing kann auch bei der Bewältigung traumatischer Erlebnisse helfen, die der Erkrankung häufig zugrunde liegen. Ebenso fördert es die Neuroplastizität. Durch die erhöhte Plastizität des Gehirns können neue, gesunde Verhaltensmuster entwickelt werden.

## PTBS – posttraumatische Belastungsstörung

Menschen mit einer posttraumatischen Belastungsstörung (PTBS) leiden meist unter intensiven und quälenden Erinnerungen an traumatische Ereignisse. Symptome wie Depressionen, Albträume, Flashbacks, Hypervigilanz (ein Zustand erhöhter Wachsamkeit und Aufmerksamkeit, der zu einer Überreaktion auf Umweltreize führen kann) und Angstzustände können das tägliche Leben erheblich beeinträchtigen. Zur Behandlung von PTBS stehen verschiedene Therapiemöglichkeiten zur Verfügung, darunter Psychotherapie und medikamentöse Behandlung. Antidepressiva, Anxiolytika und Antipsychotika werden häufig eingesetzt, sind jedoch nicht für jeden geeignet und haben oft unerwünschte Nebenwirkungen wie Schläfrigkeit, Benommenheit, sexuelle Dysfunktion und die Gefahr der Abhängigkeit, nur um hier einige zu nennen.

Studien zufolge sind möglicherweise Einzelbehandlungen mit hoch dosiertem Psilocybin ebenso vielversprechend bei der Behandlung von PTBS,[103, 104] wie es sich schon bei schwer therapierbaren Depressionen gezeigt hat, aber auch hier bietet das Microdosing einige Vorteile. Psilocybin-Microdosing kann die Stimmung verbessern, Angst und Flashbacks reduzieren und das allgemeine Wohlbefinden steigern. Es kann auch das Gefühl von Empathie und Verbundenheit mit anderen erhöhen, was für Menschen mit PTBS, die sich oft isoliert fühlen, von Vorteil sein kann. Die Wirkung von Microdosing mit Psilocybin hält oft länger an und führt zu dauerhaften Veränderungen im Denken und Verhalten. Im Gegensatz zu herkömmlichen Medikamenten besteht keine Gefahr der Abhängigkeit und es treten weniger Nebenwirkungen auf. Microdosing mit Psilocybin kann auch den psychotherapeutischen Prozess bei PTSD unterstützen, indem es einen Zustand der Offenheit und Empathie fördert. Es ermöglicht den Patienten, tiefer in ihre emotionalen Erfahrungen einzutauchen und diese besser zu verstehen, was zu einem sicheren Gefühl bei der Therapie führen kann, bei der sie sich gut unterstützt fühlen.

Wir möchten ausdrücklich betonen und von Herzen mitgeben, dass das Microdosing mit Psilocybin nur ein Teil eines umfassenden Behandlungsplans sein sollte und dass eine professionelle Begleitung und Unterstützung während des Prozesses unerlässlich ist.

## Clusterkopfschmerz

Eine Erkrankung, die viele Menschen betrifft und oft schwer zu behandeln ist, ist der Clusterkopfschmerz. Clusterkopfschmerzen sind extrem unangenehme, starke Kopfschmerzen, die in Clustern, das heißt periodisch und oft täglich auftreten. Die genauen Ursachen sind noch nicht vollständig verstanden, aber es wird angenommen, dass sie mit einer Dysfunktion im Hypothalamus, einem Teil des Gehirns, zusammenhängen können. Im Weiteren können auch Faktoren wie genetische Veranlagung, Umweltfaktoren und Lebensstil eine Rolle bei der Entstehung von Clusterkopfschmerzen spielen. Zusätzlich ist bekannt, dass die Stimulation des 5-HT1D-Rezeptors auch eine Rolle bei der Schmerzregulation und der Kontrolle der Gefäßerweiterung im Gehirn spielt, die bei Migräne und Clusterkopfschmerzen zu beobachten ist. Einige Migränemedikamente, wie die Triptane, wirken über eine Aktivierung der 5-HT1D-Rezeptoren, um die Freisetzung entzündungsfördernder Substanzen zu reduzieren und die Gefäßerweiterung zu kontrollieren. Es ist jedoch nicht klar, ob und wie Psilocybin direkt auf diesen spezifischen Rezeptor wirkt, obwohl gezeigt werden konnte, dass Psilocybin auch (mit geringer Affinität) an 5-HT1D-Rezeptoren bindet. Ein wahrscheinlicher Wirkmechanismus konnte in der ersten klinischen Studie zu diesem Thema aufgedeckt werden, die übrigens zeigte, dass kleine bis mittlere Dosen von Psilocybin die Anzahl der Clusterkopfschmerzattacken um 30 Prozent reduzieren können. Die Veränderungen, die in fMRT-Aufnahmen (fMRT = funktionelle Magnetresonanztomografie) beobachtet wurden, deuten darauf hin, dass Psilocybin die funktionelle Konnektivität des Hypothalamus beeinflusst, indem es die Art und Weise verändert, wie dieser Hirnbereich mit anderen Regionen kommuniziert.[105]

Clusterkopfschmerz ist nicht heilbar, aber es gibt verschiedene Behandlungsmöglichkeiten. Dazu gehören Medikamente, die die Schmerzen während einer Attacke lindern, sowie vorbeugende Medikamente, die helfen, eine Attacke zu reduzieren oder sogar zu verhindern. Ganzheitliche Methoden wie Entspannungstechniken, Akupunktur, Biofeedback und Änderungen des Lebensstils haben ebenfalls einen positiven Einfluss auf die Behandlung der Erkrankung.

In den letzten Jahren hat auch die Erforschung der Wirkung von Microdosing mit Psilocybin als mögliche Therapieoption für Clusterkopfschmerzen an Bedeutung gewonnen. Psilocybin-Microdosing kann schmerzlindernd wirken und das Schmerzempfinden beeinflussen, da es entzündungshemmend wirkt. Es kann auch die Stimmung verbessern und Stress und Angst reduzieren, die mit Clusterkopfschmerzen verbunden sein können. Im Gegensatz zu herkömmlichen Medikamenten kann die Wirkung von Microdosing mit Psilocybin länger anhalten und zu dauerhaften Veränderungen im Denken und Verhalten führen. Im Übrigen besteht ein geringeres Risiko der Medikamentenabhängigkeit und es hat weniger Nebenwirkungen als herkömmliche Medikamente. Hierzu gibt es einige Berichte von Anwendern, die Microdosing mit Psilocybin erfolgreich zur Behandlung ihrer Clusterkopfschmerzen eingesetzt haben. Die Berichte deuten darauf hin, dass Psilocybin die Häufigkeit und Intensität der Attacken reduziert und die schmerzfreien Intervalle verlängert.

## Psilocybin in der Behandlung von Clusterkopfschmerzen[106]

Diese Fallstudie berichtet über den Einsatz von Psilocybin zur Behandlung von Clusterkopfschmerzen bei einem 60-jährigen Patienten. Der Patient hatte diese Art von Kopfschmerzen seit 19 Jahren. Seine Schmerzen befanden sich auf der rechten Seite um das Auge herum und hatten eine Intensität von 10 von 10 auf einer Skala von 1 (kein Schmerz) bis 10 (maximaler Schmerz). Er litt auch unter Tränenfluss, geröteten Augen und einer laufenden Nase auf der schmerzenden Seite. Zusätzlich war er während der Schmerzattacken sehr unruhig. Trotz verschiedener vorbeugender Behandlungsversuche mit Prednison, Verapamil, Topiramat und Lithium, teilweise in Kombination mit Melatonin, hatte der Patient keine signifikante Besserung erfahren.

In den letzten sechs Jahren hat der Patient auf eigene Faust Psilocybin eingenommen, nachdem er davon in einem Onlineforum namens Clusterbusters gehört hatte. Er nahm Psilocybin einmal im Monat als Tee, der aus dem Pilz *Psilocybe cubensis* hergestellt wurde. Die Dosierung lag zwischen 0,5 und 1,0 Gramm des Pilzmaterials in Kombination mit Koffein. Seitdem er diese Behandlung begonnen hatte, berichtete der Patient von einer Reduktion der Häufigkeit und Intensität seiner Kopfschmerzattacken um mehr als 50 Prozent. Es gab Zeiträume von bis zu eineinhalb Jahren, in denen er keine Symptome hatte. Als Nebenwirkung trat bei höheren Dosen einmal eine autoskopische Halluzination auf, das heißt, der Patient hatte eine außerkörperliche Erfahrung.

Die Studie betont, dass Clusterkopfschmerzen zu den stärksten Arten von Kopfschmerzen gehören und bei vielen Patienten Selbstmordgedanken auslösen können. Obwohl es viele Medikamente zur Behandlung gibt, ist keines davon universell wirksam. Psilocybin wird in internationalen Foren von Patienten mit Clusterkopfschmerzen diskutiert und hat in diesem Fall eine signifikante Reduktion der Häufigkeit und Intensität der Kopfschmerzattacken gezeigt. Aus diesem Grund ist es dringend nötig, weitere Forschung zu betreiben, um diese vielversprechende Behandlungsmethode weiter zu untersuchen. Derzeit laufen zwei randomisierte kontrollierte klinische Studien zur Anwendung von Psilocybin bei der Behandlung von Clusterkopfschmerzen, die weitere Belege für seine Wirksamkeit liefern sollen.

## Migräne

Ähnlich wie beim Clusterkopfschmerz ist auch die Migräne durch heftige Schmerzattacken gekennzeichnet. Diese gehen mit Begleitsymptomen wie Übelkeit, Licht- und Geräuschempfindlichkeit, Sehstörungen, Kraftlosigkeit und Erschöpfung einher. Eine Migräneattacke kann zwischen 4 und 72 Stunden dauern und die Fähigkeit, alltägliche Aufgaben zu bewältigen, beeinträchtigen. Handelsübliche Medikamente helfen nicht jedem und können Nebenwirkungen wie Schwindel, Müdigkeit oder Schläfrigkeit, Verstopfung oder Durchfall, Mundtrockenheit sowie Herzrasen oder erhöhten Blutdruck verursachen.

Der Wirkstoff der Zauberpilze, Psilocybin, hat jedoch auch in Bezug auf Migräne interessante Eigenschaften. So bindet Psilocybin an bestimmte Serotoninrezeptoren im Gehirn, insbesondere an den 5-HT2A-Rezeptor, der auch bei der Entstehung von Migräne eine Rolle spielt. Durch diese Bindung kann Psilocybin eine Wirkung gegen Migräne entfalten, indem es die Aktivität der Nervenzellen im Gehirn reduziert und die Schmerzempfindlichkeit herabsetzt. Die Veränderung der Serotoninrezeptoraktivität ist also ein wichtiger Aspekt, da Psilocybin die Aktivität von Serotoninrezeptoren im Gehirn verändern kann. Dieser Effekt kann bei Migräne helfen, da Serotonin an der Entstehung der Erkrankung beteiligt ist. Durch die Wirkung auf die Serotoninrezeptoren im Gehirn kann Psilocybin dazu beitragen, die Schmerzen und Symptome von Migräne zu reduzieren, und gleichzeitig entzündungshemmend wirken.

Ebenso kann Psilocybin dazu beitragen, Angstzustände und Depressionen zu reduzieren, die häufig mit Migräne einhergehen. Eine weitere positive Auswirkung von Psilocybin ist, dass es den Betroffenen ein besseres Verständnis ihrer eigenen Migränesymptome und -auslöser vermitteln kann. Durch die Erfahrung des eigenen Körpers und Bewusstseins während der Psilocybin-Einnahme kann ein tieferes Verständnis der eigenen Migräne entstehen, was bei der Vorbeugung und Behandlung helfen kann.

Natürlich ist Psilocybin-Mikrodosierung auch hier kein Allheilmittel, aber laut Studien[107] und Erfahrungsberichten kann es die schmerzfreien Intervalle verlängern. Zahlreiche Betroffene, die Psilocybin in Mikrodosierung anwenden, berichten außerdem über eine Reduzierung der Intensität ihrer Migräneattacken sowie eine Verbesserung ihrer Stimmung und Lebensqualität. Psilocybin kann eine alternative Option für Patienten sein, die herkömmliche Migränemedikamente nicht vertragen oder bei denen diese nicht wirksam sind. Es bietet somit eine weitere Behandlungsmöglichkeit für Betroffene.

## PMS (prämenstruelles Syndrom)

Viele Frauen auf der ganzen Welt leiden regelmäßig unter einer Reihe von körperlichen und emotionalen Symptomen, die in den Tagen oder Wochen vor der Menstruation auftreten. Die Symptome können von Frau zu Frau unterschiedlich sein, zu den häufigsten gehören Stimmungsschwankungen, Reizbarkeit, Angstzustände, Blähungen, Krämpfe, Kopfschmerzen, Brustempfindlichkeit und Müdigkeit. All diese unterschiedlichen Symptome vor der Periode werden als prämenstruelles Syndrom, kurz PMS, bezeichnet.

Die meisten Frauen finden Linderung durch traditionelle Behandlungsmethoden wie Schmerzmittel, hormonelle Verhütungsmittel und andere verschreibungspflichtige Medikamente. Zu unserem Bedauern gibt es derzeit keine wissenschaftlichen Studien, die sich speziell mit der Anwendung von Psilocybin-Mikrodosierung zur Behandlung von PMS-Symptomen befassen, doch einige Erfahrungsberichte sprechen für sich. Beispielsweise berichten Frauen nach der Einnahme von Psilocybin in Mikrodosierung von einer Verbesserung ihrer Stimmung, von weniger Schmerzen und Krämpfen, von besserem Schlaf und weniger Stress. Einige Frauen erlebten wiederum verstärkte Angst und andere psychische Symptome während der Menstruation, während wieder andere von verbesserter emotionaler Stabilität und Klarheit sprachen. Auch wenn die Wirkung unterschiedlich erlebt wird, bietet das Microdosing mit Psilocybin eine vielversprechende Option für Frauen, die eine natürliche, wirksame und sichere Alternative zu traditionellen Behandlungsmethoden nutzen möchten.

Neben der Behandlung mit Psilocybin-Microdosing sind weitere selbstfürsorgliche Maßnahmen zu empfehlen wie Entgiftung, Yoga und Stressmanagement.

## Entzündliche Darmerkrankungen

Morbus Crohn, Colitis ulcerosa und die Divertikulitis gehören zu den häufigsten entzündlichen Darmerkrankungen. Neben genetischen Faktoren, Umweltfaktoren und Lebensstil-Gewohnheiten wie Rauchen, Stress und Ernährung führt auch eine Störung des Immunsystems dazu, dass der Körper das Gewebe im Verdauungstrakt angreift und Entzündungen verursacht. Die Erkrankungen unterscheiden sich zwar, doch Entzündungen sind bei allen drei genannten Störungen der Hauptgrund für die Beschwerden wie Schmerzen und Krämpfe, Durchfall, Übelkeit und Erbrechen sowie Erschöpfung. Das Gewebe im Darm wird durch die Entzündungen geschädigt und die Nährstoffaufnahme wird dadurch beeinträchtigt.

Herkömmliche Medikamente für Morbus Crohn, wie Kortikosteroide und Immunsuppressiva, können zwar wirksam sein, aber sie funktionieren nicht bei jedem und haben oft unerwünschte Nebenwirkungen wie Knochenschwund, Diabetes, ein erhöhtes Infektionsrisiko und einige mehr. Wir wissen, dass entzündliche Darmerkrankungen Autoimmunerkrankungen sind, die gut mit Psychedelika behandelt werden können, da sie den Teufelskreis von Entzündung, Stress und Depression durchbrechen können.[108]

Eine vielversprechende Alternative könnte somit das Microdosing mit Psilocybin sein, da es entzündungshemmende Eigenschaften besitzt und auf natürliche Weise zur Linderung von Entzündungen im Verdauungstrakt beitragen kann. Es kann auch helfen, Stress und Angst zu reduzieren, die oft mit entzündlichen Darmerkrankungen einhergehen. Ein weiterer Vorteil von Psilocybin ist seine lang anhaltende Wirkung im Vergleich zu traditionellen Medikamenten. Es kann zu nachhaltigen Veränderungen im Denken und Verhalten führen, was bei der Bewältigung und Behandlung von entzündlichen Darmerkrankungen von Vorteil sein kann. Das geringere Risiko für Nebenwirkungen, im Vergleich zu traditionellen Medikamenten, ist ebenso erwähnenswert.

## SUCHTERKRANKUNGEN

Sucht ist eine der tiefgreifendsten Herausforderungen unserer Gesellschaft. Millionen von Menschen auf der ganzen Welt sind von verschiedenen Substanzen und Verhaltensweisen abhängig, was nicht nur ihre eigene Gesundheit und Lebensqualität beeinträchtigt, sondern auch ihre Familien und die

Gemeinschaft belastet. Sucht ist nicht einfach eine Frage von mangelnder Willenskraft oder moralischen Versagens, sondern eine tief verwurzelte Reaktion auf traumatische Erfahrungen und emotionale Schmerzen. Chronischer Stress, Traumata und vernachlässigte Bedürfnisse führen zu Veränderungen im Gehirn, die Menschen anfälliger für Sucht machen. Daher erfordert die Behandlung von Sucht einen ganzheitlichen Ansatz, der nicht nur darauf abzielt, den Substanzgebrauch oder das problematische Verhalten zu reduzieren, sondern auch auf die Bewältigung der zugrunde liegenden Traumata und des emotionalen Schmerzes.

Ein solcher ganzheitlicher Ansatz umfasst eine Kombination verschiedener Therapieformen wie Gesprächstherapie, kognitive Verhaltenstherapie, Traumatherapie, Achtsamkeitsmeditation und körperliche Bewegung. Ziel ist es, die Verbindung zwischen Körper und Seele wiederherzustellen und gesunde Bewältigungsstrategien zu entwickeln, um so auch einer Suchtverlagerung vorzubeugen, denn Sucht trennt uns von uns selbst und unserer Umwelt. Wichtig ist auch eine ganzheitliche medizinische Versorgung, die die körperlichen Folgen der Sucht behandelt. Hier hat auch der Aspekt der Selbstheilung seinen Platz. Wenn Menschen sich selbst und ihre Umwelt auf einer tieferen Ebene verstehen, ist eine langfristige Genesung und Heilung möglich. Dies erfordert oft ein Umdenken von der Suche nach kurzfristigen Lösungen hin zu einer langfristigen und nachhaltigen Therapie durch das Erlernen von gesunden Bewältigungsstrategien. In diesem Zusammenhang kann Microdosing mit Psilocybin als unterstützendes Werkzeug dienen.

Psilocybin hat das Potenzial, tiefe emotionale Verbindungen und Einsichten zu fördern, die bei der Verarbeitung von Traumata und ungelösten Emotionen helfen können. Es kann Menschen helfen, sich mit ihren Emotionen zu verbinden und neue Perspektiven zu entwickeln. Dies kann besonders für Menschen mit Abhängigkeitserkrankungen von Vorteil sein, die unter emotionaler Dissoziation (bei der die Person die Verbindung zu ihren Gefühlen verliert) und einem Gefühl der Trennung von sich selbst und ihrer Umwelt leiden. Zusätzlich zu den ab Seite 128 genannten therapeutischen Ansätzen kann Microdosing mit Psilocybin helfen, die Verbindung zwischen Körper und Geist wiederherzustellen und tiefere Einsichten und Veränderungen auf einer emotionalen Ebene zu ermöglichen. Es kann somit ein wertvolles Werkzeug in der ganzheitlichen Suchtbehandlung sein.

Natürlich muss nicht jeder, der ein Suchtproblem hat, eine ganzheitliche Therapie anstreben, doch ist es im Allgemeinen förderlich, sich mit den Ursachen und dem eigenen Verhalten zu befassen, um Veränderungen in Gang zu setzen. Durch die subtil veränderte Wahrnehmung und die erhöhte Introspektionsfähigkeit, die Psilocybin hervorrufen kann, wird es zu einem freundlichen Begleiter auf dem Weg zu einem gesunden Leben. Im Bereich der Nikotinabhängigkeit beispielsweise gibt es Studienergebnisse, die darauf hindeuten, dass Psilocybin eine vielversprechende Behandlungsoption für Menschen sein könnte, die mit dem Rauchen aufhören wollen.[109, 110]

Alkoholmissbrauch ist weltweit das größte Problem. Nach Angaben der WHO aus dem Jahr 2018 leiden etwa fünf Prozent der Weltbevölkerung an einer Alkoholabhängigkeit. Psilocybin in hohen Dosen hat gute Erfolge bei der Bekämpfung der Abhängigkeit gezeigt. Eine Studie zeigte, dass die Verabreichung von Psilocybin in Kombination mit Psychotherapie zu einer signifikanten Reduktion der Tage mit starkem Alkoholkonsum führte, im Vergleich zu einem aktiven Placebo und Psychotherapie.[111] Eine weitere Studie zeigt auf, wie genau Psilocybin der Alkoholsucht entgegenwirkt. Bei Menschen, die an Alkoholabhängigkeit leiden, ist die Funktion eines bestimmten Rezeptors im Gehirn geschädigt, was zu Schwierigkeiten bei der Verhaltenskontrolle und zu einem starken Verlangen nach Alkohol führt. In einem Experiment mit Ratten wurde festgestellt, dass Psilocybin die normale Funktion dieses Rezeptors wiederherstellen und das Verlangen nach Alkohol reduzieren kann.[112]

Wir möchten Microdosing mit Psilocybin auch hier nicht als Allheilmittel anpreisen. Es kann jedoch als ein interessantes Werkzeug in der ganzheitlichen Suchtbehandlung betrachtet werden, da es dazu beitragen kann, das Verlangen nach Substanzen zu reduzieren, die Stimmung zu verbessern, die Neuroplastizität zu fördern und Achtsamkeit zu entwickeln. Zusammenfassend sei gesagt, dass es Menschen helfen kann, Veränderungsprozesse in Richtung Genesung und langfristiges Wohlbefinden in Gang zu setzen. Außerdem können Entzugssymptome wie Übelkeit, Kopfschmerzen, Reizbarkeit und Unruhe sowie Stimmungsschwankungen durch die Einnahme von Psilocybin in Mikrodosierung gelindert werden.

Auf dem Gebiet von Microdosing mit Psilocybin wurde im Zusammenhang mit Alkoholabhängigkeit bisher wenig geforscht, daher haben die entsprechenden Erfahrungsberichte auch hier einen gewissen Stellenwert. Immer wieder tauchen Berichte auf, dass das Bedürfnis zu trinken nachlässt, bis hin zur völligen Einstellung des Konsums. Es handelt sich dabei vor allem um »Gelegenheitstrinker«, die sich ihres ungesunden Umgangs mit Alkohol bewusst sind und die dank einer neu gewonnenen Achtsamkeit aufgrund von Microdosing die Möglichkeit haben, ihr Verhalten zu ändern.

Mit Microdosing kann es gelingen, den Alkohol im Alltag zu minimieren und gleichzeitig zu spüren, wie sehr man von der Abstinenz profitiert. Aus diesem Zugewinn an Unabhängigkeit und Lebensqualität erwächst oft eine tiefe Dankbarkeit. Einen Weg zu finden, die eigenen Grundbedürfnisse zu erkennen und die eigenen Sehnsüchte zu befriedigen, kann sehr heilsam für deine körperlichen und seelischen Wunden sein.

## Autismus-Spektrum-Störungen

Eine tiefgreifende neurologische Abweichung, die das individuelle Erleben, die soziale Interaktion und die Kommunikation beeinflusst, ist die sogenannte Autismus-Spektrum-Störung (ASS). Es geht darum, diesen Zustand als einzigartigen Ausdruck des menschlichen Seins anzuerkennen, anstatt ihn als Störung oder Defizit zu pathologisieren. Menschen im Autismus-Spektrum nehmen die Welt anders wahr, denken anders und zeigen Verhaltensweisen, die von der gesellschaftlichen Norm abweichen. Die Vielfalt des Autismus-Spektrums bringt individuelle Bedürfnisse sowie unterschiedliche Stärken und Herausforderungen mit sich. Autismus ist kein Zustand, der geheilt werden muss oder der automatisch mit Leiden oder Defiziten verbunden ist. Vielmehr handelt es sich um eine besondere Art des Seins, die mit einzigartigen Perspektiven, Fähigkeiten und Potenzialen einhergeht. Wenn Menschen mit dieser neurologischen Besonderheit Unterstützung benötigen, konzentriert sich diese in der Regel auf die Verbesserung der sozialen Fähigkeiten, die Verbesserung der Kommunikation, die Veränderung des Verhaltens, die Förderung der Selbstständigkeit und die Behandlung von Begleiterkrankungen.

Microdosing mit Psilocybin kann die Möglichkeit bieten, das autistische Erleben zu erweitern und neue Perspektiven wahrzunehmen, insbesondere durch die neuronale Konnektivität. Es kann zur Verbesserung der sozialen Interaktion beitragen, indem es soziale Hemmungen reduziert und Empathie, Offenheit und Verbindungen zu anderen Menschen fördert. Gleichzeitig kann das Microdosing mit Psilocybin dazu beitragen, Angst und Stress zu reduzieren, was für Menschen mit Autismus-Spektrum-Störungen eine häufige Herausforderung darstellt.

Ebenso könnte Microdosing mit Psilocybin dabei helfen, sensorische Überempfindlichkeiten wie beispielsweise die erhöhte Empfindlichkeit gegenüber Geräuschen, Licht und Berührung zu reduzieren und eine bessere Integration sensorischer Informationen zu fördern. Die Aktivität des Serotoninsystems und die erhöhte Neuroplastizität können dies unterstützen. Die erhöhte Toleranz gegenüber verschiedenen Reizen reduziert Stress und kann somit das Wohlbefinden im Alltag verbessern. Im Weiteren kann Microdosing mit Psilocybin die Selbstakzeptanz fördern und Menschen aus dem Autismus-Spektrum helfen, ihr eigenes Potenzial zu erkennen und ein positiveres Selbstbild zu entwickeln.

Sich wiederholende Verhaltensweisen, die häufig bei Autismus-Spektrum-Störungen auftreten, können durch Microdosing mit Psilocybin erleichtert werden. Der Wirkstoff Psilocybin trägt dazu bei, diese Verhaltensmuster zu durchbrechen und eine größere Flexibilität im Denken und Verhalten zu ermöglichen. Zudem kann Microdosing mit Psilocybin die emotionale Regulation fördern und Menschen mit Autismus-Spektrum-Störungen helfen, ihre Emotionen besser zu verstehen und angemessen darauf zu reagieren. Es ist auch möglich, dass Microdosing mit Psilocybin Familienmitgliedern helfen kann, ein tieferes Verständnis für die Welt des Autismus zu entwickeln. In diesem Fall steht der empathische Aspekt im Vordergrund.

Obwohl die Forschung noch in den Kinderschuhen steckt, haben einige Menschen den Mut aufgebracht, sich selbst oder Familienmitgliedern mit Psilocybin-Microdosing zu helfen. Tatsächlich gibt es Erfahrungsberichte, die von einer Verbesserung der sozialen Interaktionen, der Konzentration und des emotionalen Wohlbefindens berichten. In der Zukunft könnte Psilocybin-Microdosing ein Hoffnungsschimmer für Eltern sein, deren Kinder Unterstützung brauchen, sowie für erwachsene Betroffene, die von der subtil veränderten Wahrnehmung profitieren, die ihnen neue Möglichkeiten der Selbstentdeckung und Entwicklung eröffnen kann.

## Autoimmunerkrankungen, Long Covid, Borreliose und MSIDS (Multiple Systemic Infectious Disease Syndrome)

Eine Gruppe von Krankheiten, bei denen nach gängiger Theorie das körpereigene Immunsystem fälschlicherweise gesundes Gewebe als fremd erkennt und angreift, wird als Autoimmunerkrankungen bezeichnet. Dies kann zu einer Vielzahl von Symptomen führen, die von der Art der Erkrankung und dem betroffenen Gewebe abhängen. Ein Hauptmerkmal von Autoimmunerkrankungen ist eine überaktive Immunreaktion, die zu chronischen Entzündungen und Gewebeschäden führt. Gegenwärtige Behandlungen konzentrieren sich daher häufig auf die Unterdrückung des Immunsystems, um die Entzündung zu reduzieren und weitere Schäden zu verhindern. Diese Ansätze können jedoch Nebenwirkungen haben und das Infektionsrisiko erhöhen.

Unser Verständnis von Autoimmunkrankheiten ist noch begrenzt und es gibt immer mehr Anzeichen dafür, dass die derzeitige Forschungsrichtung falsch sein könnte. Eine alternative Theorie, die zunehmend an Bedeutung gewinnt, geht davon aus, dass diese Krankheiten durch ein Ungleichgewicht der Mikroben in unserem Körper verursacht werden. Vor allem Bakterien und Viren, die in unseren Zellen überleben und so dem Immunsystem entgehen, scheinen eine Rolle zu spielen.[113]

Das würde bedeuten, dass der Körper bei Autoimmunerkrankungen nicht wie bisher angenommen fehlgeleitet körpereigenes Gewebe angreift, sondern gezielt Gewebe bekämpft, das von krank machenden Mikroben befallen ist. Diese Theorie basiert auf der Annahme, dass es sich bei Krankheiten wie der chronischen Lyme-Borreliose, Long Covid, Fibromyalgie, dem chronischen Müdigkeitssyndrom (myalgische Enzephalomyelitis/Chronisches Fatigue-Syndrom, kurz ME/CFS) und Hashimoto-Thyreoiditis tatsächlich um chronische mikrobielle Infektionen handelt. Der Arzt und Borreliose-Spezialist Richard Horowitz hat daher für diese Erkrankungen den Begriff »MSIDS« (Multiple Systemic Infectious Disease Syndrome, multisystemisches Infektionskrankheitensyndrom) eingeführt.[114]

Allen Krankheitsbildern gemeinsam ist eine Entgleisung des Immunsystems und damit einhergehend eine chronische Entzündung, häufig der Nerven und des Gehirns (Neuroinflammation), die neben den körperlichen Beschwerden oft auch zu einem hohen psychischen Leidensdruck führt. So hatte zum Beispiel eine Studie zum Ergebnis, dass Long-Covid-Patienten eine höhere Beeinträchtigung der Lebensqualität erfahren als Lungenkrebspatienten im Endstadium ihrer Erkrankung (Stadium 4).[115] Bei Menschen mit chronischen Entzündungen kommt es zu funktionellen und strukturellen Veränderungen im Gehirn, sodass die Krankheit Depressionen und Angstzustände begünstigt, die wiederum die Stressreaktion des Körpers verändern und noch mehr Entzündungen auslösen – ein Teufelskreis, der durchbrochen werden muss.

Es gibt immer mehr Hinweise darauf, dass Psilocybin, auch in Mikrodosierung, nicht nur bei den klassischen neurodegenerativen Erkrankungen helfen kann, sondern auch bei Entzündungen von Nervengewebe (Neuroinflammation), die durch Mikroorganismen oder deren Stoffwechselprodukte ausgelöst wurden. Forschungen haben gezeigt, dass Psilocybin das Potenzial hat, die Immunantwort des Körpers zu modulieren und Entzündungen zu reduzieren. Es wird angenommen, dass Psilocybin dies erreicht, indem es die Kommunikation zwischen Gehirn und Immunsystem verbessert, was zu einer besseren Kontrolle der Immunreaktion führt. Zusätzlich dazu kann Psilocybin auch die psychologischen Auswirkungen von Autoimmunerkrankungen lindern, indem es Angst und Depression reduziert, die oft mit diesen Erkrankungen einhergehen. So berichtet eine lesenswerte Fallstudie über einen Mann mit gut dokumentierter neuropsychiatrischer Lyme-Borreliose, der kurz nach Beginn der Einnahme von Psilocybin-Microdosen dreimal wöchentlich eine signifikante Verbesserung seiner Symptome erfuhr.[116]

### Microdosing bei neuropathischen Schmerzen

Der erste Fall betrifft einen 30-jährigen Mann, der an chronischen neuropathischen Schmerzen aufgrund einer Rückenmarksverletzung litt. Nach einem Monat Microdosing von Psilocybin (0,1 bis 0,2 Milligramm täglich) berichtete er über eine signifikante Schmerzreduktion, was ihm ermöglichte, seine Opioid- und Gabapentin-Medikationen abzusetzen.

Beim zweiten Fall handelt es sich um eine 47-jährige Frau mit postherpetischer Neuralgie, also starken Nervenschmerzen im Nachgang einer Herpes-Zoster-Infektion (Gürtelrose), die seit zwei Jahren bestand. Nachdem sie mit der Mikrodosierung von Psilocybin (0,2 Milligramm alle drei Tage) begonnen hatte, stellte sie fest, dass ihre Schmerzen innerhalb von zwei Wochen nachgelassen hatten.

Der dritte Fall betrifft eine 50-jährige Frau mit diabetischer peripherer Neuropathie. Sie begann mit der Mikrodosierung von Psilocybin (0,2 Milligramm alle drei Tage) und berichtete, dass dies sowohl ihre Schmerzen reduzierte als auch ihre Stimmung verbesserte.

## Krebs

Eine bekannte Studie wurde von Forschern der Johns Hopkins University durchgeführt und im *Journal of Psychopharmacology* im Jahr 2016 veröffentlicht.[117] Die Wissenschaftler untersuchten die Auswirkungen von Psilocybin bei Patienten mit fortgeschrittenem Krebs, die unter Angst und Depressionen litten. Die Ergebnisse zeigten, dass Psilocybin eine signifikante Reduktion von Angst und Depressionen bewirkte und zu einer verbesserten Lebensqualität führte, die bereits am Tag nach der Behandlung beobachtet wurden. Diese Effekte hielten bis zu sechs Monate nach der Behandlung an. Die Patienten berichteten auch von einer gesteigerten Wertschätzung des Lebens, einer erhöhten Offenheit und Spiritualität sowie einer Verringerung der Todesangst.

Ähnliche Ergebnisse wurden in einer 2016 veröffentlichten Studie der New York University bei Krebspatienten mit existenziellen Ängsten erzielt, die zu einer Verringerung der Angstsymptome und einer Verbesserung der psychischen und existenziellen Not führten.[118] Allerdings ist anzumerken, dass wir hier von einer Verabreichung von hoch dosiertem Psilocybin sprechen und diese Studien in kontrollierten Umgebungen mit Unterstützung durch geschultes Fachpersonal durchgeführt wurden. Psilocybin wurde nicht als eigenständige Behandlung, sondern in Kombination mit psychologischer Unterstützung in einem weiteren therapeutischen Rahmen eingesetzt. Diese Art der Anwendung wird als Psilocybin-assistierte Therapie bezeichnet und beinhaltet eine intensive psychologische Begleitung während der psychedelischen Erfahrung.

Microdosing mit Psilocybin kann aufgrund seiner einzigartigen Eigenschaften dennoch bei der Bewältigung einer Krebserkrankung von Nutzen sein, indem es unter anderem den Umgang mit den emotionalen Herausforderungen der Krankheit erleichtert.

## Tinnitus

Ein störendes Ohrgeräusch, das ohne äußere Schallquelle auftritt, ist der Tinnitus. Weltweit sind unzählige Menschen davon betroffen, doch die genaue Ursache ist noch nicht vollständig geklärt. Man vermutet, dass es sich um eine Fehlfunktion neuronaler Schaltkreise im Gehirn handelt. In jüngster Zeit ist das Interesse an der Erforschung von Psychedelika wie Psilocybin als mögliche Behandlungsoption von Tinnitus gewachsen. Behandlungserfolge können hier auf eine erhöhte Neuroplastizität zurückzuführen sein. Die erhöhte Neuroplastizität kann dazu beitragen, die Verarbeitung von Tinnitusgeräuschen im Gehirn neu zu organisieren und somit die Wahrnehmung und den Schweregrad des Tinnitus zu reduzieren. Hinzu kommt, dass das Microdosing mit Psilocybin die Stimmung verbessern und Angstzustände reduzieren kann, was bei vielen Tinnituspatienten hilfreich sein könnte, da Tinnitus häufig mit psychischen Problemen wie Depressionen und Angstzuständen einhergeht. Ein weiterer interessanter Aspekt von Microdosing mit Psilocybin ist seine Fähigkeit, die Wahrnehmung zu verändern und die Achtsamkeit zu erhöhen. Tinnitus wird oft als überwältigendes und störendes Geräusch wahrgenommen, das die Aufmerksamkeit stark in Anspruch nimmt. Psilocybin könnte helfen, diese Fixierung auf den Tinnitus zu reduzieren, und es den Betroffenen ermöglichen, sich besser auf andere Aspekte ihres Lebens zu konzentrieren.

Es wurden zwei Fälle dokumentiert, in denen die Verwendung von Psilocybin in Mikrodosierung den Tinnitus verschlimmerte. Diesen beiden negativen Berichten stehen jedoch unzählige positive Berichte gegenüber. Ein persönlicher Erfahrungsbericht auf tinnitustalk.com beschreibt, wie die Anwendung von Psilocybin (hoch dosiert) bei Tinnitus Wunder wirken kann. Der Mann litt an Tinnitus als Folge einer Kopfschmerzerkrankung namens Hemicrania continua. Nachdem er mit der Einnahme von Psilocybin begonnen hatte, bemerkte er, dass der Tinnitus verschwand. Interessanterweise wurde der Tinnitus während der ersten Dosen zunächst lauter, bevor er schließlich verstummte. Der Mann beschrieb, wie das Geräusch melodisch wurde und mit der Musik harmonierte, die er während der Sitzung hörte. Nach mehreren Sitzungen war der Tinnitus verschwunden und ist jetzt nur noch zu hören, wenn sich der Mann darauf konzentriert.[119]

## Neurodegenerative Krankheiten

Die Gruppe von Erkrankungen, die durch den fortschreitenden Verlust von Nervenzellen im Gehirn und/oder Rückenmark gekennzeichnet sind, werden als neurodegenerative Erkrankungen bezeichnet. Diese Erkrankungen führen zu einer Beeinträchtigung der Funktion des Nervensystems und können eine Vielzahl von Symptomen wie motorische Störungen, kognitive Beeinträchtigungen, Verhaltensänderungen und sensorische Defizite zur Folge haben. Zu ihnen zählen die Alzheimerkrankheit und Demenz, die Parkinsonkrankheit, die Huntington-Krankheit, Multiple Sklerose und ALS (amyotrophe Lateralsklerose). Diese Erkrankungen haben eine bedeutende Auswirkung auf das Leben von Betroffenen und deren Angehörigen – zum einen, weil es nach aktuellem Stand der Wissenschaft keine Heilung für diese Erkrankungen gibt, und zum anderen, weil die Symptome im Verlauf der Krankheit an Intensität zunehmen. Hier kommen handelsübliche Medikamente zum Einsatz, die die Kommunikation zwischen den Nervenzellen verbessern, Einfluss auf den Dopaminhaushalt nehmen oder antidepressiv wirken. Zusätzlich gibt es Ansätze wie die Stammzellentherapie, deren Forschung jedoch noch in den Anfängen steckt.

Die Therapie mit Psychedelika ist eine weitere Säule bei der Erforschung der Behandlung dieser Erkrankungen. Das wachsende Feld der psychedelischen Therapie bei neurodegenerativen Erkrankungen bietet vielversprechende Ansätze, um Symptome zu lindern und das Leben von Patienten zu verbessern. Trotz der Unterschiede in Ausprägung und Verlauf der Erkrankungen kann beispielsweise Psilocybin auf Mechanismen einwirken, die für all diese Erkrankungen relevant sind.[120]

1. **Neurogenese:** Die Stimulierung der Neubildung von Nervenzellen ist von großer Bedeutung, da viele neurodegenerative Erkrankungen mit dem Verlust von Nervenzellen einhergehen. Durch die Förderung der Neurogenese kann Psilocybin die Regeneration geschädigter Hirnareale unterstützen und die Funktion des Nervensystems verbessern. Forscher, die sich mit diesem Gebiet befassen, sind zu der Erkenntnis gelangt, dass Nervenwachstumsfaktoren (NGF) von Psychedelika stimuliert werden können.[121] Neben den psilocybinhaltigen Pilzen gibt es einen weiteren interessanten Vitalpilz, den Igelstachelbart (Hericium erinaceus), auch Löwenmähne genannt, über den beeindruckende Erkenntnisse vorliegen. Unter anderem hat er neuroprotektive Eigenschaften, was bedeutet, dass Nervenzellen beziehungsweise Nervenbahnen vor oxidativem Stress und der Wirkung von Neurotoxinen geschützt werden können. In einer beachtlichen Studie fanden chinesische Wissenschaftler heraus, dass Hericium erinaceus durch die Aktivierung von antioxidativen Enzymen eine Schutzwirkung auf die Dopaminneuronen im Gehirn hat.[122] Auch Psilocybin wirkt neuroprotektiv.[123] So kamen mehrere Studien[124] zu dem Ergebnis, dass Psilocybin im Nervensystem eine Schutzwirkung gegen oxidativen Stress entfaltet,[125] und es somit bei der Prävention und Behandlung von neurodegene-

rativen Erkrankungen helfen könnte. Somit ist es sinnvoll, die beiden Pilze für eine synergistische Wirkung zu kombinieren, was auch schon Paul Stamets erkannte und in seinem auf Seite 145 beschriebenen Stamets-Stack-Microdosing-Protokoll umgesetzt hat.

2. **Neuroinflammation:** Entzündungsprozesse im Gehirn spielen eine entscheidende Rolle bei der Entstehung und dem Verlauf neurodegenerativer Erkrankungen. Durch die neuroprotektive Wirkung des Psilocybins können Entzündungsprozesse im Gehirn reduziert und Schädigungen der Nervenzellen verringert werden, was das Fortschreiten der Krankheit verlangsamen kann.
3. **Konnektivität und Neuroplastizität:** Neurodegenerative Erkrankungen gehen oft mit einer gestörten Kommunikation zwischen verschiedenen Gehirnregionen einher. Psilocybin kann dazu beitragen, die Konnektivität zu verbessern, indem es neuronale Verbindungen stärkt und wiederherstellt. Dadurch kann die Informationsübertragung im Gehirn optimiert werden, was zu einer verbesserten kognitiven Funktion und einem Rückgang der Krankheitssymptome führen kann.
4. **Serotonerges System:** Psilocybin beeinflusst dieses System auf verschiedene Arten. Psilocybin wirkt auf das serotonerge System, indem es die Serotoninrezeptoren im Gehirn aktiviert. Wie ab Seite 32 beschrieben, wird Psilocybin zu Psilocin verstoffwechselt, das dem Neurotransmitter Serotonin strukturell ähnlich ist und an bestimmte Serotoninrezeptoren bindet, insbesondere an die sogenannten 5-HT2A-Rezeptoren. Dadurch kann es die Stimmung, das Wohlbefinden und die kognitiven Funktionen positiv beeinflussen, was bei vielen Begleiterkrankungen wie Depressionen oder Angstzuständen, die häufig mit neurodegenerativen Erkrankungen einhergehen, von zusätzlichem Nutzen sein kann.

## Alzheimer/Demenz

Das Interesse an der Erforschung von Psilocybin und anderen Psychedelika im Zusammenhang mit der Behandlung der Alzheimerkrankheit und anderer Demenzerkrankungen hat zugenommen, was vor allem auf das wachsende Verständnis der verschiedenen Mechanismen zurückzuführen ist, die bei neurodegenerativen Erkrankungen eine Rolle spielen.[126] Die potenziellen therapeutischen Wirkungen von serotonergen Psychedelika wie Psilocybin werden auf ihre Fähigkeit zurückgeführt, die Neurogenese – also das Wachstum und die Entwicklung neuer Nervenzellen – zu stimulieren, neuroplastische Veränderungen, das heißt die Flexibilität des Gehirns, sich im Laufe der Zeit an neue Informationen anzupassen, hervorzurufen und Neuroinflammation, also Entzündungen im Gehirn, zu reduzieren. Des Weiteren deuten Daten darauf hin, dass Behandlungsschemata mit niedrigen oder hohen Dosen von Psychedelika das Potenzial haben könnten, Hirnatrophie – das heißt den allmählichen Verlust von Hirnsubstanz –[127] zu verlangsamen oder umzukehren, kognitive Funktionen zu verbessern und das Fortschreiten der Alzheimerkrankheit zu verlangsamen.[128] Etwa 40 Prozent der Alzheimerpatienten leiden unter Angstzuständen und Depressionen.

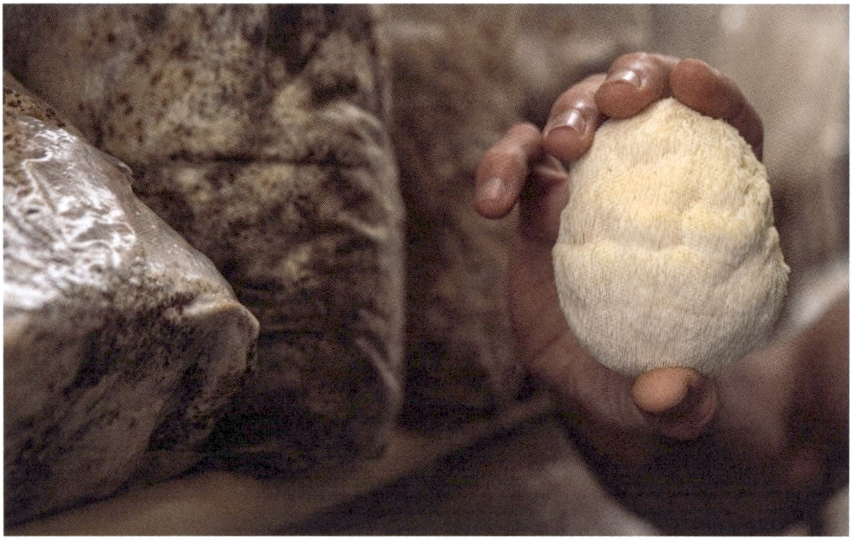

*Der Pilz* Hericium erinaceus *(Löwenmähne oder Igelstachelbart) wird nicht nur in der traditionellen Medizin seit Jahrhunderten geschätzt, sondern auch in aktuellen wissenschaftlichen Studien für seine neuroprotektiven Eigenschaften und die Fähigkeit, das Wachstum von Nervenzellen zu fördern, hervorgehoben.*

Neuere Studien deuten darauf hin, dass Behandlungen gegen Angst und Depression, wie SSRIs (Serotonin-Wiederaufnahmehemmer) oder Gesprächstherapie, bei Menschen mit Demenz weniger wirksam sind.[129] Psychedelika wie Psilocybin könnten für Menschen mit Alzheimer- und Demenzerkrankungen nützlich sein, da sie, wie oben beschrieben, angstlösende und antidepressive Wirkungen haben können.

Eine interessante Ergänzung zu diesen Behandlungsansätzen ist auch hier die Kombination mit dem Vitalpilz Löwenmähne *(Hericium erinaceus)*. Sowohl Psilocybin als auch die Löwenmähne weisen neuroprotektive Eigenschaften auf und wirken synergistisch, um die Symptome von neurodegenerativen Erkrankungen zu lindern und die Lebensqualität der Patienten zu verbessern. Es gibt bereits Studien, die vielversprechende Ergebnisse zur Schutzwirkung auf Nervenzellen und zur Förderung der Neurogenese durch die Löwenmähne zeigen.[130]

KAPITEL 8

# MICRODOSING POTENZIEREN: STRATEGIEN UND TECHNIKEN FÜR MAXIMALE SELBSTENTWICKLUNG UND WOHLBEFINDEN

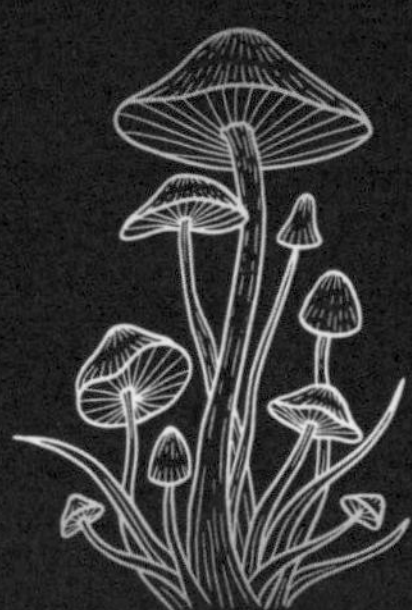

# AKTIVITÄTEN UND IDEEN FÜR DIE TAGE DER PSILOCYBIN-EINNAHME

Nachfolgend wollen wir das Konzept der Microdosing-gestützten Selbstfürsorge genauer unter die Lupe nehmen. Durch gezielte Aktivitäten und Routinen können die Tage, an denen du Microdosing betreibst, besonders effektiv gestaltet werden. Wichtig dabei ist, dass du auf deine individuellen Bedürfnisse achtest und Aktivitäten auswählst, die dein Bewusstsein, deine Kreativität und dein allgemeines Wohlbefinden fördern. Wir stellen hier einige Techniken und Rituale vor, die deine Selbstfürsorge und Selbstentwicklung fördern. Besonderes Augenmerk werden wir dabei auf Methoden wie die Wim-Hof-Atemtechnik und das Neuroentrainment legen, deren Potenzial sich in Kombination mit Microdosing voll entfaltet.

Es gibt viele Möglichkeiten, deine »on«-Tage produktiv und bereichernd zu gestalten, um nicht nur von der Wirkung der Substanz selbst zu profitieren. Du kannst deine Achtsamkeitspraxis vertiefen, dich mit der Natur verbinden, deine kreative Seite ausleben, sanfte Körperübungen praktizieren, lesen und lernen, dir Zeit für Körperpflege und Selbstfürsorge nehmen, Musik hören, deine körperliche Aktivität erhöhen, deine Gedanken und Gefühle in einem Tagebuch festhalten oder Zeit mit Menschen verbringen, die dir guttun und dir wichtig sind. Experimentiere und finde heraus, was für dich am besten funktioniert. Sei offen für neue Erfahrungen und achte dabei immer auf deine persönlichen Bedürfnisse und Grenzen. Wir stellen dir nun ein paar Routinetechniken vor, die auch ohne Microdosing zu mehr Ausgeglichenheit führen können, jedoch durch die bewusste Kombination mit Psilocybin-Microdosing ihren Nutzen maximieren können.

## Miracle Morning Routine

Zur Steigerung deines Wohlbefindens könntest du die Miracle Morning Routine in deine Microdosing-Tage integrieren und die Energie und Aufmerksamkeit, die durch das Microdosing gesteigert wird, nutzen, um einen produktiven und bewussten Start in den Tag zu gestalten. Diese Methode, die von Hal Elrod entwickelt wurde, umfasst Elemente wie Stille, Affirmationen, Visualisierungen, sportliche Aktivitäten, Lesen und Schreiben und nimmt dafür nicht mehr als eine Stunde deiner täglichen Zeit in Anspruch. Sie hilft dir dabei, dich auf den bevorstehenden Tag vorzubereiten und deine Ziele zu definieren. Von der Miracle-Morning-Methode können insbesondere Depressionsgeplagte profitieren, die eher strukturlos in den Tag starten.

## Atemmeditationen

Die Microdosing-Praxis mit Atemmeditationen jeglicher Art zu verbinden, kann zu einer kraftvollen Synergie führen. Gerade in Stressphasen verläuft unsere Atmung oft unbewusst flach und führt so zu Sauerstoffarmut im Gehirn. Regelmäßige Atemmeditation bietet zahlreiche Vorteile wie Stressreduktion, verbesserte geistige Klarheit, bessere Schlafqualität, Stärkung des Immunsystems, Reduktion von Angst und Depression, erhöhte Selbstwahrnehmung und eine stärkere Verbindung zum gegenwärtigen Moment.[131] Durch Konzentration auf den Atem kann der Körper in einen Zustand der Entspannung versetzt werden, der den Stresspegel senkt und den Geist beruhigt. Dies kann zu einem verbesserten allgemeinen Gesundheitszustand und einem höheren Maß an Wohlbefinden führen. Insbesondere die gesteigerte Selbstwahrnehmung kann dazu beitragen, das Bewusstsein für den eigenen Körper und die eigenen Gedanken zu schärfen, und zu einer besseren Selbstreflexion führen. Letztlich kann die Atemmeditation auch dabei helfen, eine stärkere Verbindung zum gegenwärtigen Moment aufzubauen und das Bewusstsein für die Gegenwart zu erhöhen, und ergänzt sich so ganz wunderbar mit dem Microdosing.

Es gibt zahlreiche Atemtechniken, die sich allesamt positiv auf die Microdosing-Praxis auswirken. Probiere aus, ob dynamische Atemmeditationen oder achtsame Atemmeditationen besser zu dir passen.

### Achtsame Atemmeditation

Einige Techniken, wie etwa die achtsame Atemmeditation, lassen sich sehr gut in den Alltag integrieren und in Stresssituationen anwenden. Bei der achtsamen Atemmeditation wird die Aufmerksamkeit auf den Atem gelenkt, ohne ihn zu verändern. Der Fokus liegt dabei auf der bewussten Wahrnehmung des Ein- und Ausatmens, was dazu führt, dass das Gedankenkarussell zum Stillstand kommt und man sich ganz automatisch in den gegenwärtigen Moment begibt, wodurch das Stressempfinden sinkt.

### Dynamische Atemmeditationen

Kraftvolle Wirkung auf Körper und Geist entfalten dynamische Atemmeditationen, die kräftige, kontinuierliche und fließende Atembewegungen beinhalten und so auch noch die Atemmuskulatur trainieren. Sie führen im Allgemeinen zu einer Erhöhung der Energie im Körper und fluten den Körper regelrecht mit Sauerstoff, was zu veränderten Bewusstseinszuständen führen kann. Einige Formen wie etwa das holotrope Atmen nach Stanislav Grof oder die Lichtatmung nach Klaus und Vidya Ulbricht[132] sind dafür bekannt, eine Erfahrung auszulösen, die der einer intensiven Erfahrung mit Psychedelika ähnelt und mächtige Transformationsprozesse auslösen kann.

Probiere doch einmal, die Microdose gleich nach dem Aufwachen einzunehmen und anschließend direkt nach der Morgentoilette in die Meditation zu gehen. Wenn Meditation nicht so dein Ding ist, empfehlen wir dir, die Wim-Hof-Atemtechnik auszuprobieren.

### Wim-Hof-Atmung

Eine weitere interessante Methode, die deine Microdosing-Erfahrung erweitern kann, ist die Wim-Hof-Atmung. Diese Methode, entwickelt von Wim Hof, der als »The Iceman« bekannt wurde, kombiniert Atemtechniken, Kälteexposition und Meditation, um das Immunsystem zu stärken, Stress zu reduzieren und die Konzentration zu verbessern. Du könntest dabei die Wirkung deiner Mikrodose nutzen, um ein tieferes Gefühl für deine körperlichen und geistigen Reaktionen zu entwickeln. Beginne deinen Tag mit einer Runde der Wim-Hof-Atemübungen, um deinen Geist zu klären und deine Energie zu steigern. Verwende deine Microdose, um dich tiefer in die Praxis einzufühlen und deine körperlichen und geistigen Reaktionen bewusster wahrzunehmen. Folge den Atemübungen mit einer Kälteexposition, zum Beispiel durch eine kalte Dusche oder ein Eisbad.

Dies kann dein Immunsystem stärken, deine Stimmung verbessern und dir helfen, dich lebendiger und erfrischt zu fühlen. Beende die Praxis mit einer Meditation, um dich zu zentrieren und deinen Fokus für den Tag zu schärfen. Wie bei jeder neuen Methode starte langsam und höre auf deinen Körper. Mit der Zeit wirst du dich an die Praxis gewöhnen und vielleicht sogar feststellen, dass sie eine starke Ergänzung zu deinem Microdosing-Programm ist.

## Neuroentrainment

Eine weitere Methode, die du in Verbindung mit deinem Microdosing-Programm ausprobieren könntest, ist das Neuroentrainment mittels Mind Machines. Diese Geräte nutzen Licht- und Klangstimulation, um das Gehirn auf bestimmte Frequenzmuster einzustellen. Diese Kombination kann deinen kreativen Zustand und dein geistiges Wohlbefinden noch weiter steigern. Neuroentrainment, das auch als Gehirn-Entrainment oder Brainwave-Entrainment bezeichnet wird, ist eine neurologisch ausgerichtete Regulationsmethode und bezieht sich auf die Praxis, die natürlichen Gehirnwellenfrequenzen mit einem periodischen Stimulus, wie zum Beispiel einem Ton oder Licht, mit einer bestimmten Frequenz zu synchronisieren oder »in Einklang zu bringen«.

Die Theorie hinter Neuroentrainment ist, dass, wenn ein Individuum einem Stimulus mit einer bestimmten Frequenz ausgesetzt wird, das Gehirn dazu neigt, seine eigenen Gehirnwellenfrequenzen an diese Frequenz anzupassen. Dies kann dazu genutzt werden, um bestimmte geistige Zustände zu fördern, wie zum Beispiel Entspannung, Fokus, Schlaf oder Meditation. Durch diese gezielte Stimulation des Gehirns können tiefe Entspannung, gesteigerte Kreativität und erweiterte Bewusstseinszustände erreicht werden. Das Tragen einer speziellen Brille mit LED-Licht und Kopfhörern stellt die Sinne mittels Licht- und Tonsignalen auf bestimmte Frequenzen ein, die von entspannenden und hypnotischen Alpha- und Thetawellen bis hin zu anregenden Beta- und Gammawellen reichen. Insbesondere ADHS-Betroffene können von Mind Machines profitieren, um mehr Fokus im Alltag zu erreichen.

Wenn du Neuroentrainment mit Psilocybin-Microdosing kombinierst, kannst du auch hier eine synergistische Wirkung erzielen und deine Erfahrung intensivieren. Diese Kombination kann, mehr noch als jede Methode für sich, zu einem Zustand erhöhter Kreativität und gesteigerter Aufmerksamkeit führen. Durch die gezielte Lenkung der Gehirnströme kann die Konzentration verbessert und möglicherweise intuitives Wissen leichter zugänglich gemacht werden. Dadurch können neue Einsichten gewonnen und innovative Lösungsansätze entwickelt werden.

Achte in jedem Fall darauf, diese und ähnliche Techniken respektvoll und vorsichtig anzuwenden, um dein eigenes Wohlbefinden sicherzustellen. Jeder Mensch reagiert anders auf psychedelische Substanzen und audiovisuelle Gehirnwellenstimulation, sodass die individuellen Erfahrungen variieren können. Aber Vorsicht: Epileptiker können auf diese Art der Gehirnwellenstimulation mit Anfällen reagieren. Daher raten wir bei dieser Erkrankung von der Anwendung ab.

## MOOD TRACKING UND TAGEBUCH FÜHREN

Eines der nützlichsten Werkzeuge beim Microdosing ist ein gut geführtes Tagebuch. Es ist sehr hilfreich, um herauszufinden, was funktioniert und was nicht, um sich selbst besser kennenzulernen und gegebenenfalls Anpassungen vorzunehmen, um das Beste aus deiner Microdosing-Routine herauszuholen. Wir empfehlen dir, ein sogenanntes Mood-Tracking-Tagebuch (Stimmungstagebuch) zu führen, um die Auswirkungen auf dein Wohlbefinden genau zu erfassen und zu verfolgen. Beginne jeden Eintrag mit dem Datum und der eingenommenen Dosis. Halte dann deine allgemeine Stimmung fest und füge spezifische Notizen hinzu. Dokumentiere sowohl deine körperlichen Empfindungen als auch deine geistigen Auswirkungen. Wie fühlst du dich emotional? Hat sich deine Produktivität oder dein Sozialverhalten verändert? Spürst du einen Einfluss auf deine Kreativität? Notiere alle weiteren Beobachtungen, wie zum Beispiel dein Energielevel, deine Konzentrationsfähigkeit und deinen Gesamteindruck zum Tag. Zum Schluss kannst du Überlegungen für die Zukunft und weitere Anmerkungen hinzufügen. Dies hilft dir, dich auf zukünftige Microdosing-Sitzungen vorzubereiten und deinen individuellen Weg zu optimieren.

Wir empfehlen dir, schon einige Tage im Vorfeld deines geplanten Microdosing-Programms zu beginnen. Sei ehrlich zu dir selbst und so objektiv wie möglich.

Damit du dir ein klares Bild von deinem derzeitigen Zustand machen kannst, bieten wir dir zwei Fragebögen an. Sie helfen dir, deine körperliche und psychische Verfassung zu erfassen und deine Fortschritte zu dokumentieren. Der PANAS-Fragebogen wird speziell in der Depressionsbehandlung zur Selbstreflexion emotionaler Zustände eingesetzt. Der zweite Fragebogen ermöglicht die Selbsteinschätzung von Parametern, die durch die Mikrodosierung von Psilocybin beeinflusst werden können, und zwar vor, während und nach der Einnahme. Du findest die Fragebögen im Anhang ab Seite 198 sowie auf unserer Website: psilosophie.de.

## MICRODOSEN SELBST HERSTELLEN

Um aus Psilocybin-Pilzen oder -Trüffeln Mikrodosen herzustellen, sind im Allgemeinen folgende Schritte notwendig:

1. **Trocknen der Pilze:** Die Pilze sollten vollständig getrocknet sein, bevor sie weiterverarbeitet werden.
2. **Pilze pulverisieren:** Sobald die Pilze vollständig getrocknet sind, können sie zu einem feinen Pulver gemahlen werden. Dies kann mit einer Kaffeemühle oder einem ähnlichen Gerät geschehen. Das Pulver ermöglicht eine gleichmäßige Verteilung des Psilocybins und damit eine gleichmäßigere Dosierung.
3. **Wiegen des Pulvers:** Für eine Mikrodosis wird eine sehr kleine Menge Psilocybin benötigt – oft wird eine Dosis im Bereich von 0,05 bis 0,5 Gramm (50 bis 500 Milligramm) empfohlen, wobei die genaue Menge von Person zu Person variieren kann. Eine präzise Digitalwaage, die auf das Milligramm genau wiegen kann, ist erforderlich, um die Dosis korrekt abzuwiegen.

4. **Pulver verpacken:** Das abgewogene Pulver kann in leere Kapseln gefüllt werden, die in vielen Apotheken oder online erhältlich sind. Dies erleichtert die Einnahme und ermöglicht es, die Dosierungen im Voraus vorzubereiten.
5. **Sichere Aufbewahrung:** Die vorbereiteten Mikrodosen sollten an einem kühlen, trockenen Ort luftdicht, sicher und gut beschriftet aufbewahrt werden. Es ist wichtig, sie außerhalb der Reichweite von Kindern und Haustieren aufzubewahren.

## So trocknest du deine Pilze korrekt

Um das Pilzmaterial effektiv vor bakterieller Zersetzung zu schützen, empfiehlt es sich, die Pilze zu trocknen, da Bakterien auf Feuchtigkeit angewiesen sind, um sich vermehren zu können. Für das Trocknen gibt es mehrere geeignete Methoden. Die gängigste und energiesparendste Methode ist, die Pilze auf einem Handtuch oder noch besser auf einem hängenden Gewebenetz, wie es auch zur Trocknung von Kräutern verwendet wird, auszubreiten und an einem warmen und gut belüfteten Ort zu trocknen. Direkte Sonne sollte dabei vermieden werden, da ultraviolette Strahlung die Wirkstoffe zersetzen kann.

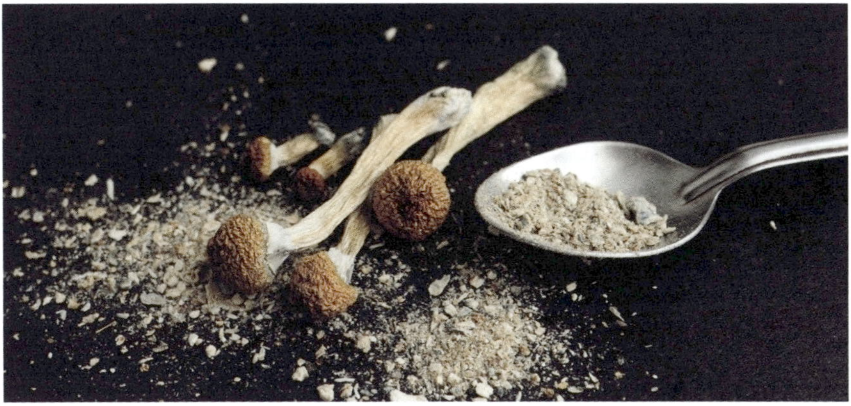

*Mit getrockneten und zu Pulver verarbeiteten Pilzen lässt sich die konsistenteste Dosierung beim Microdosing erreichen.*

Diese Art zu trocknen ist langwierig und kann sich mitunter über mehrere Wochen hinziehen, bis die Pilze vollständig trocken sind. Ein Heizungskeller ist dafür gut geeignet, da er in der Regel dunkel, warm, belüftet und trocken ist. Der ganze Prozess lässt sich auch mit einem Ventilator beschleunigen, der auf die Pilze gerichtet ist. Die Pilze sind erst dann vollständig trocken, wenn der Stiel beim Biegen nicht nachgibt, sondern mit einem deutlich vernehmbaren Knacken durchbricht. Mitunter ist es schwierig bis unmöglich, die Pilze vollständig durchzutrocknen, wenn die Umgebungsluftfeuchtigkeit zu hoch dafür ist. In so einem Fall kannst du die Pilze zusammen mit einem Paket Raumluftentfeuchter-Granulat in eine Plastikdose oder Ähnliches geben und diese fest verschließen. Gib dabei darauf acht, dass die Pilze keinen Kontakt zu dem Granulat haben.

Eine deutlich effizientere und platzsparende, wenn auch energieaufwendige Methode ist das Trocknen in einem handelsüblichen Dörrgerät, das zum Trocknen von Lebensmitteln verwendet wird. Hierbei wird über kontinuierliche Wärme die Feuchtigkeit aus den Pilzen entfernt. Durch das schnelle Trocknen bei kontrollierter Temperatur werden die Wirkstoffe bestmöglich erhalten und die Pilze effizient konserviert. Statt die Pilze wochenlang auf allen Flächen im Haus zu verteilen, kannst du in einem Dörrgerät gleich mehrere Ernten über Nacht trocknen. Ein Dörrgerät ist schon für etwa 40 Euro erhältlich und wenn du es gerade nicht zum Trocknen deiner Magic Mushrooms benutzt, kannst du damit auch Bananenchips, Fruchtleder und andere Köstlichkeiten herstellen. Besonders in feuchten Klimazonen empfiehlt sich die Verwendung von Dörrgeräten. Wichtig ist, dass du bei der Anschaffung des Geräts darauf achtest, dass es bei niedrigen Temperaturen trocknen kann. Am schonendsten ist es, wenn du die Pilze bei 35 bis 40 Grad Celsius trocknest, was Rohkostqualität entspricht. Ab 42 Grad Celsius können Enzyme und enthaltene Nährstoffe degradiert werden, was der Qualität der getrockneten Pilze nicht zuträglich ist. Ferner gibt es die weitverbreitete Annahme, dass höhere Temperaturen Psilocin und Psilocybin abbauen könnten, was die Wirksamkeit der Pilze reduziert. Allerdings gibt es widersprüchliche Informationen darüber, bei welchen Temperaturen Psilocybin tatsächlich abgebaut wird. Einige Quellen geben an, dass es tatsächlich sehr hitzebeständig ist, was wohl jeder bestätigen kann, der sich schon einmal einen Tee aus Psilocybin-Pilzen zubereitet hat, allerdings weist neuere Forschung darauf hin, dass sowohl längeres Kochen mit einer Dauer ab 30 Minuten als auch Einfrieren zu Wirkverlusten führt.[133]

## Das Auswiegen der korrekten Menge

Es erfordert Präzision und Sorgfalt, um sicherzustellen, dass du eine kontrollierte und sichere Dosis bekommst. Die Verwendung einer hochpräzisen Digitalwaage, die auf Milligramm (mindestens 0,01 Gramm Einteilung, besser 0,001 Gramm) genau wiegen kann, ist dabei unerlässlich. Sie kann für verhältnismäßig wenig Geld bei den größeren Online-Versandhandelshäusern bestellt werden. Waagen der Marke Dipse haben sich hier bewährt. Mit Eichgewichten kannst du die Präzision kontrollieren und die Waage kalibrieren. Wie das funktioniert, steht in der Bedienungsanleitung.

Die Verwendung von pulverisiertem Pilzmaterial bietet bei der Zubereitung deiner Mikrodosis verschiedene Vorteile. Erstens erlaubt es eine gleichmäßigere Verteilung der aktiven Substanzen, was zu konsistenteren Dosierungsergebnissen führt.

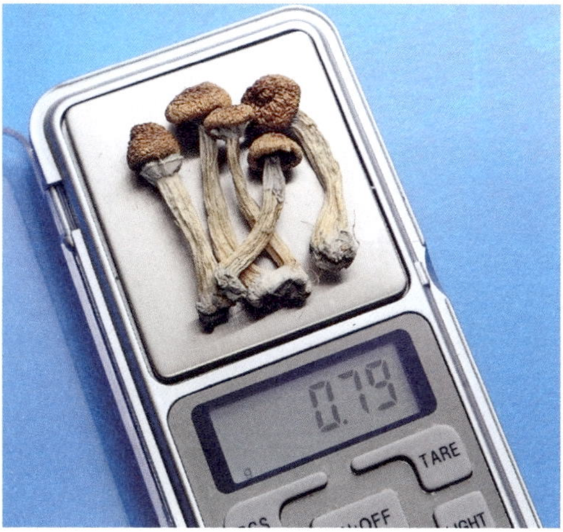


*Die Kunst des Microdosings liegt in der Präzision: Getrocknete Psilocybin-Pilze, hier* Psilocybe cubensis, *werden sorgfältig auf einer Feinwaage abgewogen. Eine exakte Dosierung ist entscheidend, um die gewünschten positiven Effekte konsistent zu erzielen, ohne versehentlich überwältigende psychedelische Erfahrungen hervorzurufen.*

Zweitens kann pulverisiertes Material leichter in Kapseln gefüllt oder mit Nahrungsmitteln gemischt werden, was die Einnahme erleichtert. Schließlich kann die Pulverisierung dazu beitragen, das bereits thematisierte natürliche Variabilitätsproblem, das bei Pilzen auftritt, zu überwinden, denn die Konzentration der aktiven Substanzen kann von Pilz zu Pilz variieren. Durch das Mahlen zu Pulver und das Mischen verschiedener Pilze wird eine homogenere Mischung erreicht, die eine zuverlässigere Dosierung ermöglicht.

## So lagerst du deine Pilze richtig

Du kannst frische Pilze im Kühlschrank bei 2 bis 4 Grad Celsius ein bis zwei Wochen aufbewahren. Packe sie am besten in eine Papiertüte oder wickle sie in ein Stück Küchenrolle ein. Obwohl die kühle und dunkle Umgebung des Kühlschranks die Haltbarkeit verlängert, können Bakterien aufgrund der Feuchtigkeit im Kühlschrank heranwachsen und die Pilze zersetzen. Achte besonders darauf, dass frische Pilze, die Schwitzwasser produzieren, niemals in Plastik gelagert werden. Frische Trüffel hingegen können aufgrund ihres geringeren Feuchtigkeitsgehalts bis zu drei Monate im Kühlschrank haltbar bleiben.

Um Psilocybin-Pilze und Trüffel länger haltbar zu machen, müssen sie vorher richtig getrocknet werden (was sich sowieso empfiehlt, da es viel einfacher ist, mit getrocknetem und pulverisiertem Material eine konsistente Dosierung zu erreichen).

Doch auch getrocknete Pilze verlieren mit der Zeit und unter den falschen Lagerbedingungen an Wirkstoffen. Darüber, wie schnell das geht und welche Verluste auftreten, sind widersprüchliche Informationen zu finden. Als gesichert gilt, dass UV-Licht und Sauerstoff sowie hohe Temperaturen zu einer Zersetzung der Wirkstoffe führen. Eine Studie ergab, dass getrocknete und pulverisierte *Psilocybe-cubensis*-Pilze, die im Hellen und der Luft ausgesetzt (also eine Lagerung, wie man sie tunlichst vermeiden sollte!) bei Raumtemperatur gelagert wurden, bereits nach einem Monat die Hälfte ihres Ursprungsgehalts von 1,5 Prozent Psilocybin eingebüßt hatten. Nach 15 Monaten wiesen sie immerhin noch rund ein Drittel ihres ursprünglichen Psilocybin-Gehalts auf. Auch Einfrieren half nicht sonderlich, die Haltbarkeit zu verlängern. Am besten haltbar war Pilzpulver, was bei Raumtemperatur im Dunkeln und luftdicht verpackt gelagert wurde.[134]

Für eine Lagerung über lange Zeiträume hat sich bewährt, ganze getrocknete Pilze mithilfe eines Vakuumiergeräts luftdicht zu verschweißen und an einem dunklen und kühlen Ort zu lagern. Zu Pulver vermahlene Pilze über lange Zeit zu lagern gelingt nur unter sauerstoffarmen Bedingungen, da der Sauerstoff, der ja die Wirkstoffe durch Oxidation zerstört, hier viel mehr Angriffsfläche hat als bei ganzen Pilzen mit intakten Zellen.

Sobald die Pilze und Trüffel vollständig getrocknet sind, können sie an einem kühlen, dunklen und trockenen Ort aufbewahrt werden und halten sich mehrere Jahre oder sogar noch länger (wenn man es schafft, sie in dieser Zeit nicht zu verlieren oder zu essen). Der Verlust an Potenz sollte minimal oder gar nicht vorhanden sein, wenn es kein Licht, keine Feuchtigkeit und keine Wärme gibt, die sich negativ auf das Psilocybin im Inneren der Pilze auswirken.

# SCHÖN, DASS DU BIS HIERHER GEKOMMEN BIST

Wir hoffen, dass du, liebe Leserin, lieber Leser, auf den Seiten dieses Buches nicht nur Wissen, sondern auch Inspiration und Mut für deine persönliche Reise gefunden hast. Möge der Weg, den du gehst, reich an Entdeckungen, Selbstverständnis und Verbindung sein, und mögest du in jedem Schritt, jeder Begegnung und jedem Moment die tiefgreifende Wahrheit finden, die uns alle verbindet:

## THE ANSWER IS ALWAYS LOVE.

# ÜBER DIE AUTOREN

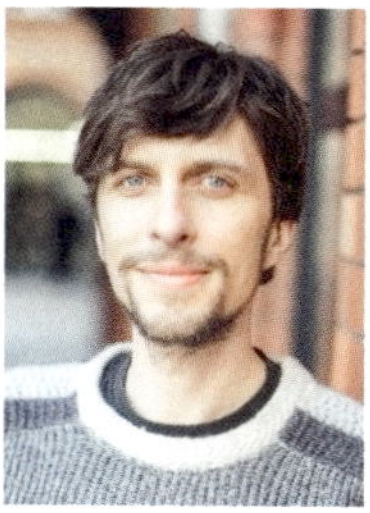

**Philip Rebensburg** ist Diplom-Biologe mit den Schwerpunkten Mikrobiologie, Ökologie und Ökotoxikologie. Seine Forschungsschwerpunkte waren zunächst Bodenmikrobiologie und Schadpilze in der Landwirtschaft, bevor er sich aufgrund einer Autoimmunerkrankung der Arbeit mit Heilpilzen widmete und darin seine Berufung fand. 2020 erschien das Buch *Gesund mit Heilpilzen* im riva Verlag. Sein umfangreiches Wissen gibt er unter anderem in Mykotherapie-Ausbildungen und Vorträgen über das Heilen mit Pilzen und den Pilzanbau weiter. Für tiefergehende Informationen und Ressourcen zu seiner Arbeit lädt er Interessierte herzlich auf seine Website **www.mycosoma.com** ein.

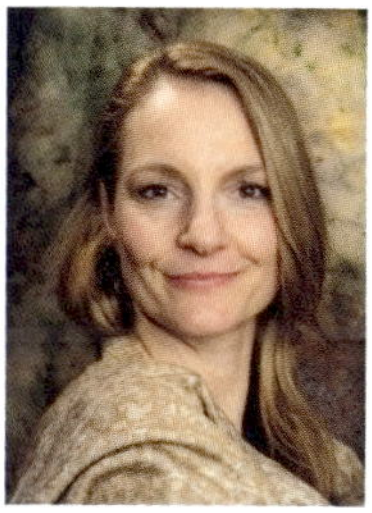

**Mary Dannehl** ist freiberufliche Microdosing-Beraterin und Psychonautin mit Herz und Seele. Mit mehr als 20 Jahren Berufserfahrung als Krankenschwester im Fachbereich Psychosomatik, insbesondere in den Bereichen Krisenintervention und Stressbewältigung, bringt sie eine tiefe Expertise und Empathie in ihre Arbeit ein. Sie ist Mutter von zwei Söhnen und hat eine besondere Fähigkeit, Menschen sanft an ihre Themen und letztendlich an den Kern ihres Wesens heranzuführen. Wer mehr über ihre individuellen Beratungsansätze und ihre Arbeit erfahren möchte, ist herzlich eingeladen, ihre Website **www.lindelu.de** zu besuchen.

## Von den Autoren für dich

Die beiden Autoren haben gemeinsam eine ergänzende Plattform namens **www.psilosophie.de** ins Leben gerufen, die weiterführende Informationen und Ressourcen zum Microdosing enthält. Neben zahlreichen Artikeln findest du auch hilfreiche Fragebögen zur Selbsteinschätzung sowie ergänzendes und vertiefendes Wissen zum Thema. Ziel dieser Website ist es, eine umfassende Informationsquelle rund um das Thema Microdosing mit Psilocybin zu schaffen und den Austausch innerhalb der Community zu fördern.

# TOOLS ZUR UNTERSTÜTZUNG

## Microdosing-Fragebogen zur Selbsteinschätzung

Zur Selbsteinschätzung und um deine Erfahrungen und Veränderungen im Zusammenhang mit der Einnahme von Mikrodosen mit Psilocybin systematisch zu erfassen, haben wir einen Fragebogen zum Microdosing entwickelt. Wir empfehlen dir, den Fragebogen auszufüllen, bevor du mit dem Programm beginnst, um einen Ausgangspunkt für deine Selbstbeobachtung zu haben. Fülle den Fragebogen nach etwa vier Wochen erneut aus, um erste Veränderungen und Entwicklungen festzuhalten. Eine weitere Erhebung nach insgesamt acht bis zwölf Wochen kann zusätzliche Einblicke in langfristige Veränderungen bieten. Was hat sich verändert? Was hat sich verbessert? Welche Unterschiede kannst du feststellen? Durch diese wiederholte Erhebung kannst du deinen Fortschritt über die Zeit hinweg verfolgen und besser verstehen, wie sich Microdosing auf verschiedene Aspekte deines Wohlbefindens und auf deine Gesundheit auswirkt.

### Microdosing-Fragebogen zur Selbsteinschätzung

**Beginn:**
**Einnahmedauer:**
**Art/Dosierung:**
**Einnahmeschema (siehe Text ab Seite 142):**

Fülle den Bewertungsbogen unter Verwendung des folgenden Schlüssels aus:

1 = trifft zu
2 = trifft überwiegend zu
3 = trifft teilweise zu
4 = trifft kaum zu
5 = trifft gar nicht zu

| Bewertungsschlüssel | 1 | 2 | 3 | 4 | 5 |
|---|---|---|---|---|---|
| **Stimmung** | | | | | |
| optimistisch | | | | | |
| zufrieden | | | | | |
| entspannt | | | | | |
| enthusiastisch | | | | | |
| traurig | | | | | |
| motiviert | | | | | |
| angespannt | | | | | |
| nervös | | | | | |
| besorgt | | | | | |
| frustriert | | | | | |
| deprimiert | | | | | |
| ängstlich | | | | | |
| ungeduldig | | | | | |
| **Gedächtnis- und Konzentrationsfähigkeit** | | | | | |
| fokussiert | | | | | |
| achtsam | | | | | |
| motiviert | | | | | |
| müde | | | | | |
| teilnahmslos | | | | | |
| ausdauernd | | | | | |
| gute Kommunikationsfähigkeit/kann sich gut ausdrücken | | | | | |
| selbstsicher | | | | | |
| motiviert in Bezug auf Arbeit | | | | | |

| Bewertungsschlüssel | 1 | 2 | 3 | 4 | 5 |
|---|---|---|---|---|---|
| **Schlafqualität** | | | | | |
| einschlafen | | | | | |
| durchschlafen | | | | | |
| Träume | | | | | |
| grübeln | | | | | |
| körperliche Ruhe und Entspannung | | | | | |
| geistige Ruhe und Entspannung | | | | | |
| ausgeruht sein am Morgen | | | | | |
| Erschöpfung am Morgen | | | | | |
| übermäßiges Schlafbedürfnis | | | | | |
| **Sport und Bewegung** | | | | | |
| energievoll | | | | | |
| getrieben | | | | | |
| motiviert | | | | | |
| erschöpft | | | | | |
| lustlos | | | | | |
| Bewegungsdrang | | | | | |
| schwerfällig | | | | | |
| **Beschwerden** | | | | | |
| starke Schmerzen | | | | | |
| Appetitlosigkeit | | | | | |
| Antriebslosigkeit | | | | | |
| Angst | | | | | |
| Infektanfälligkeit | | | | | |
| Kopfschmerzen | | | | | |
| Abgeschlagenheit | | | | | |
| Symptome wie Kribbeln, Mundtrockenheit | | | | | |

| Bewertungsschlüssel | 1 | 2 | 3 | 4 | 5 |
|---|---|---|---|---|---|
| **Befindlichkeit und Verhalten** | | | | | |
| häufige Heißhungerattacken | | | | | |
| gesunde Ernährung | | | | | |
| Konsum von Alkohol, Tabak oder anderer Suchtmittel wie Kokain | | | | | |
| Suchtverhalten wie Gaming, exzessive Social-Media-Nutzung etc. | | | | | |
| Stimmungsschwankungen | | | | | |
| **Geselligkeit und Beziehungen** | | | | | |
| Sozialangst in der Öffentlichkeit | | | | | |
| Emotionalität bei Triggern in persönlichen Beziehungen | | | | | |
| gute Zusammenarbeit mit Kollegen | | | | | |
| soziale Kontakte und gemeinsame Unternehmungen | | | | | |
| eingeschränkter Sexualtrieb und verminderte Libido | | | | | |

| Weitere Anmerkungen | |
|---|---|
| **Eigene Erfahrungen:** | |
| **Eigene Gedanken:** | |
| **Beobachtete Nebenwirkungen:** | |
| **Veränderungen der Wirkung sonstiger eingenommener Medikamente/veränderte Medikation:** | |
| **Ideen zum weiteren Umgang mit Microdosing:** | |

## PANAS-Fragebogen

Im Rahmen deiner Microdosing-Erfahrung möchten wir dir den PANAS-Fragebogen[135] vorstellen, ein nützliches und in der Psychologie, insbesondere in der Therapie der Depression etabliertes Instrument zur Selbstreflexion deiner emotionalen Zustände. PANAS steht für »Positive and Negative Affect Schedule«. Der Fragebogen besteht aus 20 Begriffen, die verschiedene positive und negative Gefühle beschreiben. Deine Aufgabe ist es, jedes dieser Gefühle auf einer Skala von 1 (ganz wenig oder gar nicht) bis 5 (äußerst zutreffend) danach zu bewerten, wie stark du es in einem bestimmten Zeitraum, zum Beispiel »heute«, erlebt hast. Durch das regelmäßige Ausfüllen des Fragebogens vor, während und nach deiner Microdosing-Phase kannst du mögliche Veränderungen in deinen Gefühlszuständen festhalten und reflektieren. Es gibt keine »richtigen« oder »falschen« Antworten – es geht darum, ein ehrliches Bild deiner Gefühlswelt zu erhalten und möglicherweise neue Erkenntnisse über deine emotionalen Veränderungen während deiner Microdosing-Erfahrungen zu gewinnen. Nutze den Fragebogen als Begleiter auf deiner persönlichen Microdosing-Reise und als Werkzeug zur Vertiefung deiner Selbsterkenntnis.

## PANAS-Fragebogen

| Bewertung | | 1 | 2 | 3 | 4 | 5 |
|---|---|---|---|---|---|---|
| 1 | aktiv | | | | | |
| 2 | bekümmert | | | | | |
| 3 | interessiert | | | | | |
| 4 | freudig erregt | | | | | |
| 5 | verärgert | | | | | |
| 6 | stark | | | | | |
| 7 | schuldig | | | | | |
| 8 | erschrocken | | | | | |
| 9 | feindselig | | | | | |
| 10 | angeregt | | | | | |
| 11 | stolz | | | | | |
| 12 | gereizt | | | | | |
| 13 | begeistert | | | | | |
| 14 | beschämt | | | | | |
| 15 | wach | | | | | |
| 16 | nervös | | | | | |
| 17 | entschlossen | | | | | |
| 18 | aufmerksam | | | | | |
| 19 | durcheinander | | | | | |
| 20 | ängstlich | | | | | |

# EMPFEHLENSWERTE WEBSITES, PLATTFORMEN, BÜCHER UND APPS

## Interessante Websites

### Microdose Study: microdose.me

Diese Plattform beherbergt die weltweit größte Studie zum Thema Microdosing mit bis dato 26 000 Teilnehmern aus 84 Ländern unter der Führung von Prof. Dr. Zachary Walsh von der University of British Columbia (Kanada) und Paul Stamets.

### The Third Wave of Psychedelics: thethirdwave.co

Die von Paul Austin ins Leben gerufene Website konzentriert sich auf die Verbreitung von Informationen und Anleitungen zur psychedelischen Therapie und insbesondere zum Microdosing. Die Plattform bietet eine Vielzahl von Ressourcen an, darunter Artikel, Podcasts, Bücher und ein spezielles Microdosing-Programm, das Benutzer durch einen sechswöchigen Zyklus führt und ihnen hilft, ihre Erfahrungen und Fortschritte zu verfolgen.

### Microdosing Institute: Microdosing 101, microdosinginstitute.com

Microdosing 101 ist ein Onlinekurs, der von James Fadiman, einem der Pioniere der modernen Microdosing-Bewegung, entwickelt wurde. Der Kurs ist eine umfassende Anleitung zum Microdosing von Psychedelika wie LSD und Psilocybin und umfasst Themen wie die Auswahl der richtigen Dosis, die Wahl der richtigen Substanz und die Integration von Microdosing in den Alltag. Der Kurs besteht aus einer Kombination von Onlinemodulen und interaktiven Gruppensitzungen, die von erfahrenen Microdosern geleitet werden. Die Teilnehmer lernen die Grundlagen von Microdosing kennen und erhalten praktische Tipps, wie sie ihre Erfahrungen optimieren können. Microdosing 101 ist eine beliebte Ressource für Menschen, die sich für Microdosing interessieren und mehr über diese Praxis erfahren möchten. Der Kurs wird von vielen als eine der umfassendsten und sachkundigsten Quellen zum Thema Microdosing angesehen.

### Psychedelics Today: psychedelicstoday.com

Die Plattform **psychedelicstoday.com** ist eine wichtige Ressource für Menschen, die mehr über Psychedelika erfahren möchten, sowie für Fachleute, die in der Anwendung von Psychedelika in der Medizin und Therapie tätig sind. Die Website bietet eine breite Palette von Artikeln, Podcasts, Videos und Kursen zu verschiedenen Themen rund um Psychedelika wie zum Beispiel Psilocybin, LSD, Ayahuasca und MDMA (Methylendioxymethylamphetamin). Zu den angebotenen Inhalten gehören aktuelle Forschungsergebnisse, klinische Studien und Berichte von Menschen, die Psychedelika zur persönlichen Entfaltung und spirituellen Entwicklung nutzen. Außerdem bietet die Website eine umfassende Liste von Anbietern und Therapeuten, die mit Psychedelika arbeiten, sowie Ratschläge und Empfehlungen für Menschen, die an einer solchen Erfahrung interessiert sind.

### MIND Foundation: mind-foundation.org

Eine der bekanntesten Einrichtungen in Deutschland, die sich mit Psilocybin und anderen Psychedelika beschäftigt, ist das MIND European Foundation for Psychedelic Science in Berlin. Die MIND Foundation hat sich zur Aufgabe gemacht, die Erforschung und Entwicklung von psychedelischen Therapien zu fördern, und setzt sich für eine wissenschaftliche und kulturelle Akzeptanz dieser Substanzen ein. Die Ziele der MIND Foundation umfassen unter anderem die Durchführung und Förderung von Studien zur Wirksamkeit von Psilocybin bei verschiedenen psychischen Erkrankungen wie zum Beispiel Depressionen oder posttraumatischen Belastungsstörungen.

### Psychedelic Medicine Association (PMA): psychedelicmedicineassociation.org

Die PMA ist eine internationale Organisation, die Mediziner, Therapeuten und andere Gesundheitsdienstleister zusammenbringt, die sich für den Einsatz von Psychedelika in therapeutischen Kontexten interessieren. Sie bietet Ressourcen, Bildung und Vernetzungsmöglichkeiten für Fachleute, die mehr über die therapeutische Anwendung von Psychedelika erfahren möchten. So gibt es unter anderem eine CE/CME(Continuing Medical Education)-Fortbildung für Ärzte, die medizinisches Risikomanagement für Patienten, die sich einer Psilocybin-Therapie unterziehen wollen, zum Inhalt hat.

### The New Health Club (TNHC): thenewhealthclub.de

Die von Anne Philippi gegründete Community TNHC engagiert sich aktiv in der internationalen psychedelischen Bewegung, insbesondere im Bereich der therapeutischen Anwendung von Psilocybin, und betreibt einen spannenden Podcast. Sie unterstützt die International Therapeutic Psilocybin Rescheduling Initiative, eine globale Koalition, die sich für eine Neueinstufung von Psilocybin im Rahmen der Konvention über psychotrope Substanzen von 1971 einsetzt. TNHC arbeitet mit Partnerorganisationen wie MAPS, der Beckley Foundation und Drug Science zusammen. Ziel der Initiative ist es, Barrieren abzubauen, um den Fortschritt in der psychedelischen Medizin voranzutreiben. Weitere Informationen und Möglichkeiten zur Unterstützung der Initiative finden sich auf der Website **reschedulepsilocybin.org**.

### r/microdosing: reddit.com/r/microdosing

Der Subreddit r/microdosing auf **Reddit.com** ist eine annähernd 300 000 User starke Community, in der sich Menschen über ihre Erfahrungen, Erkenntnisse und Fragen zum Thema Microdosing austauschen. Hier werden verschiedene Aspekte des Microdosings erörtert, darunter persönliche Erfahrungsberichte, wissenschaftliche Studien oder Nachrichtenartikel, sowie allgemeine Diskussionen über verschiedene Substanzen, die zum Microdosing verwendet werden können, geführt. Es ist ein Ort, an dem sowohl Neulinge als auch erfahrene Microdoser willkommen sind, um Wissen und Erfahrungen zu teilen.

### Mycoverse Foundation: mycoverse-foundation.org

Die im Jahr 2022 von dem mykophilen Rechtsanwalt Alexis Kaiser ins Leben gerufene Mycoverse Foundation, ansässig in Liechtenstein, engagiert sich leidenschaftlich für die Aufklärung und Verbreitung von Kenntnissen über Pilze und ihre mannigfaltigen Eigenschaften und Anwendungsgebiete. Mit einem speziellen Fokus auf die Erforschung und Entwicklung avantgardistischer Technologien, die sich die Eigenschaften von Pilzen zunutze machen, deckt die Stiftung einen weiten Bogen von Anwendungsgebieten ab – von der Landwirtschaft und nachhaltigen Lebensmittelproduktion über medizinische Behandlungen bis hin zur Mykoremediation (Schadstoffsanierung durch Pilze) und weiteren Sektoren. Die Foundation betreibt und fördert Forschung an Pilzanwendungen in wissenschaftlichen, landwirtschaftlichen und medizinischen Feldern und bringt ein internationales Team aus Wissenschaftlern, Agraringenieuren, Ärzten und weiteren Berufsgruppen zusammen. Mit Initiativen wie der Etablierung von Qualitätsstandards für Pilzprodukte, der Errichtung eines landwirtschaftlichen Forschungszentrums in Innsbruck und der Initiierung klinischer Studien zu medizinischen Pilzen, einschließlich Psilocybinpilzen, strebt die Mycoverse Foundation danach, die vielseitigen Anwendungen und Vorteile von Pilzen in diversen Bereichen, darunter Gesundheit, Lebensmittelproduktion und Ökosystemrestauration, zu erforschen und das öffentliche Bewusstsein sowie Wissen in diesen Bereichen zu vertiefen.

### Praxis Komenda: praxis-komenda.de

Die Website des leider verstorbenen Diplom-Psychologen Ingo Komenda (1970–2022) bietet eine Fülle von Ressourcen und Informationen rund um die Themen Hypnotherapie, Psychotherapie und Coaching. Besucher der Website können auf eine Sammlung von Texten und Audiodateien zugreifen, die unter dem Namen »Hypnothek« bekannt sind und verschiedene Aspekte der Hypnotherapie und Persönlichkeitsentwicklung beleuchten. Ingo Komenda hat sich insbesondere mit der Anwendung von Selbsthypnose in der Therapie beschäftigt und verschiedene Methoden und Ansätze in seiner Praxis entwickelt und angewandt, unter anderem den hocheffizienten »Hypnodrift«. Die Website bleibt nach seinem Ableben als Ressource für diejenigen erhalten, die an Ingo Komendas Ansätzen und Methoden interessiert sind, und bietet Zugang zu seinen Blogeinträgen, Podcasts und anderen Inhalten. Im Zusammenhang mit Microdosing finden Nutzer möglicherweise interessante Einblicke und Übungen zur Selbsthypnose und mentalen Stärkung, die als ergänzende Praktiken nützlich sein können.

# Empfehlenswerte Bücher

## Deutschsprachige Bücher

Berger, Markus (2019): *Microdosing: Niedrig dosierte Psychoaktiva im Alltag*. Solothurn, Nachtschattenverlag

Düssler, Burkhard (2022): *Hör auf, dich fertigzumachen: Wie wir zu einem dauerhaft positiven Selbstwert finden.* Independently published

Elrod, Hal (2016): *Miracle Morning: Die Stunde, die alles verändert.* München, Irisiana Verlag

Gartz, Jochen (2020): *Psilocybin: Ein Pilzwirkstoff mit Zukunft*. Neustadt an der Orla, Arnshaugk Verlag

Grof, Dr. Stanislav, Grof, Christina (2013): *Holotropes Atmen: Eine neue Methode der Selbsterforschung und Therapie*. Solothurn, Nachtschattenverlag

Laureys, Dr. Stephen, Mattieu, Ricard (2021): *Warum Meditation heilt: Der wissenschaftliche Beweis, dass Meditieren die mentale und körperliche Gesundheit verbessert – mit Anleitungen und Praxistipps.* München, riva Verlag

Maté, Dr. Gabor, Maté, Daniel (2023): *Vom Mythos des Normalen: Wie unsere Gesellschaft uns krank macht und traumatisiert – neue Wege der Heilung.* München, Kösel-Verlag

Pollan, Michael (2022): *Verändere dein Bewusstsein: Die neuesten Erkenntnisse der klinischen Erforschung von Psychedelika zu Angst, Depression, Sucht und Transzendenz.* München, Wilhelm Goldmann Verlag

Sheldrake, Merlin (2020): *Verwobenes Leben: Wie Pilze unsere Welt formen und unsere Zukunft beeinflussen.* Berlin, Ullstein Verlag

Singer, Michael A. (2016): *Die Seele will frei sein: Eine Reise zu sich selbst.* Berlin, Ullstein Verlag

Rebensburg, Philip, Kappl, Dr. med. Andreas (2020): *Gesund mit Heilpilzen: Immunsystem stärken, Krankheiten heilen und Beschwerden lindern.* München, riva Verlag

Robbins, Tom (2003): *Völker dieser Welt, relaxt!* Leipzig, Rowohlt Verlag

## Englischsprachige Bücher

Fadiman, James (2011): *The Psychedelic Explorer's Guide: Safe, Therapeutic, and Sacred Journeys.* Rochester, Park Street Press/Inner Traditions International

Hatsis, Tom (2018): *Microdosing Magic: A Psychedelic Spellbook*. Createspace Independent Publishing Platform

Masha, Baba (2022): *Microdosing with Amanita Muscaria*. Rochester, Park Street Press/Inner Traditions International

## Interessante Apps

**Quantified Citizen:** Eine App, die es den Nutzern ermöglicht, ihre Erfahrungen mit verschiedenen Dosierungen und Substanzen aufzuzeichnen und zu verfolgen. Diese App ermöglicht es, an der microdose.me Studie teilzunehmen. Nähere Informationen dazu werden auf der Website der Studie (siehe Abschnitt »Interessante Websites«, Seite 204) bereitgestellt.

**Dose:** Die von Sam Becht entwickelte Dose-App (zu finden auf www.deliqs.com) unterstützt Menschen, die Microdosing praktizieren. Sie berücksichtigt die Wichtigkeit, eine Absicht (Intention) zu haben, die entscheidend ist, um die Aufmerksamkeit auf die inneren Prozesse zu lenken und eine erfüllende Erfahrung zu gewährleisten. Die App ermöglicht es den Nutzern, ein Mikrodosierungsprotokoll zu wählen, und betont, dass Konsistenz und das Wissen, wann dosiert werden sollte, die Schlüssel dazu sind herauszufinden, was für den Einzelnen am besten funktioniert. Darüber hinaus ermutigt die App dazu, ein Tagebuch zu führen, um über die Erfahrungen mit der Mikrodosierung nachzudenken, und bietet eine Funktion zur Fortschrittsverfolgung. Die Nutzer können Erkenntnisse und Metriken zu ihren wichtigsten Zielen, ihrem Wohlbefinden und ihrer Persönlichkeit abrufen, die auf ihren Tagebuch- und Tracking-Aktivitäten basieren. Die App sendet auch Dosierungserinnerungen, um den Nutzern zu helfen, mit ihrem gewählten Protokoll auf dem Laufenden zu bleiben.

**Tune in Psychedelics – MicroDos:** Ähnlich der App Dose ist MicroDos nicht nur ein Tracker, sondern auch ein Planer, der speziell für die Dokumentation und Organisation von Microdosing-Zyklen entwickelt wurde. Die Nutzer können ihre Dosierungen, Wirkungen und Erfahrungen direkt in der App festhalten, was eine systematische und reflektierte Praxis des Microdosings unterstützt. Dies kann besonders wertvoll sein, um Muster oder Trends in der eigenen Erfahrung mit Psilocybin oder anderen Substanzen zu erkennen und die Praxis entsprechend anzupassen. Die Möglichkeit, Erinnerungen für die Einnahme und das Tracking zu setzen, hilft dabei, eine konsistente Routine zu entwickeln und sicherzustellen, dass die Microdosing-Sitzungen dem gewählten Protokoll entsprechen. Somit bietet die App MicroDos eine strukturierte und benutzerfreundliche Plattform, um die Microdosing-Erfahrung zu optimieren und die möglichen positiven Veränderungen im Alltag und Wohlbefinden sichtbar zu machen.

**Mindleap:** Diese App bietet eine umfassende Plattform zur Unterstützung der mentalen Gesundheit und integriert dabei verschiedene Methoden zur Förderung des Wohlbefindens. Nutzer haben Zugang zu einer Vielzahl von Ressourcen wie geführten Meditationen, Atemarbeiten und einem täglichen Gesundheitstagebuch. Besonders relevant für Personen, die sich mit Microdosing beschäftigen, ist die Möglichkeit, über die App Sitzungen mit Therapeuten zu buchen, die Erfahrung mit Psychedelika haben und mit den Praktiken und Prozessen des Microdosings vertraut sind. So bietet Mindleap eine unterstützende Struktur während der Microdosing-Erfahrung, indem es den Zugang zu spezialisierten Fachleuten und begleitenden mentalen Übungen vereinfacht.

**Moodfit:** Diese App bietet eine Plattform zur Verbesserung des psychischen Wohlbefindens der Nutzer. Obwohl die App nicht speziell für Microdosing-Nutzer entwickelt wurde, kann sie im Zusammenhang mit Microdosing nützlich sein. Nutzer, die Psilocybin in Mikrodosierungen verwenden, könnten die App als Werkzeug einsetzen, um ihre Stimmung und ihren Fortschritt während der Mikrodosierung zu verfolgen und zu analysieren. Durch das regelmäßige Tracking von Stimmungen, Gedanken und Verhalten ermöglicht Moodfit eine bewusste Auseinandersetzung mit der eigenen psychischen Verfassung und könnte so helfen, den Einfluss und die Wirksamkeit von Microdosing besser zu verstehen und zu optimieren. So können Anwender ihre Erfahrungen mit Microdosing dokumentieren und möglicherweise Zusammenhänge zwischen ihrer Dosierungspraxis und Veränderungen ihrer Stimmung und ihres Verhaltens besser erkennen.

# QUELLENVERZEICHNIS


1 Guzmán, G. (2012). New taxonomical and ethnomycological observations on Psilocybe s.s. (Fungi, Basidiomycota, Agaricomycetidae, Agaricales, Strophariaceae) from Mexico, Africa and Spain. *Acta Botanica Mexicana*, 100, S. 79–106

2 Gartz, Jochen (2020). *Psilocybin. Ein Pilzwirkstoff mit Zukunft*. Neustadt an der Orla: Arnshaugk Verlag, S. 17

3 Brown, Jerry B., Brown, Julie M. (2016). *The Psychedelic Gospels: The Secret History of Hallucinogens in Christianity,* Rochester, Vermont/USA: Park Street Press

4 Griffiths, Roland R. et al. (2006). Psilocybin can occasion mystical-type experiences having substantial and sustained personal meaning and spiritual significance. *Psychopharmacology* 187, S. 268–283. https://doi.org/10.1007/s00213-006-0457-5

5 Griffiths, Roland R. et al. (2016). Psilocybin produces substantial and sustained decreases in depression and anxiety in patients with life-threatening cancer: A randomized double-blind trial. *Journal of Psychopharmacology*, Oxford, England, Vol. 30 (12), S. 1181–1197. https://doi.org/10.1177/0269881116675513

6 Ross, Stephen et al. (2016). Rapid and sustained symptom reduction following psilocybin treatment for anxiety and depression in patients with life-threatening cancer: a randomized controlled trial. *Journal of Psychopharmacology*, Oxford, England, Vol. 30 (12), S. 1165–1180. https://doi.org/10.1177/0269881116675512

7 Hutten, N. R. P. W., Mason, N. L., Dolder, P. C. (2021). Pharmacokinetics and pharmacodynamics of psilocybin: clinical and forensic aspects. *Drug Metabolism Reviews*, S. 1–19

8 Krishnan, V., Nestler, E. J. (2008). The Molecular Neurobiology of Depression. *Nature,* S. 455 (7215), S. 894–902. https://doi.org/10.1038/nature07455

9 Kirsch, I., Sapirstein, G. (1998). Listening to Prozac but Hearing Placebo: A Meta-Analysis of Antidepressant Medication. *Prevention & Treatment*, 1 (2), Artikel 0002a. https://doi.org/10.1037/1522-3736.1.1.12a

10 Jacobs, A. (2021). The Psychedelic Revolution Is Coming. Psychiatry May Never Be the Same. *The New York Times*. www.nytimes.com/2021/05/09/health/psychedelics-mdma-psilocybin-molly-mental-health.html

11 Kwan, A. C., Olson, D. E., Preller, K. H. et al. (2022). The neural basis of psychedelic action. *Nature Neuroscience*, 25: S. 1407–1419. https://doi.org/10.1038/s41593-022-01177-4

12 Davis, A. K., Barrett, F. S., May, D. G. et al. (2021). Effects of Psilocybin-Assisted Therapy on Major Depressive Disorder: A Randomized Clinical Trial. *JAMA Psychiatry*, 78 (5), S. 481–489. https://doi.org/10.1001/jamapsychiatry.2020.3285

13 Gattuso, J. J., Perkins, D., Ruffell, S., Lawrence, A. J., Hoyer, D., Jacobson, L. H., Timmermann, C., Castle, D., Rossell, S. L., Downey, L. A., Pagni, B. A., Galvão-Coelho, N. L., Nutt, D., Sarris, J. (2022). Default Mode Network Modulation by Psychedelics: A Systematic Review. *International Journal of Neuropsychopharmacology*, 26, S. 155–188

14 de Vos, C. M. H., Mason, N. L., Kuypers, K. P. C. (2021). Psychedelics and Neuroplasticity: A Systematic Review Unraveling the Biological Underpinnings of Psychedelics. *Frontiers in Psychiatry,* S. 12. https://doi.org/10.3389/fpsyt.2021.724606

15 Catlow, B. J., Song, S., Paredes, D. A., Kirstein, C. L., Sanchez-Ramos, J. (2013). Effects of psilocybin on hippocampal neurogenesis and extinction of trace fear conditioning. *Experimental Brain Research*, 228 (4), S. 481–491

16 Rebensburg, Philip, Kappl, Dr. med. Andreas (2020). *Gesund mit Heilpilzen: Immunsystem stärken, Krankheiten heilen und Beschwerden lindern*. München, riva Verlag

17 Sembowski, Frank (2019). *Einfluss psychoaktiver Pilze auf die Evolution der Menschheit*. In: Berger, Markus. *Microdosing: Niedrig dosierte Psychedelika im Alltag*. Solothurn/Schweiz, Nachtschattenverlag, S. 105–121

18 Hanson, Amy M. et al. (2003). Mycophagy among Primates. Mycologist, Vol. 17, Teil 1 Februar 2003. Cambridge University Press. https://doi.org/10.1017/S0269915X0300106X

19 Dy, Kiki (2021). Animals that eat psychedelics and enjoy the trip. Psychedelic Spotlight. https://psychedelicspotlight.com/animals-that-eat-psychedelics-trip/, abgerufen am 23.08.2023

20 Sembowski, Frank (2019). *Einfluss psychoaktiver Pilze auf die Evolution der Menschheit*. In: Berger, Markus. *Microdosing: Niedrig dosierte Psychedelika im Alltag*. Solothurn/Schweiz, Nachtschattenverlag. S. 105–121

21 Schmull, M., Dal-Forno, M., Lücking, R., Cao, S., Clardy, J., Lawrey, J. D. (2014). Dictyonema huaorani (Agaricales: Hygrophoraceae), a new lichenized basidiomycete from Amazonian Ecuador with presumed hallucinogenic properties

22 Goodwin, G. M., et al. (2022). Single-Dose Psilocybin for a Treatment-Resistant Episode of Major Depression. *The New England Journal of Medicine*, 387 (18), S. 1637–1648. https://doi.org/10.1056/NEJMoa2206443

23 Ali, A., Gifford, M. E., Lowe, H., Gordon, L., Grant, J. (2023). Natural vs. Synthetic Psilocybin: The Same or Completely Different? In: Agrawal, D. C., Dhanasekaran, M. (Hrsg.), Mushrooms with Therapeutic Potentials. Springer, Singapur, S. 479–492. https://doi.org/10.1007/978-981-19-9550-7_18

24 Chue, P., Andreiev, A. A., Bucuci, E., Els, C., Chue, J. (2022). A Review of Aeruginascin and Potential Entourage Effect in Hallucinogenic Mushrooms. *European Psychiatry*, 65 (Suppl. 1): S. 885. https://doi.org/10.1192/j.eurpsy.2022.2297

25 Blei, F., Dörner, S., Fricke, J., Baldeweg, F., Trottmann, F., Komor, A. J., Meyer, F., Hertweck, C., Hoffmeister, D. (2019). Simultaneous Production of Psilocybin and a Cocktail of ß-Carboline Monoamine Oxidase Inhibitors in »Magic« Mushrooms. *Chemistry* (Weinheim an der Bergstrasse, Germany), 26, S. 729–734. https://doi.org/10.1002/chem.201904363

26 www.substanz.info/blog/microdosing, abgerufen am 24.07.2023

27 www.shroomery.org/9067/What-do-the-different-trip-levels-Lvl-1-5-mean, abgerufen am 22.07.2023

28 Wartolowska, K. A., Judge, A., Hopewell, S., Collins, G. S., Dean, B. J., Rombach, I., Brindley, D., Savulescu, J., Beard, D. J., Carr, A. (2014). Use of placebo controls in the evaluation of surgery: systematic review. *The BMJ,* S. 348

29 Sanz, C., Cavanna, F., Muller, S., de la Fuente, L., Zamberlan, F., Palmucci, M., Janeckova, L., Kuchar, M., Carrillo, F., García, A. M., Pallavicini, C., Tagliazucchi, E. (2022). Natural language signatures of psilocybin microdosing. *Psychopharmacology,* 239 (9), S. 2841–2852. https://doi.org/10.1007/s00213-022-06170-0

30 Hesselmann, N. (2016). Under pressure, Silicon Valley workers turn to LSD microdosing. Wired. https://www.wired.co.uk/article/lsd-microdosing-drugs-silicon-valley, abgerufen am 23.07.2023

31 Johnstad, P. G. (2018). Powerful substances in tiny amounts: An interview study of psychedelic microdosing. *Nordic Studies on Alcohol and Drugs*, 35 (1): S. 39–51. https://doi.org/10.1177/1455072517753339

32 Bove, G. M., Mokler, D. J. (2023). Effects of a single dose of psilocybin on cytokines, chemokines and leptin in rat serum. *Journal of Psychedelic Studies*, 6 (3), S. 171–175. https://doi.org/10.1556/2054.2022.00230

33 Mason, N., Szabo, A., Kuypers, K. P., Mallaroni, P., de la Torre, R., Reckweg, J. T., Tse, D., Hutten, N., Feilding, A., Ramaekers, J. (2022). Psilocybin induces acute and persisting alterations in immune status and the stress response in healthy volunteers. medRxiv. https://doi.org/10.1101/2022.10.31.22281688

34 Nkadimeng, S. M., Steinmann, C. M., Eloff, J. N. (2020). Effects and safety of Psilocybe cubensis and Panaeolus cyanescens magic mushroom extracts on endothelin-1-induced hypertrophy and cell injury in cardiomyocytes. *Scientific Reports*, S. 10

35 Carhart-Harris, R. L., Leech, R., Erritzoe, D., Williams, T. M., Stone, J. M., Evans, J., Sharp, D. J., Feilding, A., Wise, R. G., Nutt, D. J. (2013). Functional connectivity measures after psilocybin inform a novel hypothesis of early psychosis. *Schizophrenia Bulletin*, 39 (6), S. 1343–1351

36 Burmester, D., Madsen, M. K., Szabo, A., Aripaka, S. S., Stenbæk, D. S., Frokjaer, V. G., Elfving, B., Mikkelsen, J. D., Knudsen, G. M., MacDonald Fisher, P. (2022). Subacute effects of a single dose of psilocybin on biomarkers of inflammation in healthy humans: An open-label preliminary investigation. *Comprehensive Psychoneuroendocrinology*, S. 13

37 Nkadimeng, S. M., Steinmann, C. M., Eloff, J. N. (2021). Anti-Inflammatory Effects of Four Psilocybin-Containing Magic Mushroom Water Extracts in vitro on 15-Lipoxygenase Activity and on Lipopolysaccharide-Induced Cyclooxygenase-2 and Inflammatory Cytokines in Human U937 Macrophage Cells. *Journal of Inflammation Research*, 14, S. 3729–3738

38 Flanagan, T. W., Nichols, C. D. (2018). Psychedelics as anti-inflammatory agents. *International Review of Psychiatry,* 30, S. 363–375

39 Dooper, M. (2022). Antidepressant properties of psilocybin might be related to changes in sleep. Medicom Conference Report ECNP 2022

40 Pekar, S. (2016). The connection between psilocybin and dreaming. Lake Forest College. https://www.lakeforest.edu/news/the-connection-between-psilocybin-and-dreaming, abgerufen am 12.10.2023

41 Anderson, T., Petranker, R., Rosenbaum, D. T., Weissman, C. R., Dinh-Williams, L. L., Hui, K., Hapke, E., Farb, N. A. (2018). Microdosing psychedelics: personality, mental health, and creativity differences in microdosers. *Psychopharmacology,* 236, S. 731–740

42 Daws, Richard E. et al. (2022). Increased global integration in the brain after psilocybin therapy for depression. *Nature Medicine* 28, S. 844–851

43 Rootman, J. M., Kiraga, M., Kryskow, P., Harvey, K., Stamets, P., Santos-Brault, E., Kuypers, K. P., Walsh, Z. (2022). Psilocybin microdosers demonstrate greater observed improvements in mood and mental health at one month relative to non-microdosing controls. *Scientific Reports*, S. 12

44 Rootman, J. M., Kryskow, P., Harvey, K., Stamets, P., Santos-Brault, E., Kuypers, K. P., Polito, V., Bourzat, F., Walsh, Z. (2021). Adults who microdose psychedelics report health related motivations and lower levels of anxiety and depression compared to non-microdosers. *Scientific Reports*, S. 11

45 Kuypers, K. P. C. (2021). Microdosing Psychedelics as a Promising New Pharmacotherapeutic. In: Schreiber, R. (Hrsg.): *Modern CNS Drug Discovery*. Springer, Cham. https://doi.org/10.1007/978-3-030-62351-7_18

46 Smigielski, L., Scheidegger, M., Kometer, M. W., Vollenweider, F. X. (2019). Psilocybin-assisted mindfulness training modulates self-consciousness and brain default mode network connectivity with lasting effects. *NeuroImage,* 196, S. 207–215

47 Jones, G. M., Nock, M. K. (2022). Psilocybin use is associated with lowered odds of crime arrests in US adults: A replication and extension. *Journal of Psychopharmacology*, 36, S. 66–73

48 Grusauskaite, K., van Eijck, K. (2022). Turn On, Tune In, Drop Out? A Typology of Psychedelic Microdosing as Technologies of the Self. *Journal of Cultural Analysis and Social Change* 7 (1), S. 03. https://doi.org/10.20897/jcasc/12255

49 Anderson, T., Petranker, R., Christopher, A. et al. (2019). Psychedelic microdosing benefits and challenges: an empirical codebook. *Harm Reduction Journal* 16, S. 43. https://doi.org/10.1186/s12954-019-0308-4

50 Mason, N. L., Mischler, E., Uthaug, M. V., Kuypers, K. P. (2019). Sub-Acute Effects of Psilocybin on Empathy, Creative Thinking, and Subjective Well-Being. *Journal of Psychoactive Drugs*, 51, S. 123–134

51 Johnstad, P. G. (2018). Powerful substances in tiny amounts: An interview study of psychedelic microdosing. *Nordic Studies on Alcohol and Drugs*, 35 (1), S. 39–51. https://doi.org/10.1177/1455072517753339

52 Anderson, T., Petranker, R., Rosenbaum, D. T., Weissman, C. R., Dinh-Williams, L. L., Hui, K., Hapke, E., Farb, N. A. (2019). Microdosing psychedelics: personality, mental health, and creativity differences in microdosers. *Psychopharmacology,* 236, S. 731–740

53 Dressler, H. M., Bright, S. J., Polito, V. (2021). Exploring the relationship between microdosing, personality and emotional insight: A prospective study. *Journal of Psychedelic Studies*, 5, S. 9–16

54 van Elk, M., Fejer, G., Lempe, P., Prochazckova, L., Kuchař, M., Hájková, K., Marschall, J. (2021). Effects of psilocybin microdosing on awe and aesthetic experiences: a preregistered field and lab-based study. *Psychopharmacology,* 239, S. 1705–1720

55 https://www.microdosetogether.com/post/why-we-should-implement-microdosing-in-our-social-rituals

56 Lexas (2014). Die Verbreitung der Alkoholkrankheit im weltweiten Überblick: www.laenderdaten.de/gesundheit/alkohol.aspx, abgerufen am 12.09.2023

57 Johnson, M. W., Griffiths, R. R., Hendricks, P. S., Henningfield, J. E. (2018). The abuse potential of medical psilocybin according to the 8 factors of the Controlled Substances Act. *Neuropharmacology,* 142, S. 143–166

58 Nutt, D. J., King, L. A., Phillips, L. D. (2010). Drug harms in the UK: a multicriteria decision analysis. The Lancet, 376, S. 1558–1565. https://doi.org/10.1016/S0140-6736(10)61462-6

59 Fadiman, James, Korb, Sophia (2019). Might Microdosing Psychedelics Be Safe and Beneficial? An Initial Exploration. *Journal of Psychoactive Drugs*, 51 (2), S. 118–122. https://doi.org/10.1080/02791072.2019.1593561

60 Anderson, T., Petranker, R., Rosenbaum, D. et al. (2019). Microdosing psychedelics: personality, mental health, and creativity differences in microdosers. *Psychopharmacology,* 236, S. 731–740. https://doi.org/10.1007/s00213-018-5106-2

61 Cormier, Z. (2015). No link found between psychedelics and psychosis. Nature. https://doi.org/10.1038/nature.2015.16968

62 Sarparast, A., Thomas, K. L., Malcolm, B. J., Stauffer, C. S. (2022). Drug-drug interactions between psychiatric medications and MDMA or psilocybin: a systematic review. *Psychopharmacology,* 239, S. 1945–1976. https://doi.org/10.1007/s00213-022-06083-y

63 Becker, A. M., Holze, F., Grandinetti, T., Klaiber, A., Toedtli, V. E., Kolaczynska, K. E., Duthaler, U., Varghese, N., Eckert, A., Grünblatt, E., Liechti, M. E. (2021). Acute Effects of Psilocybin After Escitalopram or Placebo Pretreatment in a Randomized, Double-Blind, Placebo-Controlled, Crossover Study in Healthy Subjects. *Clinical Pharmacology and Therapeutics*, 111, S. 886–895

64 Nayak, S. M., Gukasyan, N., Barrett, F. S., Erowid, E., Erowid, F., Griffiths, R. R. (2021). Classic psychedelic coadministration with lithium, but not lamotrigine, is associated with seizures: an analysis of online psychedelic experience reports. *Pharmacopsychiatry*, 54 (05), S. 240–245. https://doi.org/10.1055/a-1524-2794

65 https://microdosingpsychedelics.com/microdosing-and-medication/, abgerufen am 14. 10.2023

66 Ranganathan, V. K., Siemionow, V., Liu, J. Z., Sahgal, V., Yue, G. H. (2004). From mental power to muscle power--gaining strength by using the mind. *Neuropsychologia,* 42 (7), S. 944–956. https://doi.org/10.1016/j.neuropsychologia.2003.11.018

67 Petranker, R., Kim, J., Anderson, T. (2022). Microdosing as a Response to the Meaning Crisis: A Qualitative Analysis. *Journal of Humanistic Psychology* 1 (27). https://doi.org/10.1177/00221678221075076

68 Cavanna, F., Muller, S., de la Fuente, L. A., Zamberlan, F., Palmucci, M., Janeckova, L., Kuchar, M., Pallavicini, C., Tagliazucchi, E. (2022). Microdosing with psilocybin mushrooms: a double-blind placebo-controlled study. *Translational Psychiatry*, 12 (1), S. 307. https://doi.org/10.1038/s41398-022-02039-0

69 Hartogsohn, I., Petranker, R. (2022). Set and setting in microdosing: an oft-overlooked principle. *Psychopharmacology,* 239, S. 3771–3777

70 Cashwell, C. S., Glosoff, H. L., Hammond, C. (2010). Spiritual Bypass: A Preliminary Investigation. *Counseling and Values*, 54, S. 162–174. https://doi.org/10.1002/j.2161-007X.2010.tb00014.x

71 Der Begriff »Spiritual Bypassing« hat kein deutsches Äquivalent und wird in der deutschsprachigen Psychologie direkt aus dem Englischen übernommen: https://www.fuckluckygohappy.de/spiritual-bypassing-selbstvermeidung-statt-erleuchtung/

72 Borissova, A., Rucker, J. J. (2023). The development of psilocybin therapy for treatment-resistant depression: an update. *BJPsych Bulletin*, S. 1–7. Advance online publication

73 Khan, A. J., Bradley, E. R., O'Donovan, A., Woolley, J. D. (2022). Psilocybin for Trauma-Related Disorders. *Current Topics in Behavioral Neurosciences* 56, S. 319–332. https://doi.org/10.1007/7854_2022_366

74 Russell, M. C., Shapiro, F. (2022). Eye movement desensitization and reprocessing (EMDR) therapy. American Psychological Association. https://doi.org/10.1037/0000273-000

75 Turner, Emerald-Jane (1998). The Hakomi Method of Body-centred Psychotherapy. *Self & Society*, 26 (4), S. 11–16. https://doi.org/10.1080/03060497.1998.11085868

76 Smigielski, L., Scheidegger, M., Kometer, M. W., Vollenweider, F. X. (2019). Psilocybin-assisted mindfulness training modulates self-consciousness and brain default mode network connectivity with lasting effects. *NeuroImage,* 196, S. 207–215

77 Yaden, D. B., Earp, D., Graziosi, M., Friedman-Wheeler, D. G., Luoma, J. B., & Johnson, M. W. (2022). Psychedelics and Psychotherapy: Cognitive-Behavioral Approaches as Default. *Frontiers in Psychology*, S. 13

78 Bigwood, J., Beug, M. W. (1982). Variation of psilocybin and psilocin levels with repeated flushes (harvests) of mature sporocarps of Psilocybe cubensis (Earle) Singer. *Journal of Ethnopharmacology*, 5 (3), S. 287–291

79 Gotvaldová, K., Hájková, K., Borovička, J., Jurok, R., Cihlářová, P., Kuchař, M. (2021). Stability of psilocybin and its four analogs in the biomass of the psychotropic mushroom Psilocybe cubensis. *Drug testing and analysis*, 13 (2), S. 439–446. https://doi.org/10.1002/dta.2950

80 Stamets, P. (2018). U.S. Patent No. US20180021326A1. U.S. Patent and Trademark Office, abgerufen am 11.10.2023 von https://patents.google.com/patent/US20180021326A1/en

81 Prousky, J. E. (2011). Niacin for Detoxification: A Little-known Therapeutic Use. *Journal of Orthomolecular Medicine*, 26 (2), S. 85–92

82 @Definitelynotstefan (2018). Paul Stamet's Niacin/Lion's Mane Protocol: Good News, It Works! Paul Stamet's Niacin/Lion's Mane Nootropic Stack improved my cognition and Jiu Jitsu performance. Medium.com: https://medium.com/psychedelic-fiction/paul-stamets-lion-s-mane-protocol-good-news-it-works-3cfd6d9f08b, abgerufen am 12.10.2023

83 Rootman, J. M., Kiraga, M., Kryskow, P., Harvey, K., Stamets, P., Santos-Brault, E., Kuypers, K. P., Walsh, Z. (2022). Psilocybin microdosers demonstrate greater observed improvements in mood and mental health at one month relative to non-microdosing controls. *Scientific Reports*, S. 12.

84 Gasperi, V., Sibilano, M., Savini, I., Catani, M. V. (2019). Niacin in the Central Nervous System: An Update of Biological Aspects and Clinical Applications. *International Journal of Molecular Sciences,* 20 (4), S. 974. https://doi.org/10.3390/ijms20040974

85 Rebensburg, Philip; Kappl, Dr. med. Andreas (2020): *Gesund mit Heilpilzen: Immunsystem stärken, Krankheiten heilen und Beschwerden lindern*. München, riva Verlag

86 Austin, Paul (2018). *Mastering Microdosing. A practical guide to upgrading your life*. Independently published, S. 159

87 Interview: Dr. Gabor Maté on Childhood Trauma, The Real Cause of Anxiety and Our »Insane« Culture. https://humanwindow.com/dr-gabor-mate-interview-childhood-trauma-anxiety-culture/, abgerufen am 10.10.2023

88 Maté, Gabor (2021). *Unruhe im Kopf: Über die Entstehung und Heilung der Aufmerksamkeitsdefizitstörungen ADHS*. Kandern, Unimedica/Narayana Verlag

89 Haijen, E., Hurks, P. P., Kuypers, K. P. (2022). Microdosing with psychedelics to self-medicate for ADHD symptoms in adults: A prospective naturalistic study. *Neuroscience Applied*. Vol. 1, S. 101012. https://doi.org/10.1016/j.nsa.2022.101012

90 Haijen, E., Hurks, P. P., Kuypers, K. P. (2022). Microdosing with psychedelics to self-medicate for ADHD symptoms in adults: A prospective naturalistic study. *Neuroscience Applied*. Vol. 1, S. 101012. https://doi.org/10.1016/j.nsa.2022.101012

91 Pasha, K., Paul, S., Abbas, M. S., Nassar, S. T., Tasha, T., Desai, A., Bajgain, A., Ali, A., Dutta, C., Elshaikh, A. O. (2023). Psychosis Induced by Methylphenidate in Children and Young Patients With Attention-Deficit Hyperactivity Disorder. *Cureus,* 15 (1), S. e34299. https://doi.org/10.7759/cureus.34299

92 Barba, T., Buehler, S., Kettner, H., Radu, C., Cunha, B. G., Nutt, D. J., Erritzoe, D., Roseman, L., Carhart-Harris, R. (2022). Effects of psilocybin versus escitalopram on rumination and thought suppression in depression. *BJPsych open*, 8 (5), S. e163. https://doi.org/10.1192/bjo.2022.565

93 Fadiman, James, Korb, Sophia (2019). Might Microdosing Psychedelics Be Safe and Beneficial? An Initial Exploration, *Journal of Psychoactive Drugs,* 51 (2), S. 118–122. https://doi.org/10.1080/02791072.2019.1593561

94 Cepeda, M. S., Stang, P., Makadia, R. (2016). Depression Is Associated With High Levels of C-Reactive Protein and Low Levels of Fractional Exhaled Nitric Oxide: Results From the 2007–2012 National Health and Nutrition Examination Surveys. *The Journal of Clinical Psychiatry*, 77 (12), S. 1666–1671. https://doi.org/10.4088/JCP.15m10267

95 Khan, A., Brown, W. A. (2015). Antidepressants versus placebo in major depression: an overview. *World Psychiatry*, 14, S. 294–300

96 Daws, R. E., Timmermann, C., Giribaldi, B., Sexton, J. D., Wall, M. B., Erritzoe, D., Roseman, L., Nutt, D. J., Carhart-Harris, R. L. (2022). Increased global integration in the brain after psilocybin therapy for depression. *Nature Medicine*, 28, S. 844–851

97 Strumila, R., Nobile, B. et al. (2021). P. Psilocybin, a Naturally Occurring Indoleamine Compound, Could Be Useful to Prevent Suicidal Behaviors. *Pharmaceuticals,* 14, S. 1213. https://doi.org/10.3390/ph14121213

98 Lyons, A. (2022). Self-administration of Psilocybin in the Setting of Treatment-resistant Depression. *Innovations in Clinical Neuroscienc*e, 19 (7–9), S. 44–47

99 Borissova, A., Rucker, J. J. (2023). The development of psilocybin therapy for treatment-resistant depression: an update. *BJPsych Bulletin*, S. 1–7. Advance online publication. https://doi.org/10.1192/bjb.2023.25

100 Anderson, T., Petranker, R., Rosenbaum, D. T., Weissman, C. R., Dinh-Williams, L. L., Hui, K., Hapke, E., Farb, N. A. (2018). Microdosing psychedelics: personality, mental health, and creativity differences in microdosers. *Psychopharmacology,* 236, S. 731–740

101 Moreno, F. A., Wiegand, C. B., Taitano, E. K., Delgado, P. L. (2006). Safety, tolerability, and efficacy of psilocybin in 9 patients with obsessive-compulsive disorder. *Journal of Clinical Psychiatry*, 67 (11), S. 1735–1740

102 Verroust, V., Zafar, R., Spriggs, M. J. (2021). Psilocybin in the treatment of anorexia nervosa: The English transition of a French 1959 case study. *Annales Médico-psychologiques, Revue Psychiatrique*, 179 (8), S. 777–781. https://doi.org/10.1016/j.amp.2021.08.004

103 Varker, T., Watson, L., Gibson, K., Forbes, D., O'Donnell, M. L. (2020). Efficacy of Psychoactive Drugs for the Treatment of Posttraumatic Stress Disorder: A Systematic Review of MDMA, Ketamine, LSD and Psilocybin. *Journal of Psychoactive Drugs*, 53, S. 85–95

104 Hammel, R. L., Gulliver, B. J., Shelby, N., Sukich, Abraham, S. P. (2022). The Role of Psychedelics in Managing Anxiety, Depression, and Flashbacks of Individuals with Post-Traumatic Stress Disorder. Ijsrm.Huamn/International Journal of Science and Research Methodology, *Human Journals*, Vol. 20 (3), S. 143–161

105 Madsen, M. K., Petersen, A. S., Stenbaek, D. S., Sørensen, I. M., Schionning, H., Fjeld, T., Nykjaer, C., Larsen, S. M., Grzywacz, M. Z., Mathiesen, T. S., Klausen, I., Hansen, O. O., Brendstrup-Brix, K., Linnet, K., Johansen, S. S., Fisher, P. M., Jensen, R. H., Knudsen, G. M. (2022). Psilocybin-induced reduction in chronic cluster headache attack frequency correlates with changes in hypothalamic functional connectivity. medRxiv, https://doi.org/10.1101/2022.07.10.22277414

106 Rodríguez, P., Barla, C., Viera, I., Bentancor, M., Pérez Lago, C. (2022). Psilocybin for the treatment of cluster headache, case report. Hospital Maciel, Montevideo, Uruguay. https://ihs-headache.org/wp-content/uploads/2022/09/CC108.pdf

107 Schindler, E. A. D., Sewell, R. A., Gottschalk, C. H., Luddy, C., Flynn, L. T., Lindsey, H., Pittman, B. P., Cozzi, N. V., D'Souza, D. C. (2021). Exploratory Controlled Study of the Migraine-Suppressing Effects of Psilocybin. Neurotherapeutics: *The Journal of the American Society for Experimental NeuroTherapeutics,* 18 (1), S. 534–543. https://doi.org/10.1007/s13311-020-00962-y

108 Thompson, C., Szabo, A. (2020). Psychedelics as a novel approach to treating autoimmune conditions. *Immunology Letters*, 228, S. 45–54. https://doi.org/10.1016/j.imlet.2020.10.001

109 van der Meer, P. B., Fuentes, J. J., Kaptein, A. A., Schoones, J. W., de Waal, M. M., Goudriaan, A. E., Kramers, K., Schellekens, A., Somers, M., Bossong, M. G., Batalla, A. (2023). Therapeutic effect of psilocybin in addiction: A systematic review. *Frontiers in Psychiatry*, 14, S. 1134454. https://doi.org/10.3389/fpsyt.2023.1134454

110 Johnson, M. W. (2022). Classic Psychedelics in Addiction Treatment: The Case for Psilocybin in Tobacco Smoking Cessation. In: Barrett, F. S., Preller, K. H. (Hrsg.). Disruptive Psychopharmacology. *Current Topics in Behavioral Neurosciences*, Vol. 56, S. 213–227. Springer, Cham. https://doi.org/10.1007/7854_2022_327

111 Bogenschutz, M. P., Ross, S., Bhatt, S. et al. (2022). Percentage of Heavy Drinking Days Following Psilocybin-Assisted Psychotherapy vs Placebo in the Treatment of Adult Patients With Alcohol Use Disorder: A Randomized Clinical Trial. *JAMA Psychiatry*, 79 (10), S. 953–962. https://doi.org/10.1001/jamapsychiatry.2022.2096

112 Meinhardt, M. W. et al. (2021). Psilocybin targets a common molecular mechanism for cognitive impairment and increased craving in alcoholism. *Science Advances*, S. eabh2399. https://doi.org/10.1126/sciadv.abh2399

113 Proal, A. D., Marshall, T. G. (2018). Re-framing the theory of autoimmunity in the era of the microbiome: persistent pathogens, autoantibodies, and molecular mimicry. *Discovery Medicine,* 25 (140), S. 299–308

114 Horowitz, Richard I., Freeman, Phyllis, R. (2018). Precision Medicine: The Role of the MSIDS Model in Defining, Diagnosing, and Treating Chronic Lyme Disease/Post Treatment Lyme Disease Syndrome and Other Chronic Illness: Part 2. *Healthcare* 6 (4), S. 129. https://doi.org/10.3390/healthcare6040129

115 Walker, S., Goodfellow, H. et al. (2023). Impact of fatigue as the primary determinant of functional limitations among patients with post-COVID-19 syndrome: a cross-sectional observational study. *BMJ Open*, S. 13

116 Kinderlehrer, D. A. (2023). The Effectiveness of Microdosed Psilocybin in the Treatment of Neuropsychiatric Lyme Disease: A Case Study. *International Medical Case Reports Journal,* 16, S. 109–115

117 Griffiths, R. R., Johnson, M. W., Carducci, M. A., Umbricht, A., Richards, W. A., Richards, B. D., Cosimano, M. P., Klinedinst, M. A. (2016). Psilocybin produces substantial and sustained decreases in depression and anxiety in patients with life-threatening cancer: A randomized double-blind trial. *Journal of Psychopharmacology,* 30 (12), S. 1181–1197. https://doi.org/10.1177/0269881116675513

118 Ross, S., Bossis, A., Guss, J., Agin-Liebes, G., Malone, T., Cohen, B., Mennenga, S. E., Belser, A., Kalliontzi, K., Babb, J., Su, Z., Corby, P., Schmidt, B. L. (2016). Rapid and sustained symptom reduction following psilocybin treatment for anxiety and depression in patients with life-threatening cancer: a randomized controlled trial. *Journal of Psychopharmacology,* 30 (12), S. 1165–1180. https://doi.org/10.1177/0269881116675512

119 Khurana, J. (2021). Psilocybin For Tinnitus. Eleusinia Retreat. https://www.eleusiniaretreat.com/articles/psilocybin-for-tinnitus/, abgerufen am 18.07.2023

120 Kozlowska, U., Nichols, C., Wiatr, K., Figiel, M. (2022). From psychiatry to neurology: Psychedelics as prospective therapeutics for neurodegenerative disorders. *Journal of Neurochemistry*, 162, S. 89–108. https://doi.org/10.1111/jnc.15509

121 de Vos, Cato M. H. et al. (2021). Psychedelics and Neuroplasticity: A Systematic Review Unraveling the Biological Underpinnings of Psychedelics. *Frontiers in Psychiatry*, Vol. 12, S. 724606. https://doi.org/10.3389/fpsyt.2021.724606

122 Wu, Y., Chen, S., Chang, J., Lin, W., Chen, C., Li, C., Hsieh, M., Chen, H., Chang, T. Y., Liu, C., Liu, K. (2022). The protective effect of erinacine A-enriched Hericium erinaceus mycelium ethanol extract on oxidative Stress-Induced neurotoxicity in cell and Drosophila models of spinocerebellar ataxia type 3. *Free Radical Biology & Medicine*, 195, S. 1–12

123 Kozlowska, U., Nichols, C., Wiatr, K., Figiel, M. (2022). From psychiatry to neurology: Psychedelics as prospective therapeutics for neurodegenerative disorders. *Journal of Neurochemistry*, 162, S. 89–108. https://doi.org/10.1111/jnc.15509

124 Nkadimeng, S. M., Nabatanzi, A., Steinmann, C. M. L., Eloff, J. N. (2020). Phytochemical, Cytotoxicity, Antioxidant and Anti-Inflammatory Effects of Psilocybe Natalensis Magic Mushroom. *Plants,* 9, S. 1127. https://doi.org/10.3390/plants9091127; und: Strumila,

R., Nobile, B., Korsakova, L., Lengvenyte, A., Olie, E., Lopez-Castroman, J., Guillaume, S., Courtet, P. (2021). Psilocybin, a Naturally Occurring Indoleamine Compound, Could Be Useful to Prevent Suicidal Behaviors. *Pharmaceuticals* (Basel). 24. November, 14 (12), S. 1213. https://doi.org/10.3390/ph14121213

125 Miller, K. J., Mariano, C. L., Cruz, W. R. (1997). Serotonin 5ht2a receptor activation inhibits inducible nitric oxide synthase activity in c6 glioma cells. *Life Sciences*, 61, S. 1819–1827. https://doi.org/10.1016/s0024-3205(97)00806-0

126 Winkelman, M. J., Szabo, A., Frecska, E. (2023). The potential of psychedelics for the treatment of Alzheimer's disease and related dementias. *European Neuropsychopharmacology*, 76, S. 3–16. https://doi.org/10.1016/J.EURONEURO.2023.07.003

127 Saeger, H. N., Olson, D. E. (2022). Psychedelic-inspired approaches for treating neurodegenerative disorders. *Journal of Neurochemistry*, 162, S. 109–127. https://doi.org/10.1111/jnc.15544

128 Garcia-Romeu, A., Darcy, S., Jackson, H., White, T., Rosenberg, P. (2022). Psychedelics as Novel Therapeutics in Alzheimer's Disease: Rationale and Potential Mechanisms. *Current Topics in Behavioral Neurosciences*, 56, S. 287–317. https://doi.org/10.1007/7854_2021_267

129 McCarthy, M. (2023). Can psychedelics help patients with dementia? Penn Memory Center. https://pennmemorycenter.org/psychedelics-dementia/, abgerufen am 18.06.2023

130 Brandalise, F., Roda, E., Ratto, D., Goppa, L., Gargano, M. L., Cirlincione, F., Priori, E. C. et al. (2023). Hericium erinaceus in Neurodegenerative Diseases: From Bench to Bedside and Beyond, How Far from the Shoreline? *Journal of Fungi* 9 (5), S. 551. MDPI AG. abgerufen von http://dx.doi.org/10.3390/jof9050551

131 Hilton, L., Hempel, S., Ewing, B. A., Apaydin, E., Xenakis, L., Newberry, S., Maglione, M. A. (2016). The efficacy of mindfulness-based interventions in primary care: A meta-analytic review. *Annals of Family Medicine,* 14 (2), S. 139–147. https://doi.org/10.1370/afm.1985

132 www.lichtatmung.de, abgerufen am 26.07.2023

133 Gotvaldová, K., Hájková, K., Borovička, J., Jurok, R., Cihlářová, P., Kuchař, M. (2020). Stability of psilocybin and its four analogs in the biomass of the psychotropic mushroom Psilocybe cubensis. *Drug Testing and Analysis*, 13 (2). https://doi.org/10.1002/dta.2950

134 Gotvaldová, K. et al. (2021). Stability of psilocybin and its four analogs in the biomass of the psychotropic mushroom Psilocybe cubensis. *Drug Testing and Analysis*, S. 439–446. https://doi.org/10.1002/dta.2950

135 Watson, D., Clark, L. A. (1988): Development and Validation of Brief Measures of Positive and Negative Affect: The PANAS Scales. *Journal of Personality and Social Psychology*, 54 (6), S. 1063–1070; Übersetzung: Krohne, H. W., Egloff, B., Kohlmann, C.-W., Tausch, A. (1996). Untersuchung mit einer deutschen Form der Positive and Negative Affect Schedule (PANAS). *Diagnostica*, 42, S. 139–156

# VERZEICHNIS DER ZITATE

Seite 9: www.azquotes.com/author/46814-Ann_Shulgin, abgerufen am 31.10.2023

Seite 15: thirdmonk.net/knowledge/george-carlin-psychedelics-opens-windows-mind.html, abgerufen am 31.10.2023

Seite 21: shamanica-medicina.org/index.php/de/pilze, abgerufen am 31.10.2023

Seite 31: www.instagram.com/p/CsoL7eaOSv6, abgerufen am 31.10.2023

Seite 47: planetderpilze.shorthandstories.com/planet-der-pilze/index.html, abgerufen am 31.10.2023

Seite 117: quotefancy.com/dolores-cannon-quotes, abgerufen am 31.10.2023

Seite 138: thethirdwave.co/the-science-of-microdosing-psychedelics-transcript/, abgerufen am 31.10.2023

# REGISTER